Ein Kind entsteht

Eine Bilddokumentation über die Entwicklung des Kindes vor der Geburt und praktische Ratschläge für die Schwangerschaft

Neuausgabe

Fotos:

Lennart Nilsson

Texte:

Mirjam Furuhjelm,
Axel Ingelman-Sundberg,
Claes Wirsén

Zeichnungen/Illustrationen:

Bernt Forsblad

Deutsche Bearbeitung:

Helmuth Merkl

Mosaik Verlag

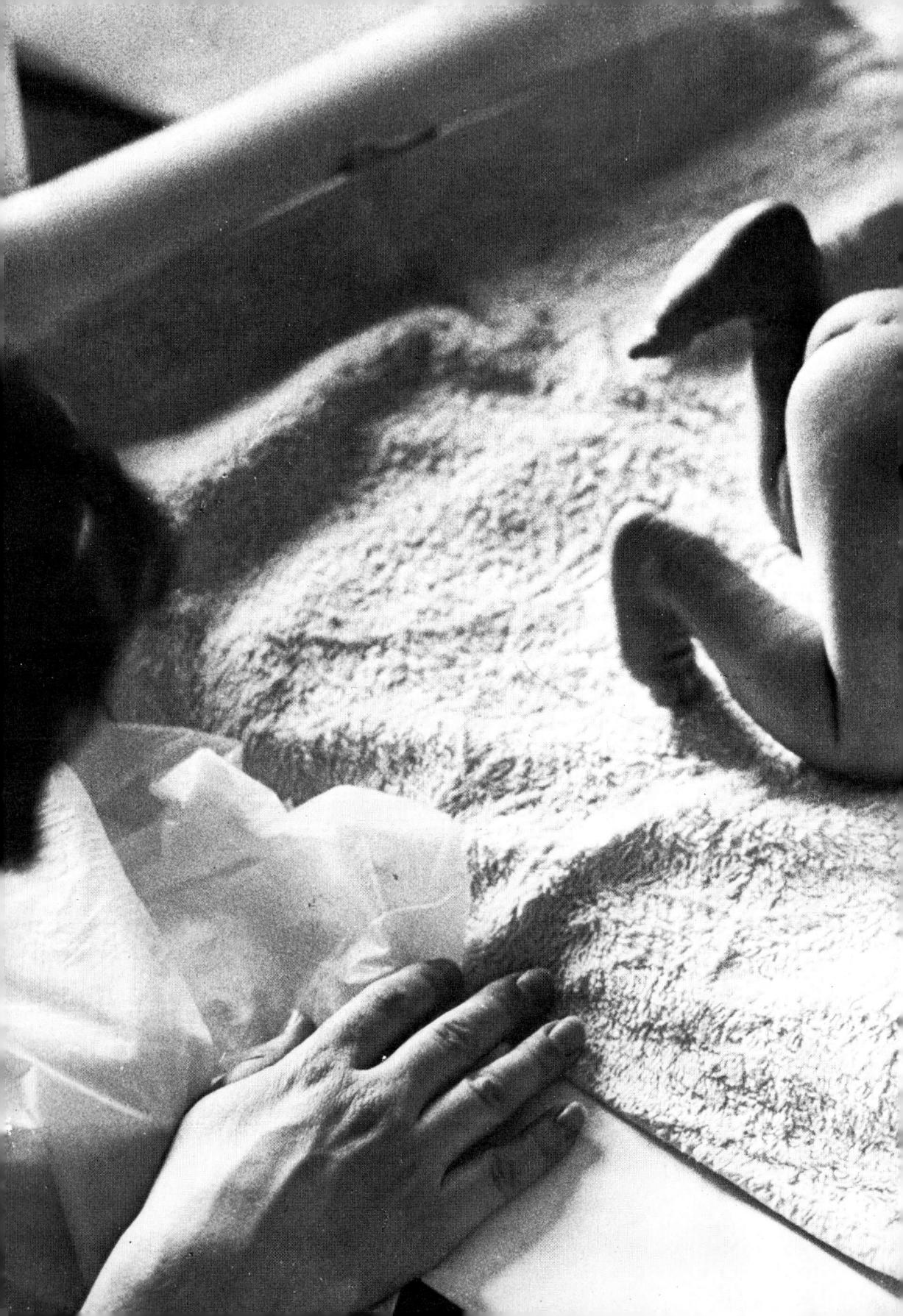

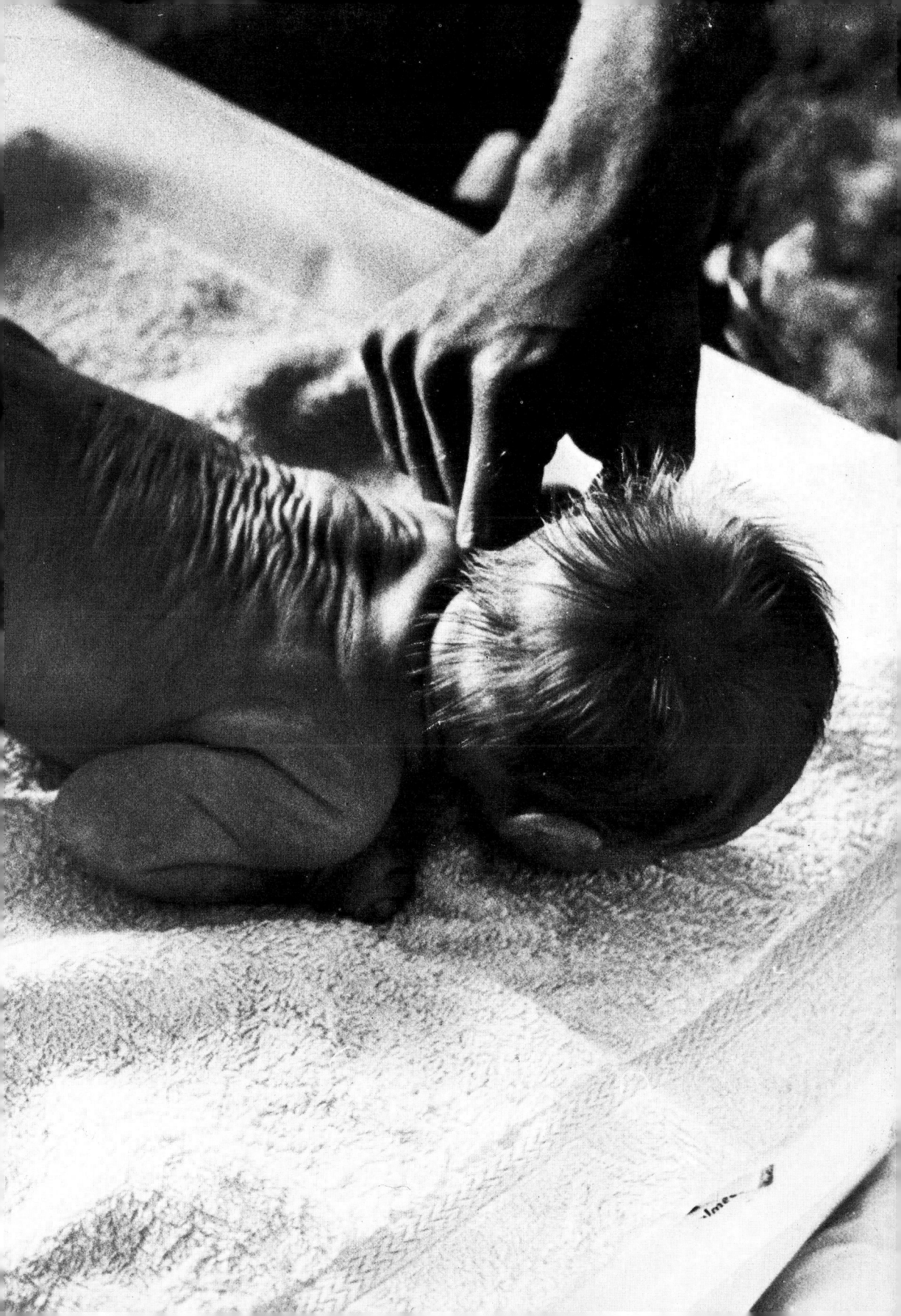

Titel der schwedischen Originalausgabe:
Ett barn blir till
Verlag: Albert Bonniers Förlag, Stockholm
Übersetzung: Hildegard Bergfeld
Redaktion: Wolfgang Bruns

© Lennart Nilsson, Mirjam Furuhjelm, Axel Ingelman-Sundberg, Claes Wirsén
© Mosaik Verlag GmbH, München 1984 / 3. 543210
Gesamtherstellung Mohndruck Graphische Betriebe GmbH, Gütersloh
ISBN 3-570-05435-7

Inhalt

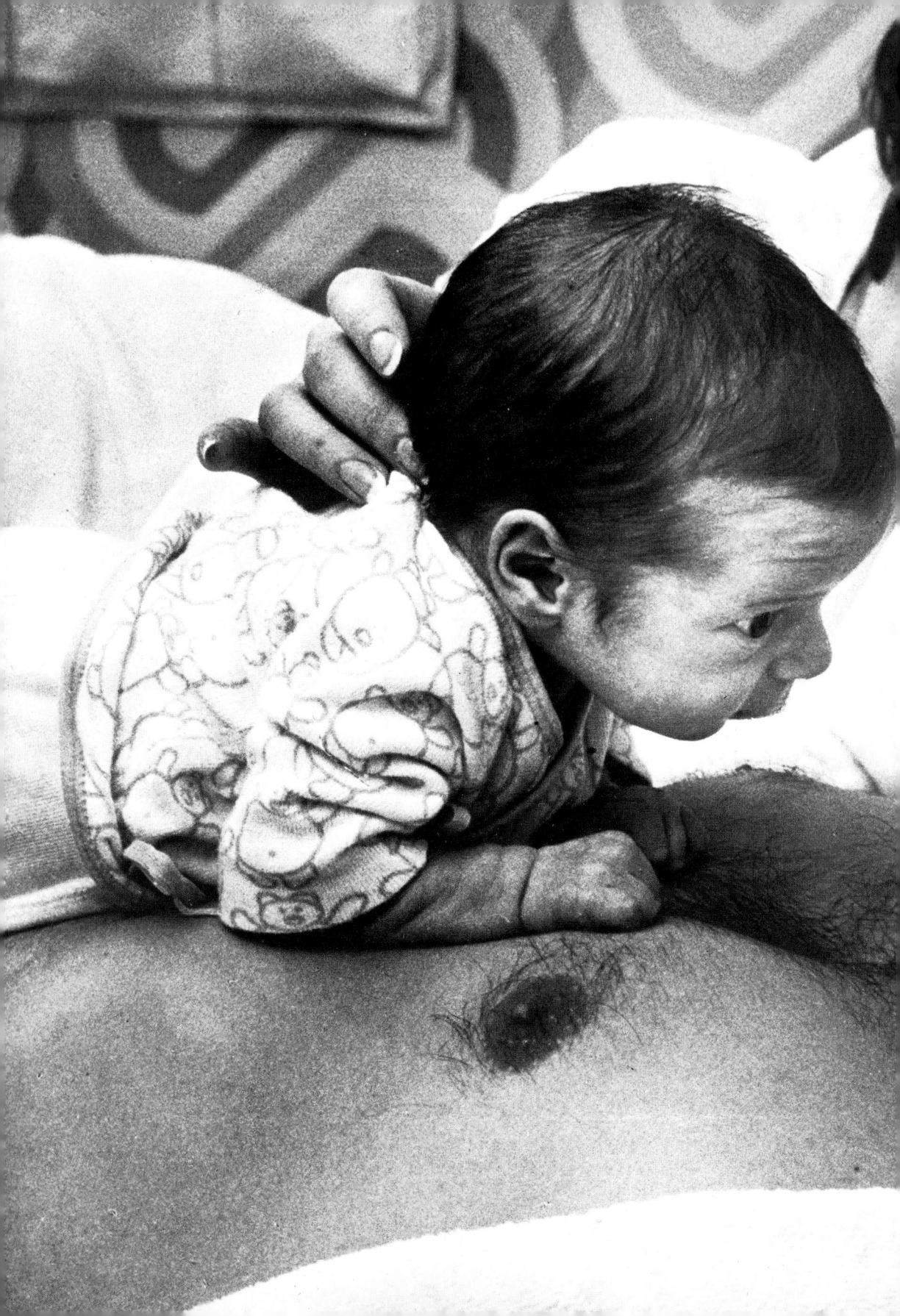

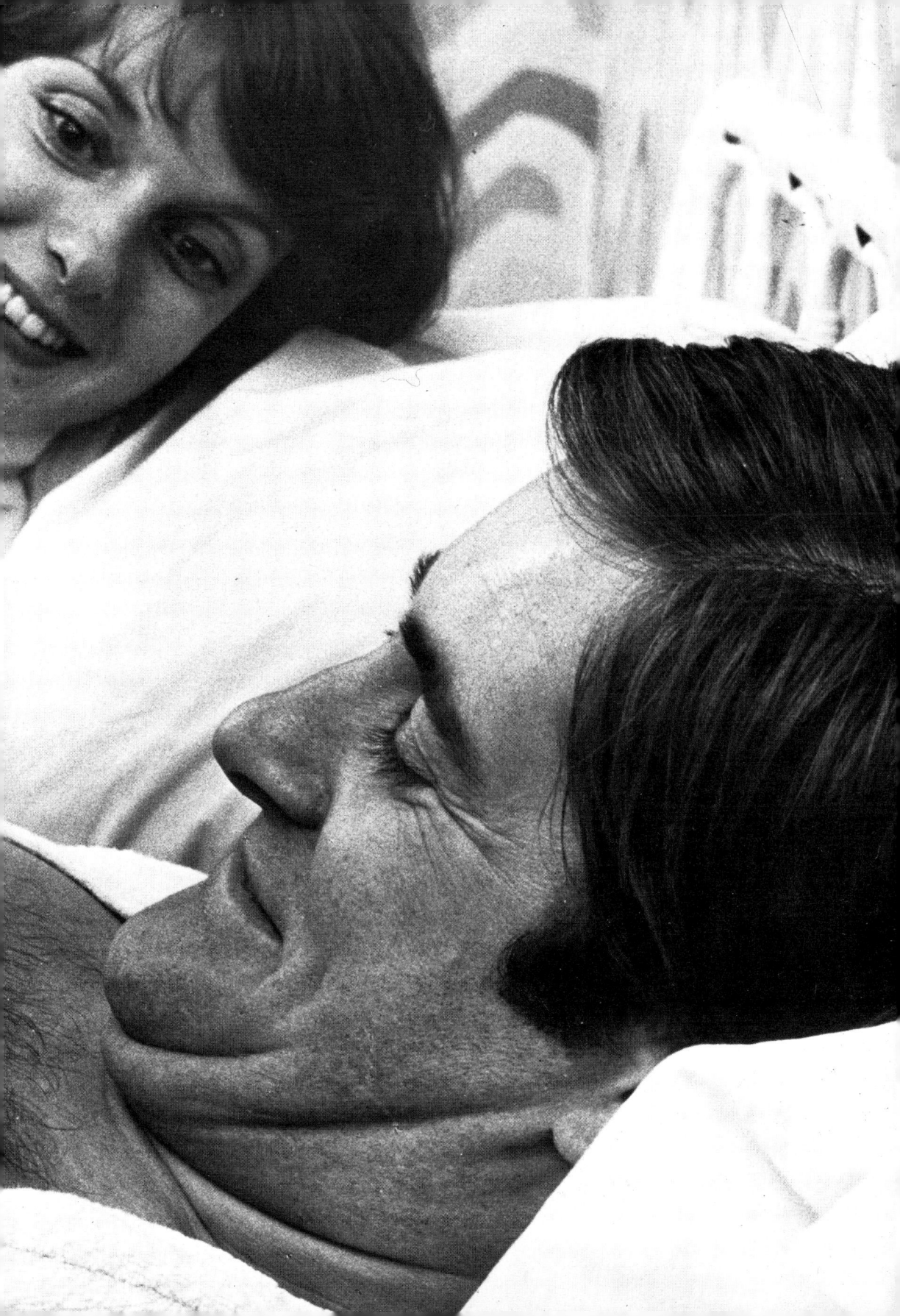

Vorwort und Dank

Die Veränderung im Körper der schwangeren Frau kann verglichen werden mit dem Steigen des Saftes im Frühling, wenn die Natur vor Lebenskraft birst. Ein zuvor graziles Mädchen blüht auf und entwickelt sich in wenigen Monaten körperlich zu einer reifen Frau. Was dabei vor sich geht, wie Frucht und Mutterkuchen sich entwickeln und wie verschiedene Beschwerden und Komplikationen behandelt werden können, ist bereits in vielen Büchern beschrieben. Aber nach wie vor gibt es kein Buch, das mit diesem verglichen werden kann. Die werdende Mutter findet alles Neue und Aufregende Woche für Woche im Buch dargestellt und kann zugleich das Wunder beobachten und verstehen, das sich in der Zeit der Erwartung in ihr vollzieht.

Die Fotos, die Lennart Nilsson nach mehrjähriger Zusammenarbeit mit einigen Frauenkliniken hier vorlegt, sind einmalig und geben ein zugleich künstlerisches und wirklichkeitsgetreues Bild der gesamten Entwicklung des menschlichen Körpers vom Augenblick der Befruchtung bis zur Geburt. Die zukünftigen Eltern können hier Schritt für Schritt die verschiedenen Entwicklungsstufen der Frucht verfolgen. Sie erfahren, wann sich die verschiedenen Organe bilden, wann das Herz zu schlagen beginnt, wann die kleinen Arme und Beine sich bewegen usw. Auf diese Art ist das neue Leben, das die Mutter in sich trägt, leichter als ein neues selbständiges Lebewesen zu begreifen.

Dieses anschauliche und leichtfaßliche Bild vom Dasein des Menschen im Mutterleib hat Lennart Nilsson nicht nur für die zukünftigen Eltern gedacht, sondern auch für die Allgemeinheit, deren Kenntnisse auf diesem Gebiet dadurch erweitert werden können. Jeder einzelne wird durch dieses Buch verstehen, daß die Frucht vom Augenblick der Befruchtung an ein lebendiges Wesen ist. Die hier vorgelegte Neuausgabe gibt ein noch umfassenderes Bild dieses Wunders im menschlichen Leben: der Entstehung eines Kindes.

Mirjam Furuhjelm
Axel Ingelman-Sundberg

Unsere Kenntnisse über die Entwicklung des menschlichen Lebens gründen sich, heute wie auch früher, auf Beobachtungen aus Schwangerschaftsunterbrechungen, die aus unterschiedlichen Gründen vorgenommen werden mußten. Diese Arbeit beruht nicht auf leichtgewonnenen Informationen, sondern erfordert jahrelanges Warten, Tag und Nacht, auf die passende Gelegenheit und ein hochentwickeltes technisches Können und Geschick bei der Behandlung des Materiales in den ersten kostbaren Minuten. Das Epochemachende bei Lennart Nilssons Arbeit liegt in der einzigartigen Anschaulichkeit und Detailschärfe, mit der das menschliche Dasein vor der Geburt auch für Menschen außerhalb der Forschungslaboratorien dargestellt werden konnte.

Vor zehn bis fünfzehn Jahren war Lennart Nilsson Bahnbrecher auf diesem Gebiet. Die Qualität seiner Bilder ist bisher kaum übertroffen worden. In den letzten Jahren konnte er verbesserte technische Methoden anwenden, u. a. die Elektronenmikroskopie mit ihren bisher unbekannten Bildeffekten.

Neue Bilder, Forschungsergebnisse und Lesergenerationen – das ist auch eine neue Herausforderung zur Schilderung dieses faszinierenden Vorgangs. Aus dem zehn Jahre alten Klassiker ist also ein neues Buch entstanden.

Ich danke den medizinischen Kollegen, die meinen neu- und umgeschriebenen Text bereitwillig durchgesehen und dafür gesorgt haben, daß der Text auf der Höhe der aktuellen Forschungsergebnisse steht. Besonders danken möchte ich Herrn Dozent Gösta Jonsson, Histologisches Institut am Karolinischen Institut Stockholm, Herrn Prof. Ove Nilsson, Biomedizinisches Zentrum an der Universität Uppsala, Herrn Prof. Jan Lindsten, Klinisch-Genetisches Laboratorium am Karolinischen Krankenhaus in Stockholm, Frau Dozentin Margareta Eriksson, Medizinische Kinderklinik am Krankenhaus St. Göran in Stockholm, sowie Herrn Dozent Kjell Carlström, Hormonlaboratorium am Krankenhaus Sabbatsberg in Stockholm, für alle wertvollen Ratschläge und Hinweise.   Claes Wirsén

Dieses Buch ist das Ergebnis einer Zusammenarbeit zwischen verschiedenen Krankenhäusern und medizinischen Forschungslaboratorien, vor allem in Stockholm und anderen schwedischen Universitäten und in verschiedenen anderen Ländern. Ohne das Wohlwollen und das große Entgegenkommen von Ärzten und anderen Mitarbeitern dieser Institutionen wären die Bilder zu dem Buch nicht entstanden. Seit Erscheinen der ersten Auflage dieses Buches ist die Zahl derer, die mitgeholfen haben, so groß, daß es heute unmöglich ist und ungerecht erscheint, auch nur einige Namen zu nennen. Ich möchte hiermit allen auf diesem Weg meine tiefempfundene Dankbarkeit und Wertschätzung für die viele bereitwillig geleistete Hilfe ausdrücken.

Lennart Nilsson

Ein Kind entsteht

Das Kind, das entsteht, ist ein unbekanntes Wesen. Ist es ein Junge oder ein Mädchen? Hat es helle oder dunkle Haare? Es hat weder Namen – außer dem »Arbeitsnamen« natürlich – noch sichtbare Gestalt. Nicht einmal die werdende Mutter, die das Kind in sich trägt, weiß viel mehr, als daß es lebhaft strampelt oder sich still verhält. Die Menschen, denen sie begegnet, sehen nur eine Frau, die ein Kind erwartet.

Das Kind, das gerade geboren wurde, ein Sohn oder eine Tochter, bekommt einen Namen und einen Platz in der Familie. Und die Familie selbst entsteht, wenn das kleine zappelnde Bündel zum erstenmal in die Arme der Mutter gelegt wird. Die Hebamme hat gerade erst nachgesehen, ob das Kind richtig atmet und ob auch sonst alles in Ordnung ist.

Die eben entstandene Familie fühlt sich noch ein bißchen unsicher. Es ist alles noch so neu. Das ist also unser Kind, denken die Eltern. Und das Kind würde vielleicht denken: »Aha, das sind also Mama und Papa. Naja, sie sehen ganz nett aus, obwohl sie erst Anfänger sind.«

Nun beginnt ja nicht alles erst mit der Entbindung. Das Kind lebt schon seit mehreren Monaten, am Anfang nur als ein Wesen, das seine Existenz durch kleine äußere Zeichen anzeigt. Dann wächst dieses kleine, fremde, neue Wesen mehr und mehr und verändert das ganze Dasein. Nicht nur das der werdenden Mutter, in der das Kind heranwächst, sondern auch das des zukünftigen Vaters, der sich auf etwas ganz Neues einstellen muß. Er wird Vater, obwohl sich in ihm selbst nichts geändert hat.

Dieses Buch soll einen Einblick geben, wie das Kind entsteht, wie es sich bis zur Geburt entwickelt und zu erklären versuchen, was dabei geschieht. Für die zukünftigen Eltern hoffen wir, daß ihnen die Umstellung etwas leichter fällt, wenn sie das Geschehen von Anfang an verfolgen können.

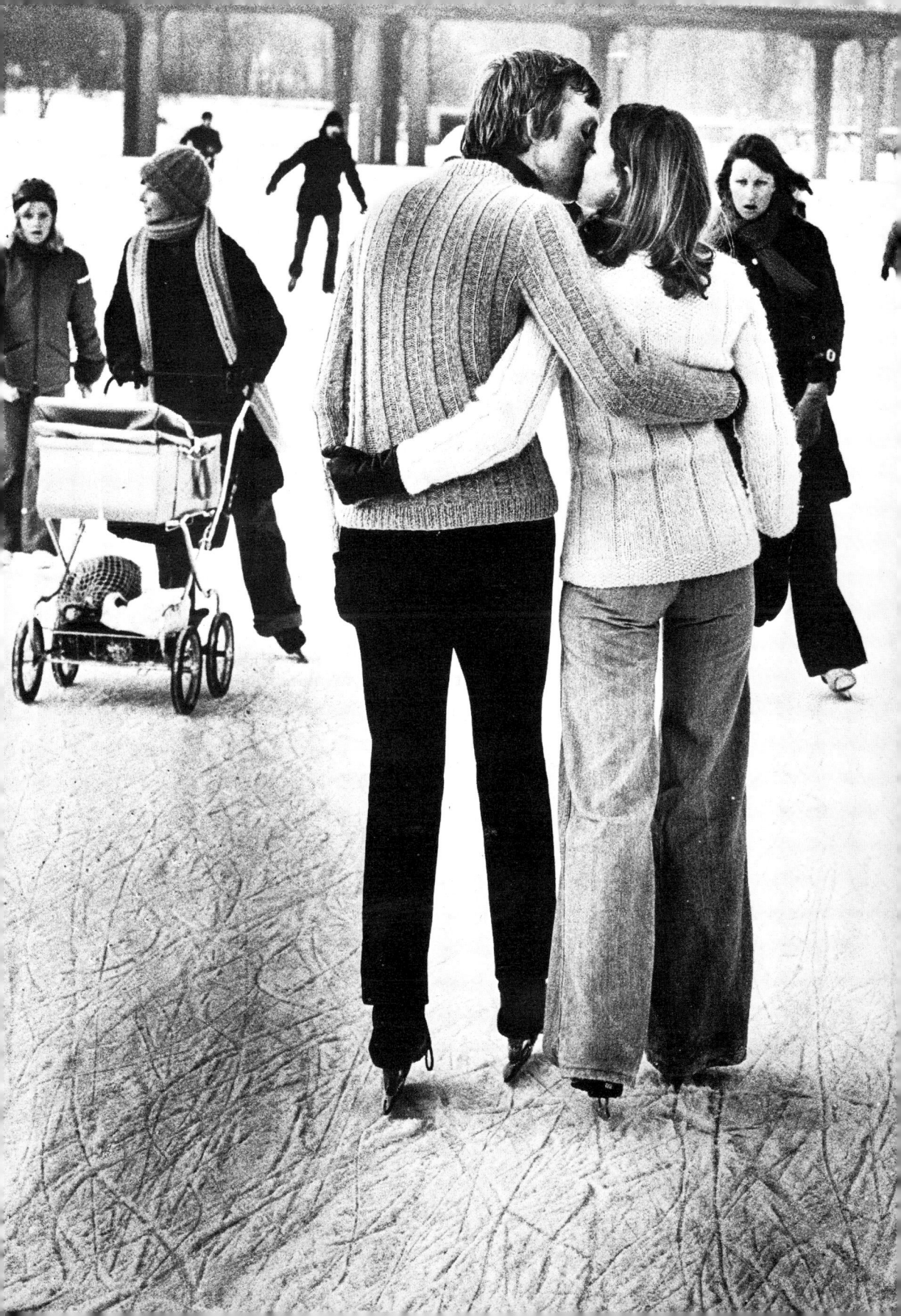

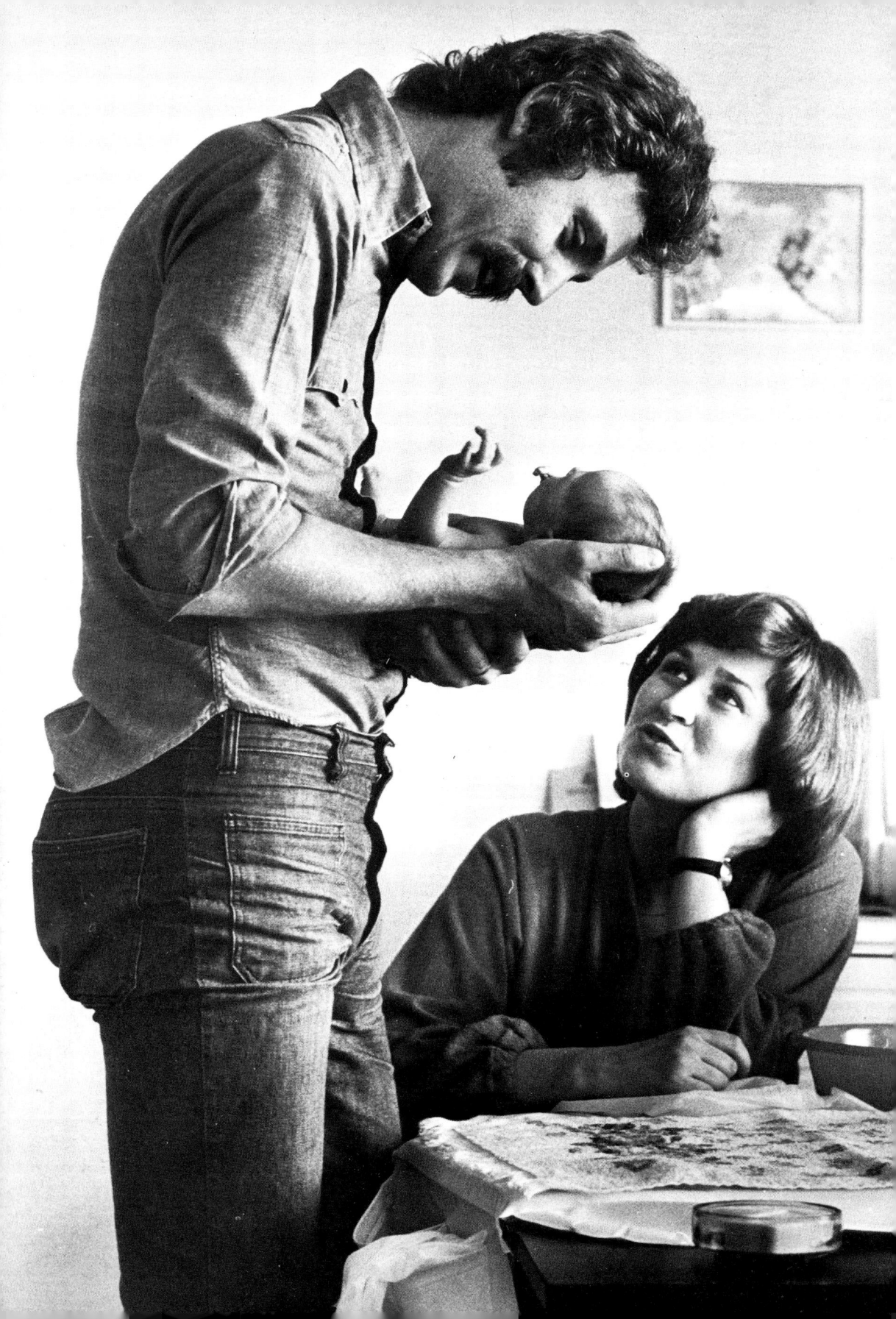

Die Zellen

Alle lebenden Organismen – Pflanzen und Tiere – bestehen aus Zellen. Die Zelle ist der kleinste lebende Baustein. Sie ist allein lebensfähig. Bakterien und Amöben z. B. bestehen aus *einer* Zelle, sie bewegen sich, spüren was vor sich geht, ernähren sich, sorgen für ihren Stoffwechsel und pflanzen sich einzeln fort.

Aber erst nachdem sich mehrere Zellen vereinigt und die Aufgaben geteilt hatten, konnten sich die höheren Arten entwickeln. Jede einzelne Zelle hat eine ganz bestimmte Funktion; ein Teil der Zellen spezialisiert sich auf Bewegungen, sie werden zu Muskelzellen, andere auf das Fühlen und Mitteilen, sie werden Nervenzellen usw. Die Auswahl der Bausteine ist reichhaltiger bei höher entwickelten Tierarten und es ist möglich, daraus immer weiter entwickelte Zellstaaten aufzubauen. Beim Menschen ist vor allem das Nervensystem mit Kupplungen und Feinheiten ausgerüstet, die bei anderen Arten fehlen. Im übrigen sind die eigentlichen Bausteine, die Zellarten, in der gesamten Tierwelt ziemlich gleich. Und jedes Individuum, jeder Zellstaat entsteht aus einer einzigen Zelle – dem befruchteten Ei.

Aus einer Zelle werden zwei. Im Bild links hat sich der Zellkern bereits in zwei neue Kerne geteilt. Auf den folgenden Bildern sieht man, wie beide Zellen »arbeiten« und sich krümmen, um sich voneinander zu befreien, was ihnen auf dem letzten Bild bereits gelungen ist.

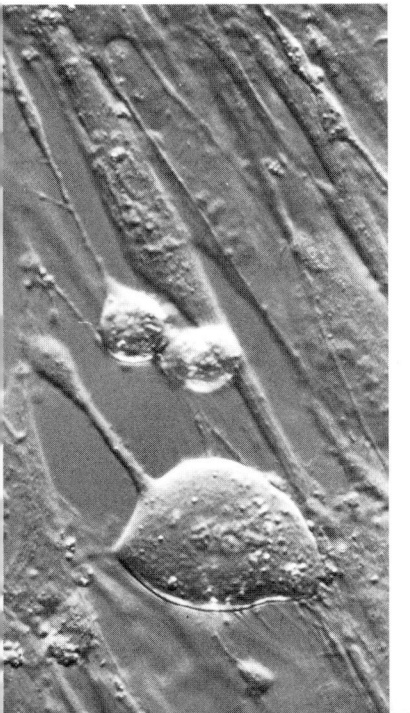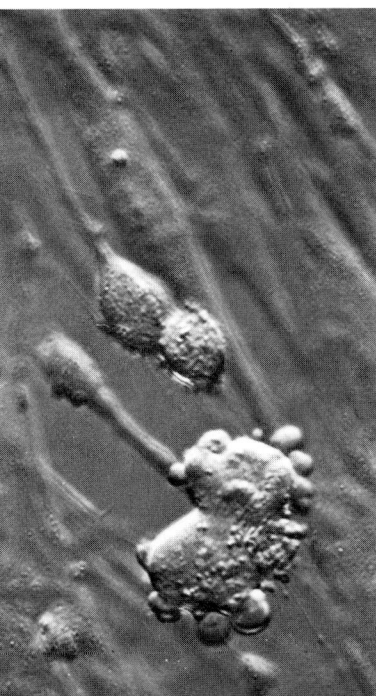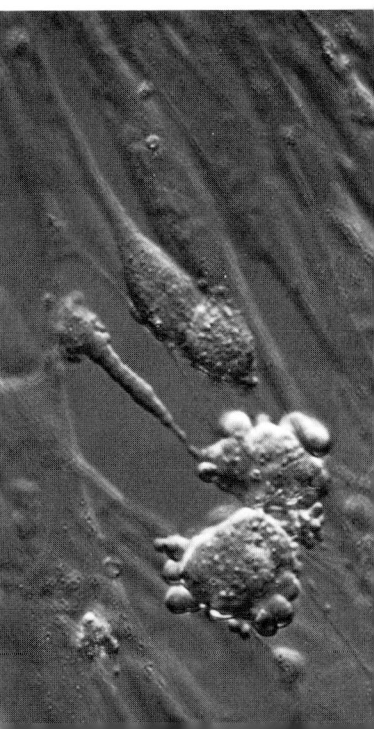

Der Vater

Muß es unbedingt einen Vater geben?

Kann sich nicht einfach ab und zu eine Zelle aus dem Zellstaat lösen und wieder von neuem beginnen, wenn es erforderlich ist?

Auf die Dauer wäre das allerdings nicht günstig. Jede normale Zelle in einem Zellstaat enthält nämlich eine exakte Kopie der Erbmasse der ersten Zelle. Falls es nun grundsätzlich möglich wäre, aus einer anderen Zelle des Zellstaates wieder von neuem zu beginnen, würde daraus ja nur eine Kopie des alten Zellstaates entstehen. Und das bedeutete dann für die Menschheit, daß sie aus ein und demselben Individuum in Milliardenauflage bestehen würde . . .

Aber zum Glück sind wir verschieden. Unsere Erbmasse kommt von zwei Seiten. Das Dasein beginnt für jeden von uns, wie auch für die meisten einigermaßen entwickelten Tiere und Pflanzen, mit zwei Geschlechtszellen. Jede trägt mit der halben Erbmasse dazu bei, wenn sie zu einer Zelle verschmelzen. Die verschiedenen Zellstaaten haben also die Möglichkeit, ihre Anlagen zu vermischen. Deshalb gleicht jedes Kind dem Vater und der Mutter.

Doch jede einzelne Geschlechtszelle enthält wiederum nur eine besondere Auswahl der halben Erbmasse ihres Zellstaates. Deshalb gleicht jedes Kind sowohl dem Vater wie auch der Mutter auf seine eigene, besondere Art.

Der Vater spielt also eine sehr wichtige Rolle. Er trägt mit der halben Erbmasse und damit der halben Planzeichnung zu dem werdenden Kind bei. Aber er gibt sie ab. Sowohl die Verschmelzung der Geschlechtszellen wie auch die Entwicklung des Kindes finden außerhalb seines Körpers statt. Deshalb wird er in diesem Buch nicht so oft erwähnt.

Von Anfang an waren die Geschlechter eigentlich gleich. Im Urmeer – in dem vor vielen Millionen Jahren alles Leben begann – können Männchen und Weibchen ihre Geschlechtszellen einfach in das sie umgebende Wasser ausscheiden, und dort kann auch die Befruchtung stattfinden. Die Geschöpfe auf dem Festland können das nicht. Bei ihnen muß die Verschmelzung der Geschlechtszellen, die Befruchtung, immer in einer Umgebung erfolgen, die dem Urmeer gleicht. Eine solche Voraussetzung findet sich im Körper des Weibchens. Bei den auf dem Festland

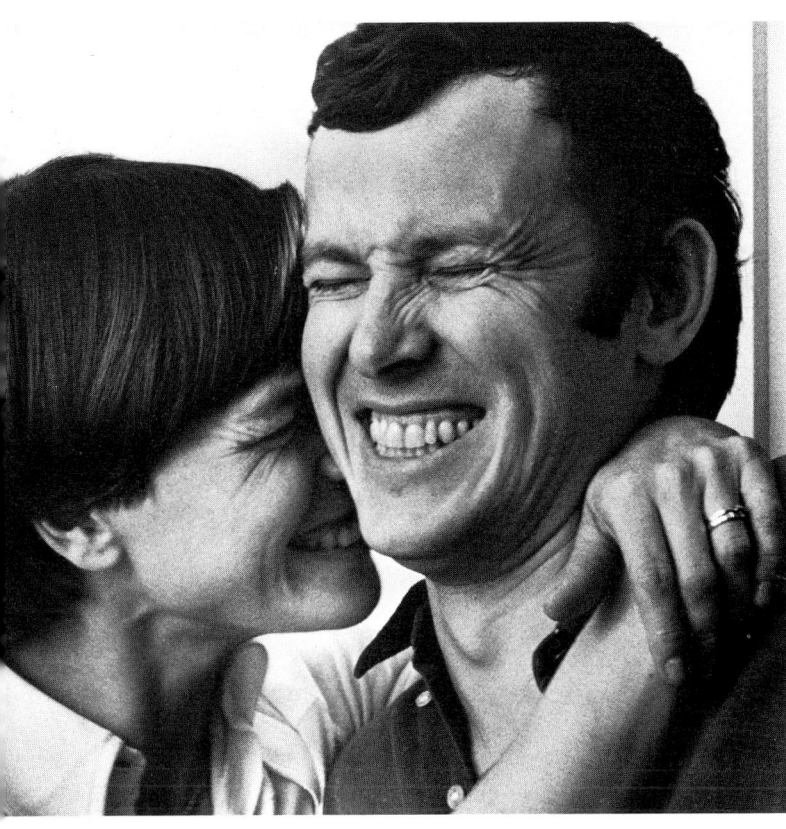

lebenden Tieren müssen also die Geschlechtszellen des Männchens, die Spermien, im Körper des Weibchens abgelagert werden.

Die Ähnlichkeit zwischen den Geschlechtern ist auch im Fruchtstadium groß – in den ersten Monaten ist es praktisch unmöglich, einen Unterschied zwischen Jungen und Mädchen festzustellen. Beide haben zwei Geschlechtsdrüsenanlagen, jede mit einem Vorrat zukünftiger Geschlechtszellen und jede mit einem Ausführungsgang, die beide in einem Auslauf münden. Für die Spermienproduktion ist die Körpertemperatur jedoch um ein paar Grade zu hoch. Deshalb wandern die Geschlechtsdrüsen des Jungen, die Testikel, bereits vor der Geburt hinunter in den Hodensack, der hierfür eine Art Abkühleinrichtung ist. Am Ende der Ausführungsgänge schließen sich die Drüsen an, die eine entsprechende Nährflüssigkeit erzeugen, in der die Spermien schwimmen. Rund um den Auslauf bildet sich ein Paarungsorgan, der Penis. Er kann erigieren und, in den Körper der Frau eingeführt, spritzt er dann die Spermien in ihrer Samenflüssigkeit heraus.

Das Geschlechtsorgan des Mannes

Von der Geschlechtsreife bis ins hohe Alter steht der männliche Fortpflanzungsapparat ständig zur Produktion bereit und kann praktisch »auf Abruf« drei bis fünf Milliliter Samenflüssigkeit mit bis zu einer halben Milliarde lebhaft schwimmender Spermien liefern. Vor der Samenentleerung waren sie zur Reifung in den Nebenhoden gelagert. Bei geschlechtlicher Erregung, wenn der Penis durch Anfüllen der Schwellkörper mit Blut sich versteift, werden die Spermien durch die beiden Samenstränge schnell in den hinteren Teil der Harnröhre geleitet. Dort hat die Vorsteherdrüse, die Prostata, bereits ihre Sekrete ausgeschieden, die sowohl die Spermien zur Bewegung wie auch die Gebärmutter zur Aufnahme anregen, damit sie auch tatsächlich zum Ei gelangen. Schließlich wird dem Samen noch ein zuckerhaltiger »Brennstoff« aus den Samenblasen zugeführt. Die Samenflüssigkeit ist fertig gemischt und wird mit ein paar starken Kontraktionen der Harnleitermuskeln durch die Harnröhre ausgestoßen.

Das Geschlechtsorgan des Mannes
1 Penis mit Schwellkörper
2 linker Hoden
3 linker Nebenhoden
4 linker Samenleiter
5 Blase
6 Vorsteherdrüse (Prostata)
7 linke Samenblase

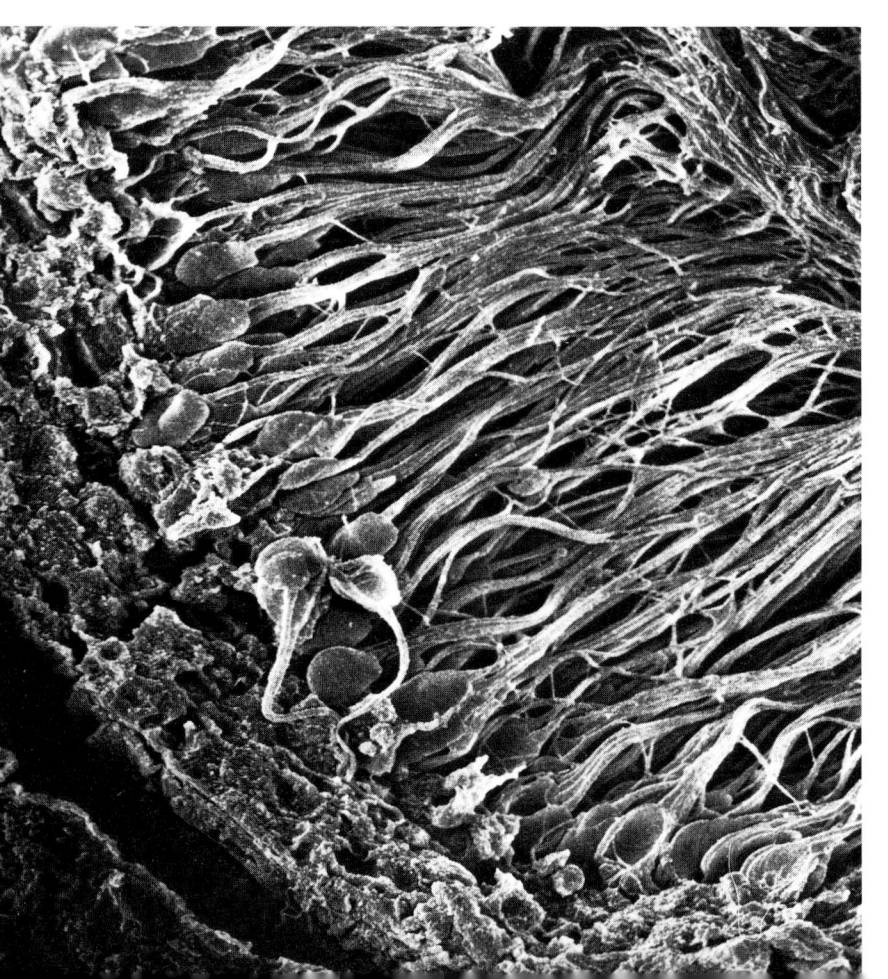

Spermienproduktion in Großaufnahme in mehrtausendfacher Vergrößerung durch ein Elektronenmikroskop. Im Querschnitt sehen wir einen Teil eines Hodenganges, in dem die Spermien zur Lieferung bereitliegen. Ihre Schwänze zeigen zur Mitte des Ganges. Die Reifung von der samenbildenden Zelle in der äußersten Schicht der Wand bis zum fertigen Sperma dauert ungefähr zwei Monate.

Rechts: Die Windungen eines einzigen Samenkanals im Testikel – die Gesamtlänge in beiden Testikeln beträgt über hundert Meter!

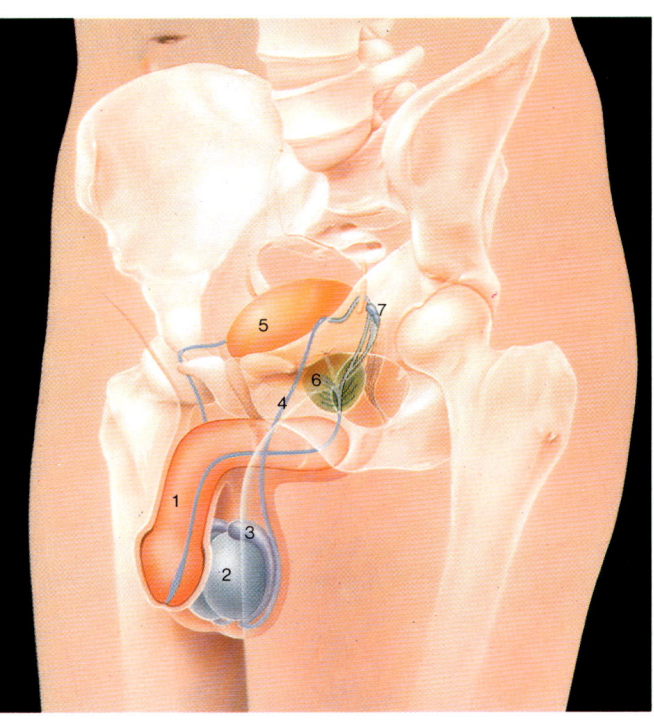

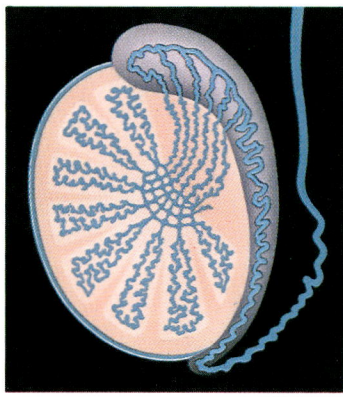

Die Testikel sind in Fächer einge-
teilt, jedes mit einem Gang mit vielen Windungen, in dem die Spermien produziert werden. Danach
werden sie durch eine Reihe Kanäle
zur Lagerung und Reifung in die
Nebenhoden geleitet. In den äußeren Testikelgeweben befinden sich
Zellen, die das männliche Ge-
schlechtshormon, das Testosteron,
produzieren.

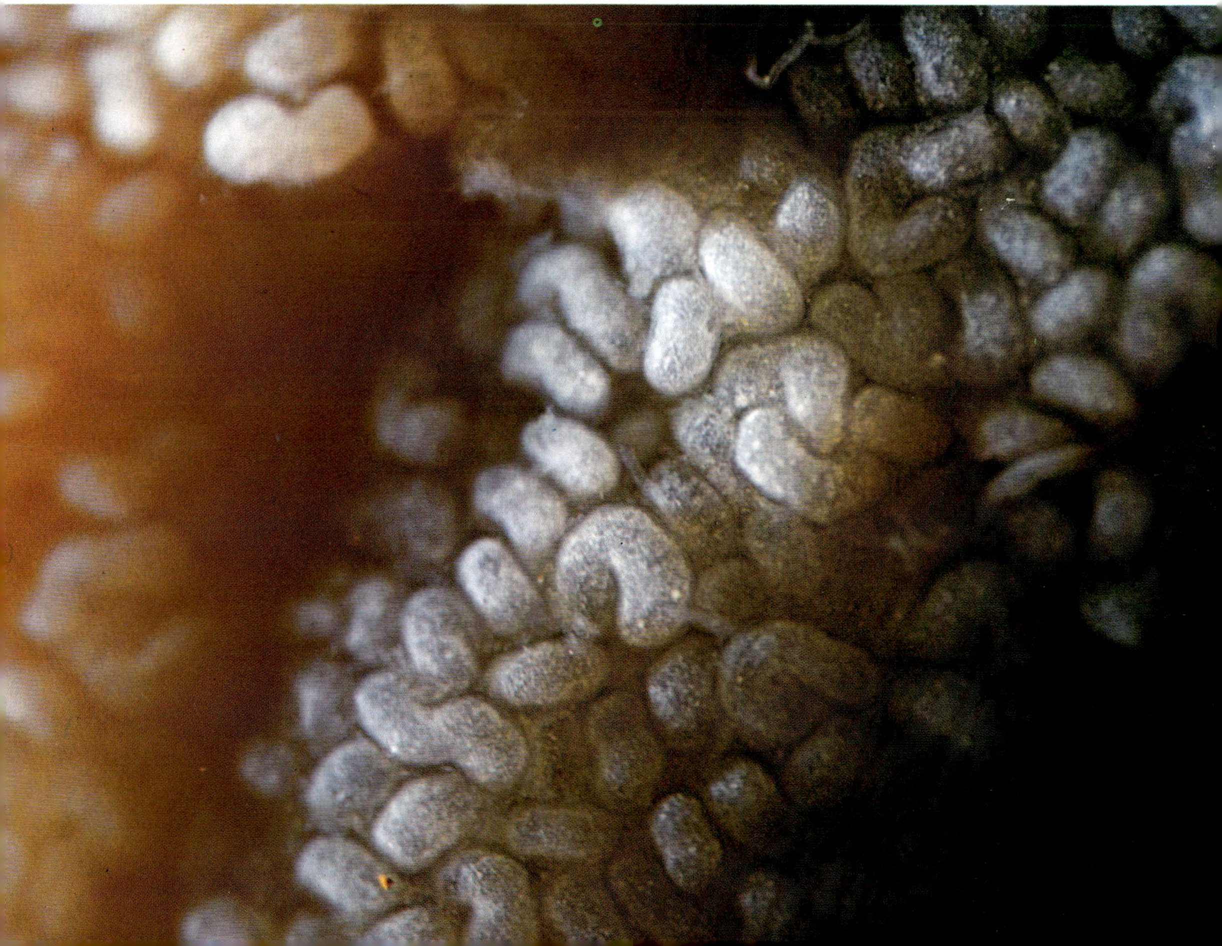

Die Mutter

Das meiste, von dem in diesem Buch berichtet wird, spielt sich im Körper der Mutter ab.

Vielleicht wird es als ungerecht empfunden, daß der Vater so leicht davonkommt. Aber diese etwas ungleiche Rollenverteilung ist die einzige Möglichkeit, mit der wir Geschöpfe auf dem Festland unsere Fortpflanzungsprobleme lösen können. Die Eier können nicht im Freien befruchtet werden. Die Spermien werden direkt in den Körper geleitet, in dem sich die Eier befinden, der weibliche Teil muß sie bereits bei der Samenentleerung aufnehmen.

Ein Teil der auf dem Festland lebenden Tiere, z. B. die Vögel, können ihre befruchteten Eier mit einer Schale versehen und sie auslegen. Das setzt jedoch voraus, daß alle Nahrung, die zur Entwicklung der Frucht gebraucht wird, darin enthalten ist. Außerdem muß die Schale so groß sein, daß sich das Junge darin so weit entwickeln kann, bis es allein lebensfähig ist (für einen Menschen müßten die Eier dann ja übermäßig groß sein).

Säugetiere lösen dieses Problem auf elegantere Art, obwohl es für den Körper der Mutter anstrengender ist. Die Eier sind klein, etwa so groß, wie der kleinste mit den Augen erkennbare Punkt, knapp ein Zehntel Millimeter im Durchmesser. In der ersten Zeit seiner Entwicklung holt sich das befruchtete Ei die Nahrung aus dem Eileiterschleim. Danach ist es reif für die Einnistung in die Gebärmutterschleimhaut, dies geschieht mit Hilfe einer Hülle aus besonderen Zellen, die in das Blut der Mutter eindringen und so den Kontakt zu den Nährstellen für die weitere Entwicklung herstellen können. Wenn die Frucht voll entwickelt ist, wird sie geboren und die Verbindung zum Blut der Mutter gelöst. Aber auch für den weiteren Nahrungszufluß ist gut gesorgt: die Milchdrüsen holen sich die Nahrung aus dem Blut der Mutter, so bekommt das Kind durch die Muttermilch genau das, was es braucht.

Eine Frau erwartet meistens nur ein Kind gleichzeitig. Die Vorbereitung der Befruchtung und die Entwicklung dieses einen Eies ist eine wesentlich kompliziertere Prozedur als die Produktion der halben Milliarde Spermien und ihre Weiterleitung.

In beiden Fällen wird der Vorgang von der Hypophyse, der kleinen Hormondrüse an der Unterseite des Gehirns, und ihren übergeordneten Nervenzellen im Mittelhirn gesteuert. Beim

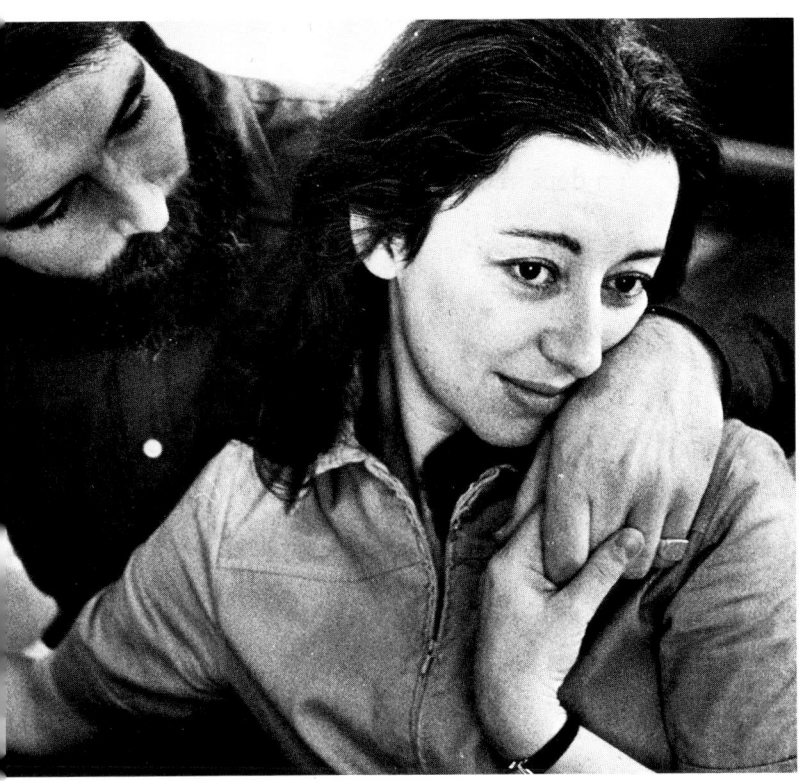

Mann regt die Hypophyse das Testikelgewebe zu einer regelmäßigen Produktion der männlichen Geschlechtshormone an, die
wiederum eine ebenso regelmäßige Produktion der Spermien
veranlassen. Bei der Frau ist das Zwischenhirn auf ein Wechselspiel zwischen Hypophyse und Eierstöcken eingestellt, meist im
Vierwochenrhythmus, währenddem die Eier in der Regel nach-
einander reifen. Um das reifende Ei im Eierstock bildet sich in
jedem Vierwochenrhythmus (= Menstruationszyklus) eine
vorläufige Hormondrüse, die durch ihre Hormone den Aufbau
der Gebärmutterschleimhaut anregt und sie vorbereitet für die
Aufnahme des Menschenkeimes nach der Befruchtung. Wenn
keine Befruchtung stattfindet, schrumpft die Hormondrüse ganz
langsam zusammen und nach ungefähr zwei Wochen wird die
Gebärmutterschleimhaut in einer Menstruationsblutung ausgestoßen. Aber zu dieser Zeit bildet sich bereits die nächste Hormondrüse um das nächste reifende Ei.

Wie wir später noch sehen werden, greifen auch die Frucht
und der Mutterkuchen in das Hormonspiel ein, die Menstruation wird dann verhindert und es kommt zur Geburt, wenn die
Zeit reif ist.

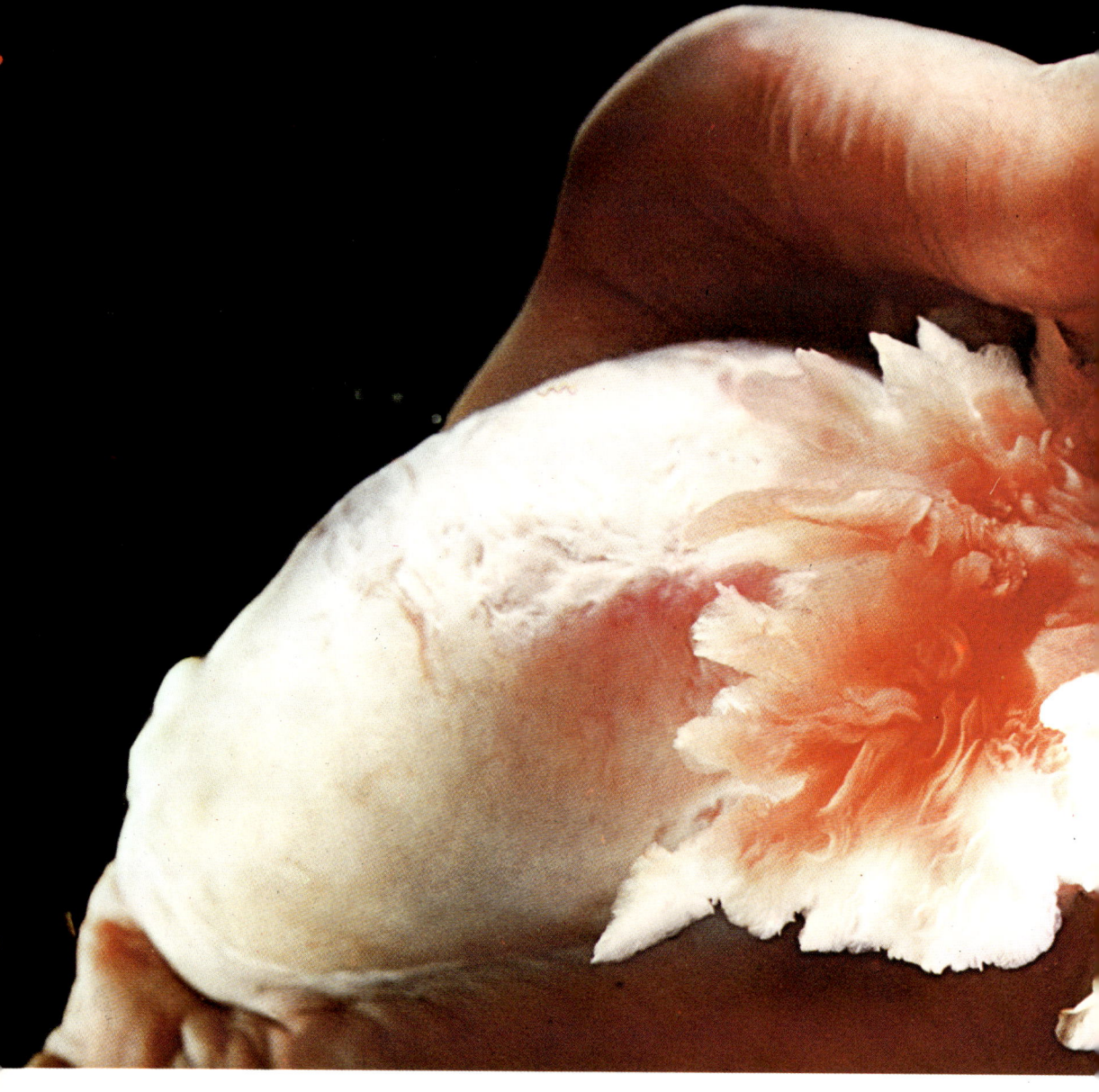

Das Geschlechtsorgan der Frau

Die trichterförmige Öffnung des Eileiters schwebt über der Oberfläche des Eierstockes, um das reife Ei aufzufangen. Wenn das Ei reif ist, ungefähr vierzehn Tage nach Beginn der letzten Menstruation, bilden die Hormondrüsen um das Ei herum eine mit Flüssigkeit gefüllte Blase, den Follikel, an dessen Wand sich das Ei dann festsetzt. Der Follikel an der Oberfläche des Eierstockes dehnt sich und zerspringt. Das Ei wird in die Bauchhöhle hinausgeschleudert, jedoch schnell auf den richtigen Weg gebracht durch die Bewegungen der Millionen Flimmerhärchen im Trichter des Eileiters.

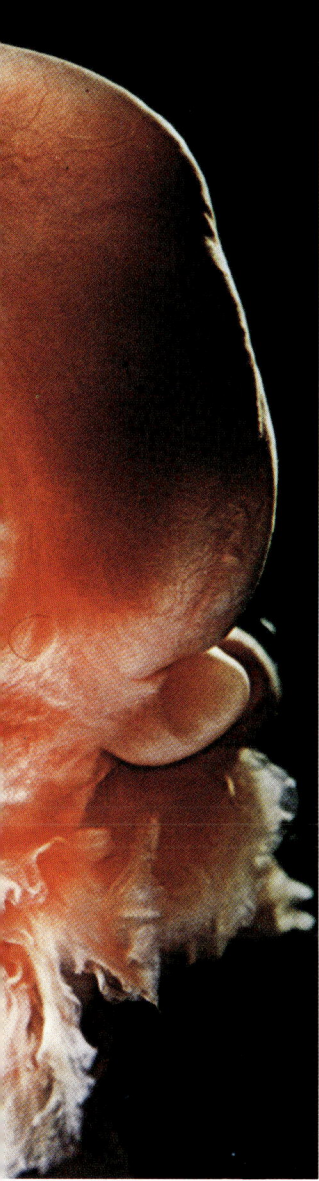

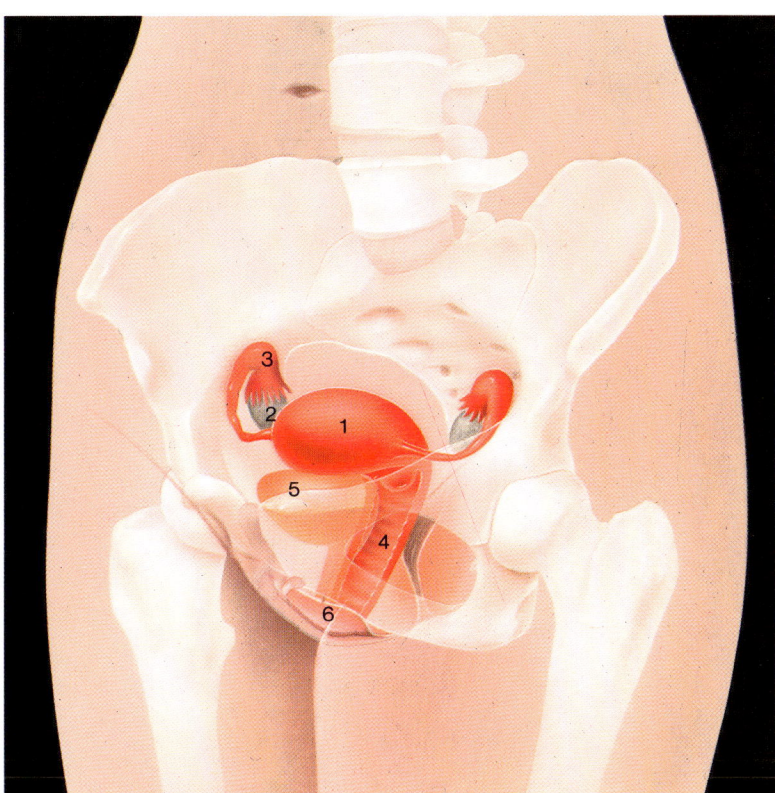

Das Geschlechtsorgan der Frau: 1 Gebärmutter, 2 Eierstock, 3 Eileiter, 4 Scheide, 5 Blase, 6 innere und äußere Schamlippe.
Normalerweise ist die Scheide gewellt. Durch ihre große Dehnbarkeit paßt sie sich ohne Schwierigkeit dem Penis beim Geschlechtsverkehr und dem Kind bei der Geburt an. Das Becken der Frau ist breiter und tiefer als das des Mannes und nach unten offener zum Durchtritt des Kindes bei der Geburt. Sollten Zweifel über die Weite des Beckens bestehen, kann das Beckenmaß leicht vor der Geburt durch Röntgen oder Ultraschall festgestellt werden.

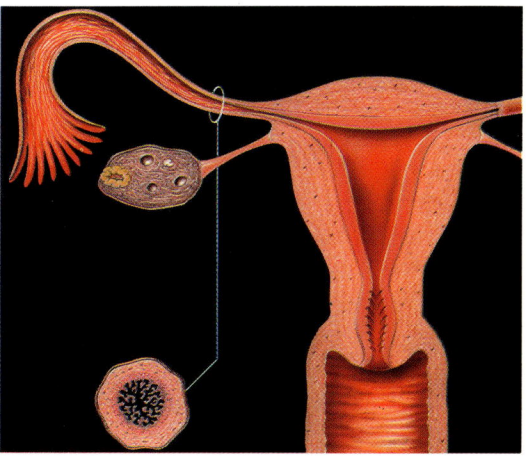

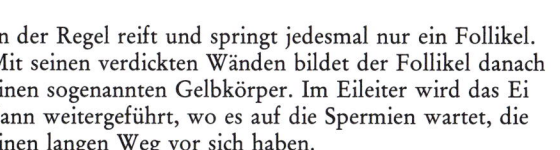

n der Regel reift und springt jedesmal nur ein Follikel. Mit seinen verdickten Wänden bildet der Follikel danach inen sogenannten Gelbkörper. Im Eileiter wird das Ei ann weitergeführt, wo es auf die Spermien wartet, die inen langen Weg vor sich haben.

In Erwartung der Spermien

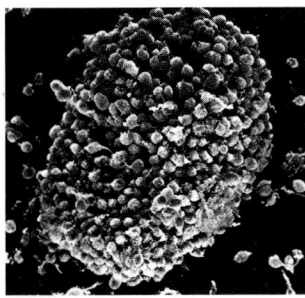

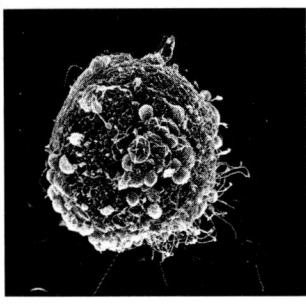

Das Ei ist in Follikelzellen eingebettet, wenn es in den Eileiter
kommt. Siehe Bild oben. Sie
werden gleich »abgewaschen«,
so daß die schützende Schale
bloßliegt. Auf dem unteren Bild
sind jedoch noch vereinzelte
Follikelzellen an dem Ei zu sehen.

Das Ei, etwa 0,13 mm im Durchmesser, ist gut in den 10–12 cm
langen Eileiter hineingekommen.

Hier bleibt es 10 bis 12 Stunden befruchtungsfähig, manchmal
sogar bis zu 24 Stunden. Innerhalb dieser Zeit entscheidet sich,
ob das, was wir sehen, ein Kind wird oder ob es sich einfach auf-
löst. Wird es kein Kind, stößt die Gebärmutterschleimhaut, die
nur 10 cm davon entfernt wartet, das Ei mit der nächsten Menstruation ab.

Wenn sich aber Spermien direkt vor der Mündung des Eilei-
tertrichters zum rechten Zeitpunkt einfinden, kann das Ei befruchtet werden. Fast die ganze erste Woche nach der Befruchtung verbringt das Ei dann im Eileiter, auf dem Weg bis in die
Gebärmutter.

Der Eileiter selbst ist ein bemerkenswertes Organ. Er soll alle
Eier auffangen, die von dem Eierstock auf seiner Seite kommen.
Falls der Eileiter auf der anderen Seite verklebt ist, kann er auch
Eier von diesem Eierstock aufnehmen. Er soll einen großen
Schwarm fremder Spermien zur Suche nach dem Ei anregen.
Spermien, die nach einem künstlichen Eingriff nicht durch die
Gebärmutter und den Eileiter gelangt sind, scheinen auffallend
uninteressiert an unbefruchteten Eiern zu sein. Der Eileiter soll
drittens die Zellhülle der Follikelwand, die mit dem Ei abgestoßen wurde, auflockern, damit die Spermien leichter hindurch-
kommen. Und er muß in den ersten wichtigen Tagen der Entwicklung alle Bedürfnisse einer wachsenden kleinen Zellengemeinschaft an Nahrung und Umwelt befriedigen.

Es ist bekannt, daß die Absonderung der verschiedenen not-
wendigen Nährstoffe, die von der großen, faltigen Oberfläche
der Schleimhaut kommen, während des ganzen Menstruationszyklus von Hormonsignalen des Eierstockes beeinflußt wird.
Das Hormonspiel steuert auch die Muskulatur der Eileiter-
wände, wenn diese das befruchtete Ei vorsichtig zur Gebärmutter weiterleiten und zur richtigen Zeit den Weg dahin freigeben.

Man weiß noch nicht alles über diese Vorgänge – hier sind
noch viele ungelöste Rätsel für die Forschung.

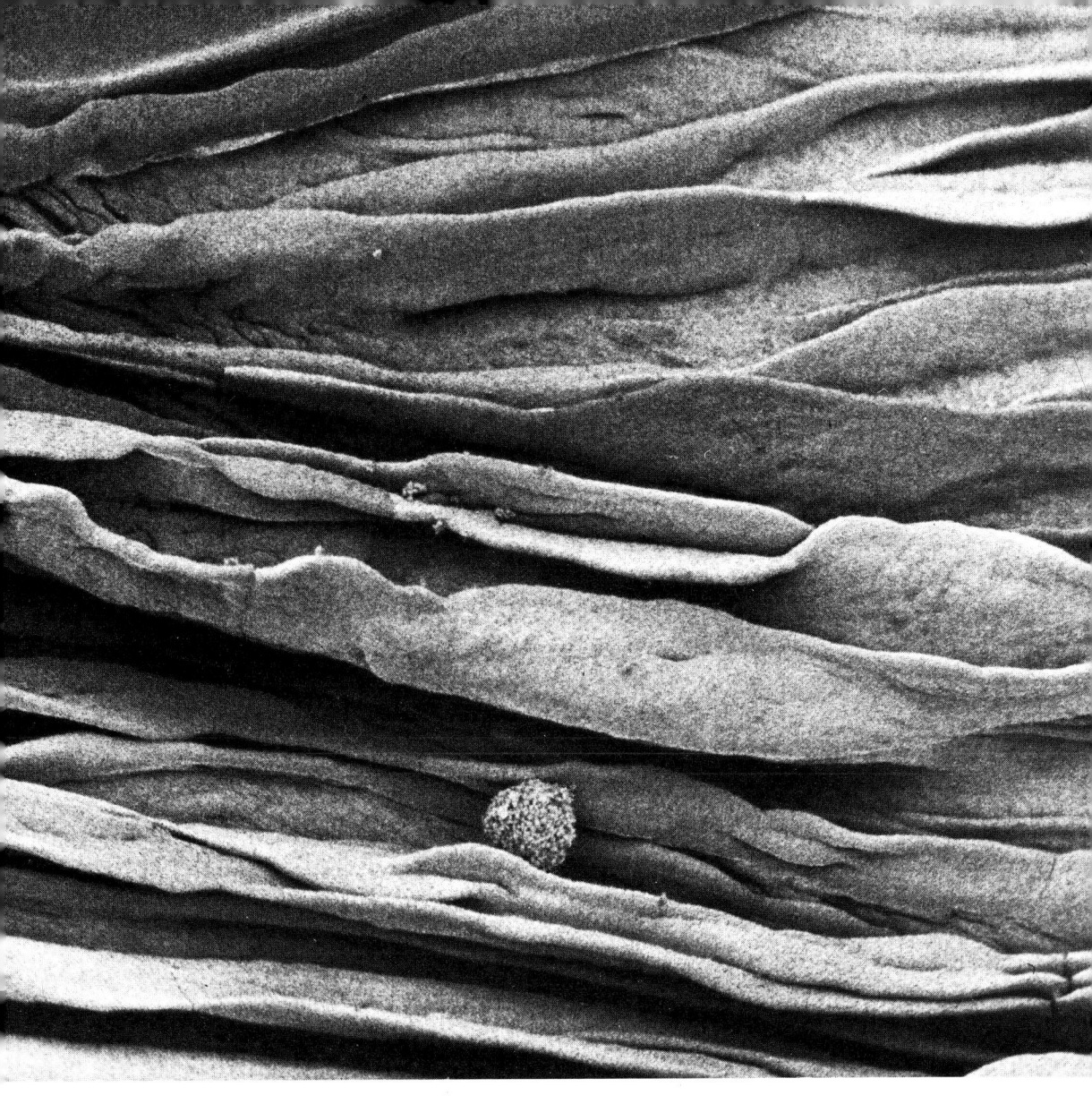

Das unbefruchtete Ei in den Falten des Eileiters. Die Follikelwandzellen, die sich mit dem Ei lösen, sind immer noch als äußere Hülle dabei. Aus der gefalteten Schleimhaut sondern sich Enzyme ab, die die Zellhülle nach und nach vom Ei ablösen. (Elektronenmikroskopie, 100fache Vergrößerung.)

Eigentlich ist es ja ein Wunder, daß es den Menschen überhaupt gibt. Ein einziges Ei, groß wie eine Stecknadelspitze,
wird jede vierte Woche in die Bauchhöhle im Becken hinaus-
gestoßen. Es könnte leicht irgendwo verschwinden – und den
Weg durch den Eileiter nicht finden, wo den Spermien nur
ein paar kümmerliche Stunden zum Suchen in den Falten
bleiben . . .

Es kann darum nicht sicher sein, daß gleich der erste Versuch zur Empfängnis eines Kindes führt.

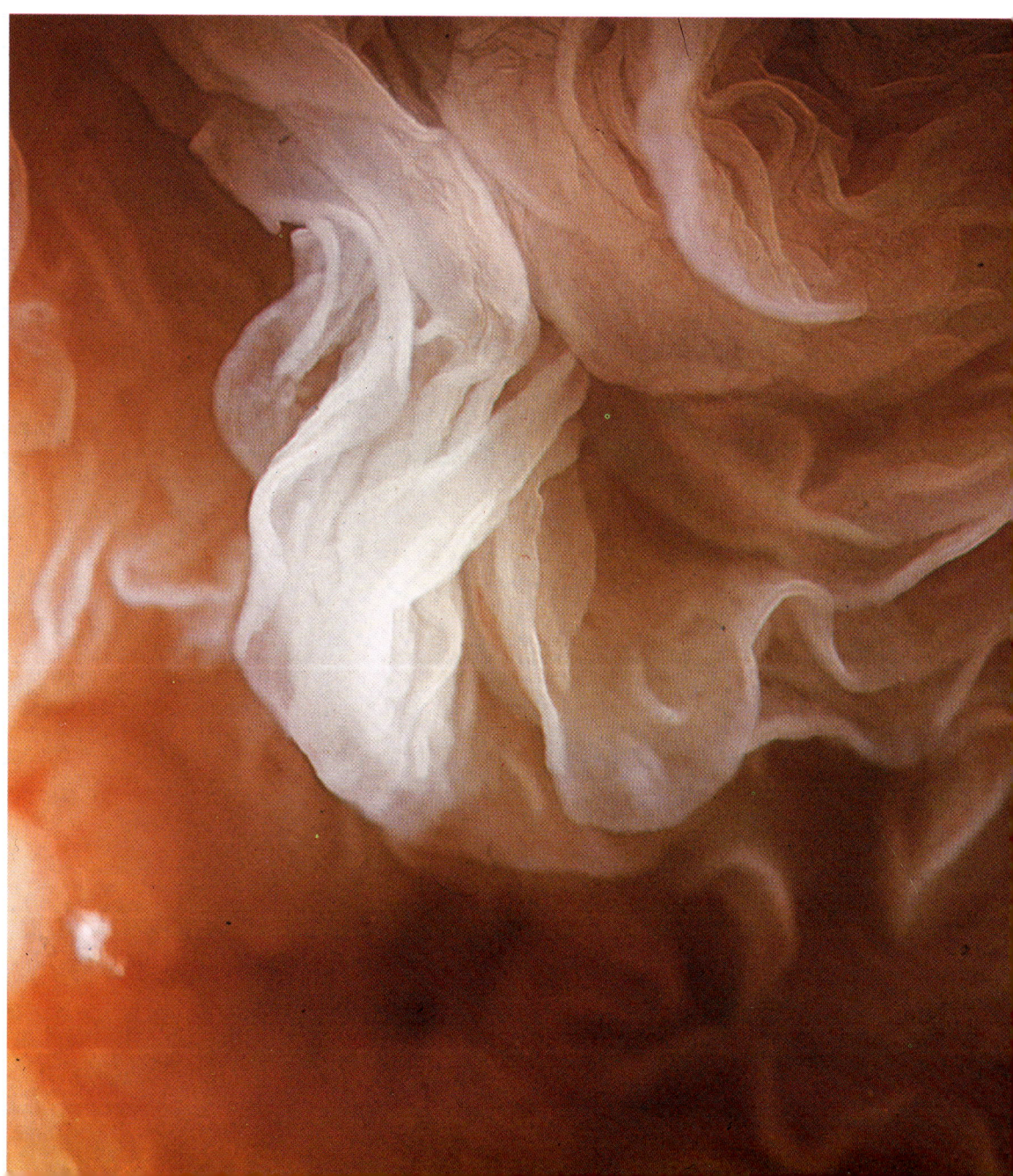

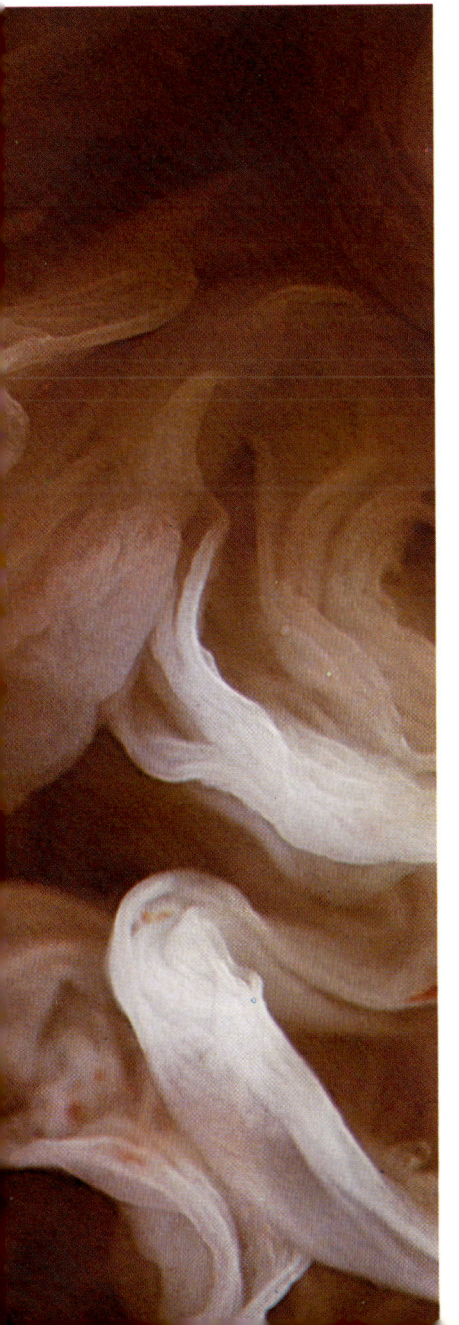

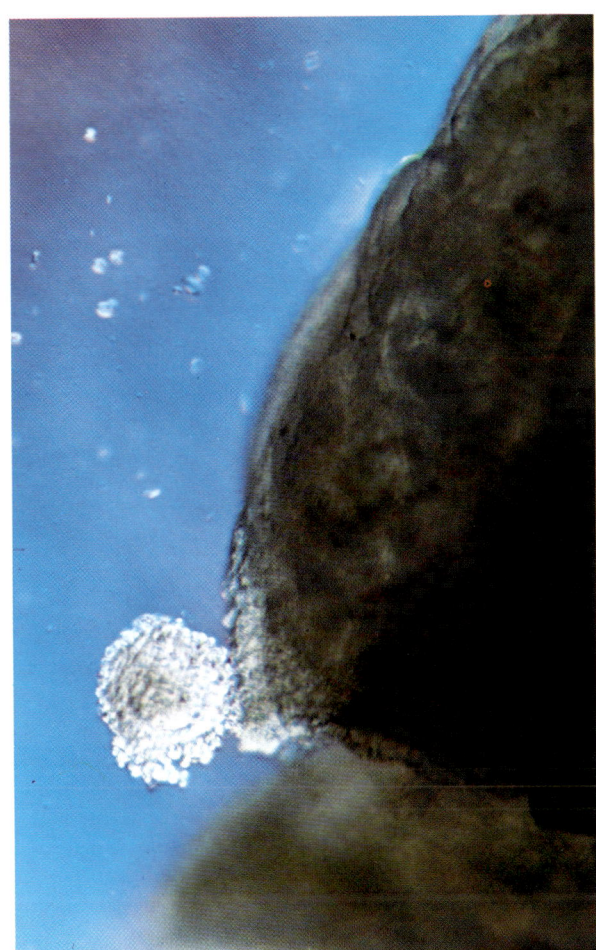

Auf dem Weg hinein – das Ei mit seiner Hülle aus Follikelzellen ist gerade dabei, hinter dem Rand eines der Lappen im Eileitertrichter zu verschwinden. Millionen kleine Flimmerhaare in der Schleimhaut bewegen sich lebhaft zum Inneren des Eileiters hin und saugen auf diese Art das Ei ein. Das Bild zeigt die 100fache Vergrößerung.

Wären wir so klein und würden gerade dann, wenn der Follikel springt, auf der Oberfläche des Eierstockes stehen, könnten wir es hier genau über uns sehen: Die wogenden Falten in der Eileitermündung, die über der ganzen Fläche schweben, um das ausgestoßene Ei zu übernehmen.

Milliarden Spermien

Man vermutet, daß das Ei und die Spermien aus den zuerst entstehenden Zellen des Körpers stammen. Wenn das neue Individuum noch ein scheinbar unförmiger Zellhaufen ist, der aus einigen hundert Zellen besteht, kann jede einzelne Zelle immer noch
Ursprung eines jeden Körperteiles sein, d.h., ihre genaue Be-
stimmung ist noch nicht festgelegt. Die gleiche Vielseitigkeit
müssen aber auch die Eier und die Spermien haben, da sie ja nach
ihrer Verschmelzung die verschiedenen Gewebearten und Organe in dem neuen Individuum bilden sollen.

In einem frühen mehrzelligen Stadium werden bestimmte
Zellen zurückbehalten, die in einer Art Reservat in der Nähe der
Stelle gelagert werden, an der sich später die Geschlechtsdrüsen
bilden. Sobald die Hoden und die Eierstöcke ausgereift sind,
wandern die »reservierten« Zellen dorthin und sinken ganz
langsam in die Tiefe. Dort vermehren sie sich dann in mehreren
Zellgenerationen bis zur Geburt.

Beim Mann setzt sich diese Vermehrung mit dem Beginn der
Pubertät fort. Dann sendet die Hypophyse ihre geschlechtsdrü-
senvermehrenden Hormone verstärkt ins Blut aus und aktiviert
die Zellen in beiden Hoden, die das männliche Geschlechtshor-
mon erzeugen.

Der Junge reift zu einem Mann mit eckigen Körperumrissen,
Bartwuchs und tiefer Stimme. Die samenbildenden Kanäle entwickeln sich. Auf diese Art erhält der Mann einen großen Vorrat
samenbildender Zellen, der im Laufe seines weiteren Lebens das
Erbgut der ersten Körperzellen auf Milliarden und Milliarden
von Spermien verteilt.

Durch das ganze Testikelkanalsystem verfolgen wir die Spermienproduktion in den verschiedenen Stadien. Fertige Spermien
können jederzeit von überallher geliefert werden. In Abständen
von einigen Wochen schnüren die samenbildenden Zellen eine
neue Generation zukünftiger Geschlechtszellen ab, die durch
zwei Teilungsprozesse die Erbmasse in Hälften aufteilen und
vermischen. Diese »Urenkel« der samenbildenden Zellen ver-
wandeln sich dann in fertige Spermien, jede einzelne mit ihrer
besonderen Mischung der Erbeigenschaften des zukünftigen
Vaters.

Da die einzelnen Stadien der Spermienproduktion zur Mitte des
Ganges hin in Schichten aufeinanderliegen, brauchen die neuge-

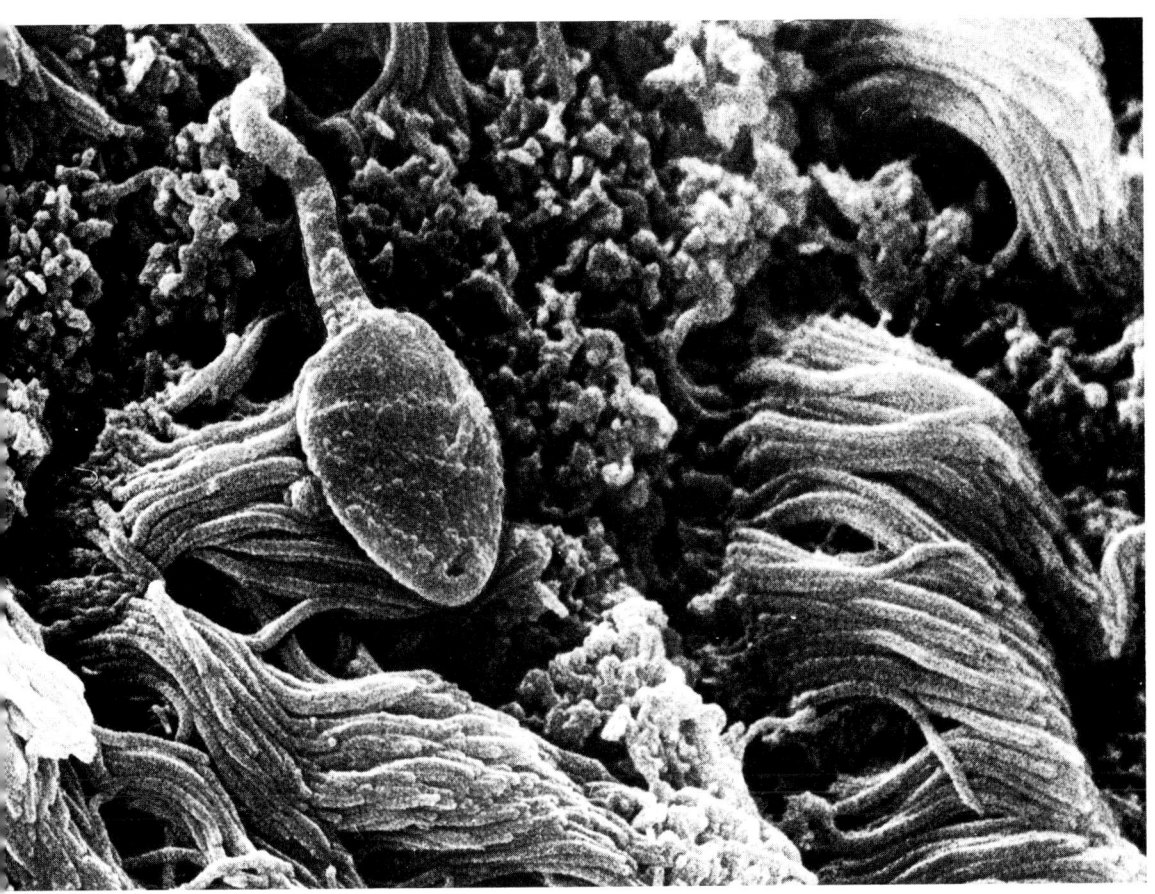

bildeten Spermien sich nur zu bewegen, um dem Strom zu den Nebenhoden zur Lagerung und Reifung zu folgen.

Zu diesem Zeitpunkt bestehen sie aus einem kleinen Paket mit konzentrierter Erbmasse – dem »Kopf«, einem kurzen Hals, einem Mittelstück und einem Schwanz, mit dem sie sich auf der Jagd nach dem Ei fortbewegen, in den wenigen Stunden, die sie nach der Samenentleerung leben.

Jemand hat einmal ausgerechnet, daß die Menge der Spermien, die der Entstehung der heutigen Erdbevölkerung entspricht, leicht in einem Fingerhut Platz hätte. Sechs bis sieben starke Samenentleerungen würden ausreichen. Aber dann müßte jede Spermie ihr Ei genau im richtigen Augenblick finden.

Damit die Natur sicher sein kann, daß die Spermie wirklich auf ein Ei trifft und damit also der Fortbestand des Geschlechtes garantiert wird, ist bei jeder Samenentleerung offenbar eine sehr große Menge Spermien nötig. Zum Glück ist die Natur verschwenderisch.

Eine Spermie mit ihrem spitzen Kopf und dem langen Schwanz. Sie ist auf dem Wege zum Ei. Sie hat 15–18 cm weit zu schwimmen und braucht dafür ungefähr 5–6 Stunden.

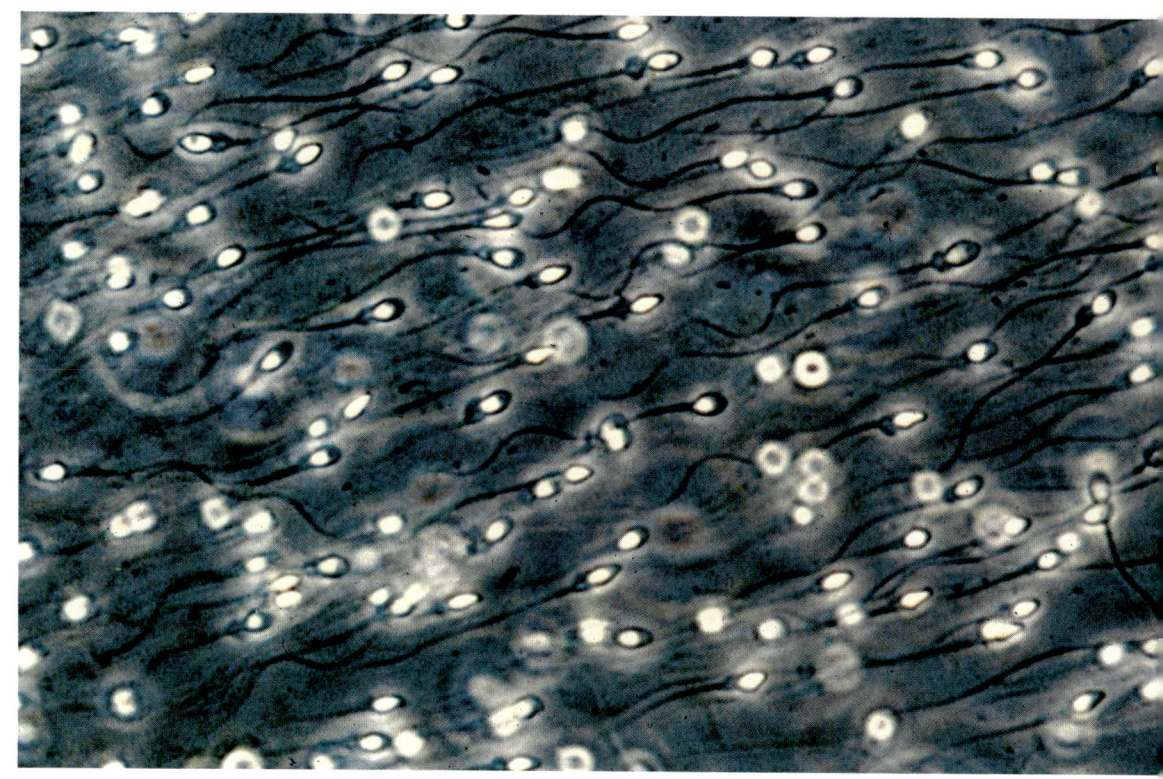

Die lange Wanderung

Über das Bild oben zieht eine Schar zielbewußt schwimmender Spermien. Sie sind fast militärisch ausgerichtet. Alle Schwänze zeigen in die gleiche Richtung, alle Köpfe sind nach vorn gerichtet. Diese Spermien sind auf dem Weg in die Gebärmutter durch den schützenden Schleimpfropfen im Gebärmutterhals, den Zervikalschleim. Dieser Schleim hat eine unterschiedliche Konsistenz zu den verschiedenen Zeitpunkten des Menstruationszyklus. Meistens ist er dick und zäh. Um den 14. Tag des Menstruationszyklus, an dem Tag, an dem das Ei in den Eileiter eintritt, ist der Schleim glasklar und dünnflüssig. Seine Moleküle ordnen sich dann der Länge nach in parallele Bahnen, auf denen die Spermien bis hoch in die Gebärmutter gleiten können.

Spermien, die den Zeitpunkt der Schleimverflüssigung verpassen, haben es schwer, die zähe Masse von ineinander verschlungenen Schleimmolekülen zu durchdringen, die eine wirksame Sperre während des größten Teiles des Menstruationszyklus für die Spermien bilden.

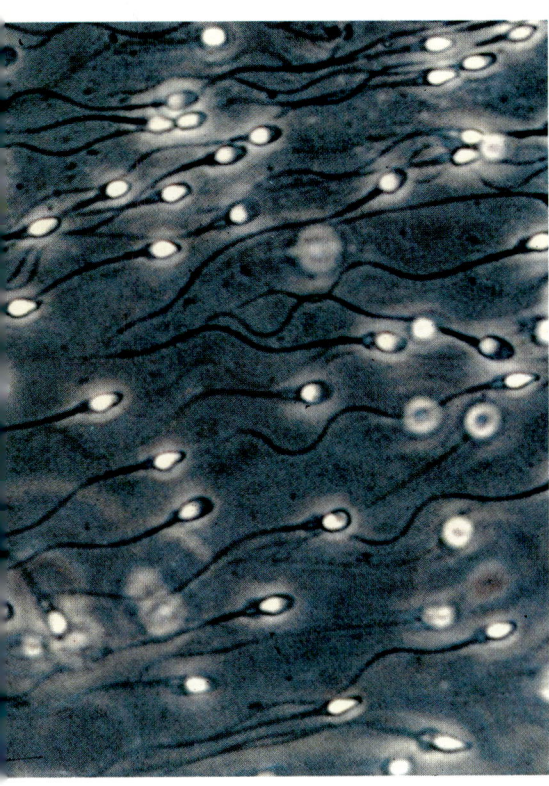

Spermien im Gebärmutterhals am 14. Tag des Menstruationszyklus. Man sieht deutlich den ovalen, leicht spitzen Kopf, den kurzen Körper und den peitschenschnurähnlichen Schwanz. Ca. 450fache Vergrößerung; jede Spermie ist ca. 0,06 mm lang.

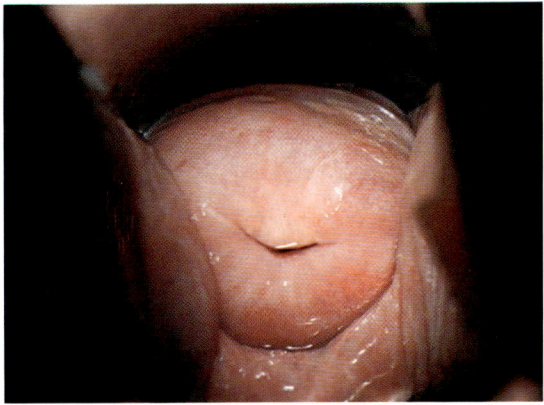

Ganz oben in der Scheide liegt der Muttermund. Der Schleim aus dem Gebärmutterhals quillt wie glasklares Gelee heraus: die richtige Zeit für die Befruchtung.

Ganz links sind Spermien zu sehen, die am Ende des Menstruationszyklus langsam versuchen, in einen zähen Tropfen Schleim einzudringen. Auch unter den idealsten Bedingungen wird die Schar lichter (Mitte) und viele von ihnen gehen zugrunde, ohne ihr Ziel erreicht zu haben (rechtes Bild).

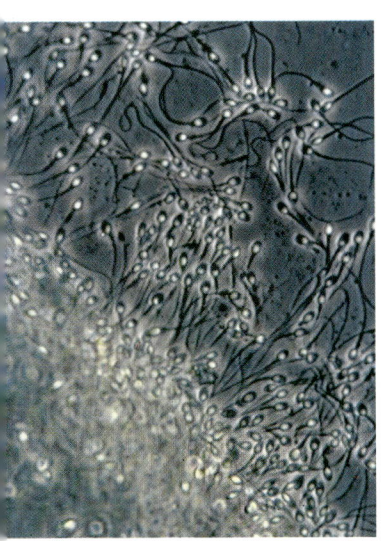 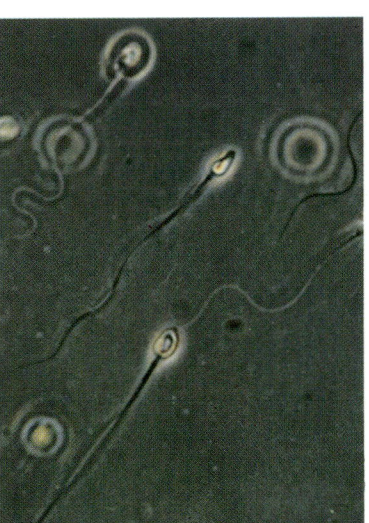 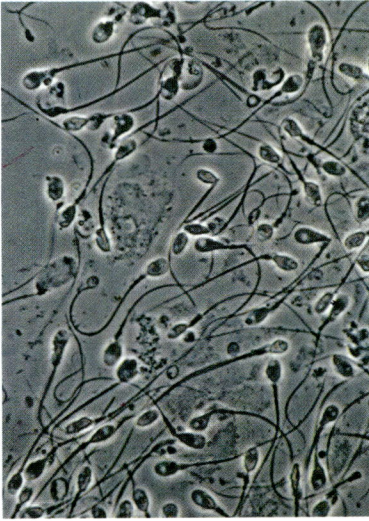

Eine Eizelle im Monat

Denkt man an die enorme Massenproduktion von Spermien in den Testikeln des Mannes, scheint die Reifung nur einer Eizelle in vier Wochen sehr gering. Doch wegen der umständlichen Vorbereitungen zum Aufbau der Gebärmutterschleimhaut und des komplizierten Hormonspieles, das bei jedem Menstruationszyklus in Gang gesetzt wird, reichen die Urgeschlechtszellen aus, die sich bis zur Geburt in den Eierstöcken des Mädchens gebildet haben. Man schätzt ihre Zahl auf etwa ein bis zwei Millionen. Rechnet man mit rund 400 Menstruationszyklen während der Fruchtbarkeitsperiode der Frau, dann bedeutet das, daß nicht einmal jede tausendste Urgeschlechtszelle zu einem befruchtungsfähigen Ei heranreift.

Viele sterben schon vor der Pubertät ab. Bereits in der Kindheit beginnen die Follikel sich zu entwickeln, erreichen jedoch nie die volle Reife, sondern schrumpfen in einem frühen Stadium und sterben ab. Im Pubertätsalter des Mädchens sendet die Hypophyse die gleichen Hormone aus wie beim Jungen. Ihre Eierstöcke produzieren dann die Art der weiblichen Geschlechtshormone – die sogenannten Östrogene –, die u.a. für das Wachsen der Gebärmutterschleimhaut und für die weiblichen Formen des Körpers verantwortlich sind.

Im Unterschied zum Mann jedoch ist das Zwischenhirn der Frau, in dem das übergeordnete Zentrum der Hypophyse liegt, auf ein pendelndes Wechselspiel eingestellt. Wenn die Hormondrüsenzellen in der Hülle einer Anzahl vergebens gereifter Eier genügend Östrogengehalt in das Blut abgegeben haben, stellt das Zwischenhirn die Signale zur Hypophyse um. Sie schickt dann ein Hormon aus, das einen der Follikel dazu bringt, schneller als die anderen Nährflüssigkeit aufzusaugen, sich auszudehnen, zu springen und das Ei herauszuschleudern. Nach dem Eisprung sinkt der Follikel zusammen. Seine innere Zellschicht, die das Ei umgab, bildet jetzt zusammen mit der Östrogen produzierenden äußeren Schicht das nächste Stadium des Hormondrüsenfollikels, den Gelbkörper. Der Gelbkörper ist für den anderen Typ des weiblichen Geschlechtshormones verantwortlich, das Progesteron, das im Zusammenwirken mit den Östrogenen die Gebärmutterschleimhaut zur Absonderung von nährstoffreicher Flüssigkeit und zur Vorbereitung für die Aufnahme des befruchteten Eies in einem weichen, blutreichen Bett veranlaßt.

Doch die Lebensdauer des Gelbkörpers ist begrenzt. Ungefähr zehn Tage nach dem Eisprung schrumpft er. Nach weiteren vier bis fünf Tagen wird die Gebärmutterschleimhaut unter Blutungen ausgestoßen. Aber jetzt wird das Zwischenhirn nicht mehr durch eine Hormonreaktion von den Eierstöcken gehemmt. Wenn die alte Gebärmutterschleimhaut ausgestoßen ist, veranlaßt die Hypophyse schon wieder die Reifung neuer Follikel.

Auf diese Weise werden die meisten Urgeschlechtszellen bei den Menstruationszyklen ausgestoßen. Die letzten Urgeschlechtszellen in den letzten heranreifenden Follikeln, die auf die Stimulierung durch die Hypophyse reagieren, haben also mehr als vierzig Jahre gewartet.

Die große Zelle, die am Tag des Eisprunges aus dem Follikel ausgestoßen wird, ist genaugenommen kein Ei, sondern eine eibildende Zelle, die den spermienbildenden Zellen des Mannes entspricht. Genau wie diese macht sie zwei besondere Teilungen durch, um die Erbmasse zu mischen und zu verteilen. Gibt es dann Vierlinge?

Damit hat diese Vierteilung jedoch nichts zu tun. Die Zellmasse der eibildenden Zelle, die sie zu einem Riesen im Vergleich zu den anderen Körperzellen macht, muß für die ersten eigenen Zellen des neuen Individuums ausreichen und ist deshalb zu kostbar, um in vier gleiche Teile geteilt zu werden. Die erste Teilung, die genau während des Eisprunges erfolgt, geht nicht durch die Mitte, sondern durch den Rand, so daß daraus eine große und eine kleine Tochterzelle entstehen. Die kleine Zelle wird »Polkörperchen« genannt, man sieht sie oft in der geleeartigen Hülle, welche die sie umgebenden Follikelzellen zum Schutz des reifenden Eies abgesondert haben. Die zweite Teilung, die der Ursprung des nächsten Eies plus des nächsten »Polkörperchens« sein wird, kann erst in Gegenwart einer Spermie vollendet werden.

Wenn das Ei ausgestoßen wird, nimmt es die Menge Follikelzellen mit, die in der von ihnen selbst erzeugten geleeartigen Hülle festhängen. Im Mikroskop erscheinen sie wie ein schöner Strahlenkranz, auf lateinisch: Corona radiata. Die Corona radiata wird schnell von der Eileiterflüssigkeit weggespült, mit der geleeartigen Hülle müssen die Spermien selbst fertig werden. Das bedeutet eine gewisse Behinderung der Spermien, die versuchen, das Ei zu befruchten. Schließlich kann nur noch die eigene dünne Zellmembran des Eies den Weg für alle versperren, aber sie behindert ihn nicht für die Spermie, die sie zuerst erreicht.

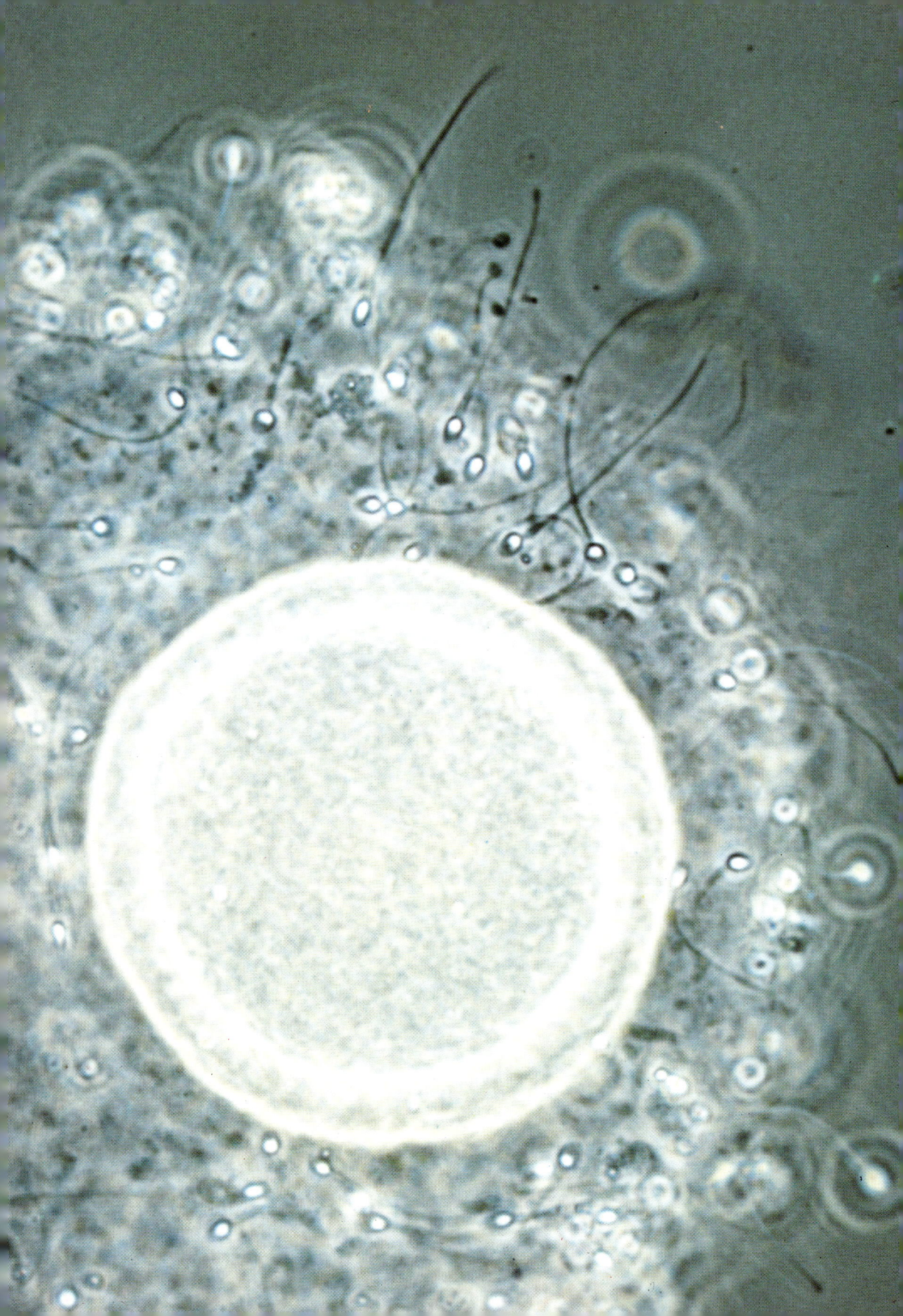

Die Befruchtung

Sieht man das große Ei, umgeben von kleinen, eifrig suchenden Spermien, versteht man, wie wichtig eine wirksame Sperre ist. Die Spermie, die zuerst an die Zellmembran des Eies gerät, scheint gut aufgenommen zu werden. Man nimmt an, daß das Ei das Spermium hereinzieht, ihm das Eindringen erleichtert. Aber gleichzeitig erfolgt wahrscheinlich eine sofortige Veränderung in der Zellmembran, so daß bereits die nächste Spermie und auch alle nachfolgenden ausgeschlossen werden.

Im Bild links wurde ein abgelöstes, eisprungreifes Ei in eine Nährlösung zusammen mit einem Tropfen spezialbehandelter Samenflüssigkeit gelegt. Die Spermien suchen eifrig in die Schutzhülle des Eies einzudringen, man beachte den Größenunterschied. In einigen Fällen glaubte man, auf diese Art eine künstliche Befruchtung zu erreichen, kam jedoch nicht über den Beginn der Entwicklung hinaus, es entstanden also keine »Retortenkinder«.

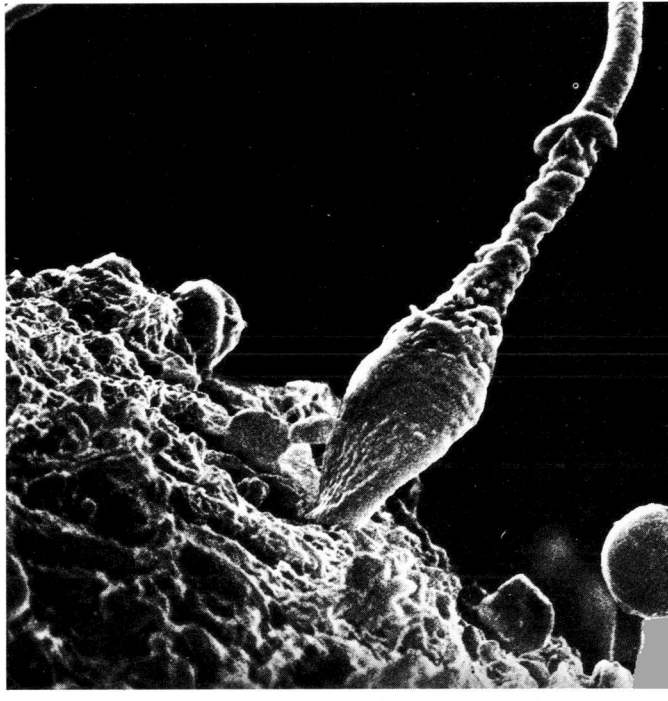

Auf den zwei Elektronenmikroskopbildern rechts sehen wir eine Spermie, die die Oberfläche des Eies gerade erreicht hat, und eine, die anscheinend mit dem Kopf hineingekommen ist. Wenn die Spermie ganz darin ist, löst sie sich auf, und die Erbmasse wird frei. Die Erbanlagen der zukünftigen Eltern treffen zum erstenmal zusammen.

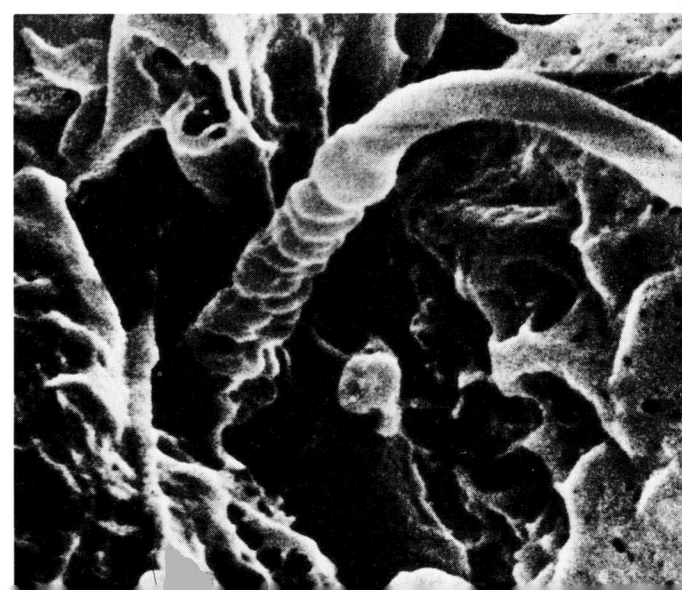

Die Erbmasse

Spricht man von der Erbmasse, hat man oft die Vorstellung von einer Art Teig. In Wirklichkeit sind die Erbanlagen sehr genau aufgereiht, jede einzelne auf ihrem bestimmten Platz in den dünnen spiralartigen Molekülfäden, die den Grundstock der Chromosomen bilden.

Ist eine Zelle in Tätigkeit, liegt die Spirale auseinandergezogen im Zellkern – der Befehlszentrale der Zelle – und ist auch in sehr starker Vergrößerung kaum zu erkennen. Teilt sich die Zelle jedoch, ziehen sie sich kräftig zusammen, und dann sind die Chromosomen im Mikroskop leicht zu erkennen. Jede einzelne besteht aus zwei gleichen parallel zueinanderstehenden Hälften, die an einem Punkt verbunden sind. Wenn die Hälften etwas auseinanderstehen, sehen viele Chromosomen wie ein X mit verschieden langen »Armen« und »Beinen« aus. Bei der Zellteilung wird das X der Länge nach gespalten, so daß jede Tochterzelle ihre Hälfte bekommt. Vor der nächsten Teilung bilden sich durch Vervielfältigung ein neuer »Arm« und ein neues »Bein«, und so wird das X wieder ganz und kann sich aufs neue teilen.

Durch diese sinnreiche Nachbildung wird die gleiche Reihe von Erbanlagen an Generationen neuer Zellen überliefert. Jeder von uns bleibt sein ganzes Leben lang das gleiche Individuum, auch wenn ein großer Teil der Körperzellen verbraucht und durch neue ersetzt wird.

Die Erbmasse kann als eine Art Bauplan angesehen werden. Die Arbeitsbeschreibung besteht aus einem Alphabet von nur

Auf dem Bild unten sehen wir die Chromosomen des Menschen paarweise der Größe nach geordnet. Sie sind aus dem Foto einer Zelle ausgeschnitten, die sich gerade teilt. »Arme« und »Beine« liegen hier eng zusammen. Die Streifen entstanden durch die Färbung zur Verdeutlichung der Chromosomen, die je nach Länge die Farbe verschieden stark »annehmen«.

Zuerst also die 22 »gewöhnlichen« Paare. Ganz rechts das 23. Paar: zwei gleichgroße X (Frau) oder ein X und ein kurzarmiges Y (Mann).

Foto: Klinisch-genetisches Laboratorium, Karolinisches Krankenhaus, Stockholm.

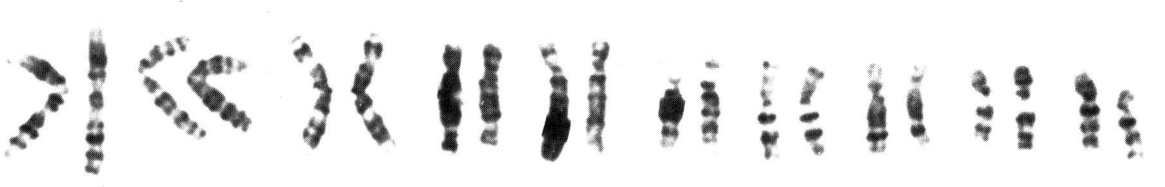

vier Buchstaben. Die Spiralen sind in der Mitte durch eine Quer-
verbindung aneinandergekoppelt – jede Spirale trägt also mit ihrer Hälfte bei. Die chemischen Namen der Hälften sind A, C,
G und T.

Aber nicht alle Hälften passen so ohne weiteres zusammen. A
paßt nur zu T, und C nur zu G. Haben wir z.B. eine Reihe,
AGCTTGA, muß sie folgendermaßen ergänzt werden:

A G C T T G A

T C G A A C T

Das heißt, daß die eine Reihe die Zusammensetzung der anderen
bestimmt. Die Hälften können sich spalten und aus den daraus
entstehenden Hälften bauen sich neue auf, die das genaue Abbild
der alten werden. Mit vier »Buchstaben« sind genügend Varia-
tionsmöglichkeiten vorhanden. Wie viele »Buchstaben« eine
Erbanlage enthält, weiß man nicht.

Aber man kann sich vorstellen, daß die gesamte Beschreibung
des Menschen ein oder zwei Millionen Anlagen umfaßt.

Der Mensch hat 46 Chromosomen. Der Größe nach geordnet
sind es 23 Paare – jedes Paar enthält eines von der Mutter und
eines vom Vater. Das 23. Paar ist etwas ungleich in seiner Form:
es kann entweder zwei große sogenannte X-Chromosome enthalten oder ein X- und ein kurzarmiges Y-Chromosom. Dieses
Paar bestimmt das Geschlecht. XX bedeutet »Mädchen« und XY
»Junge«. Die Spermie des Vaters entscheidet also über das andere Chromosom, ob es ein X- oder Y-Chromosom wird. Das
Ergebnis erfährt der Vater erst, wenn das Ganze schon lange ab-
geschlossen ist.

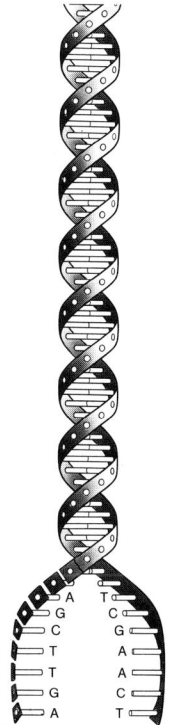

Die doppelte Spirale der Erbmasse ist folgendermaßen aufgebaut: die neuen Teile folgen
genau dem Muster – A zu T, C
zu G.

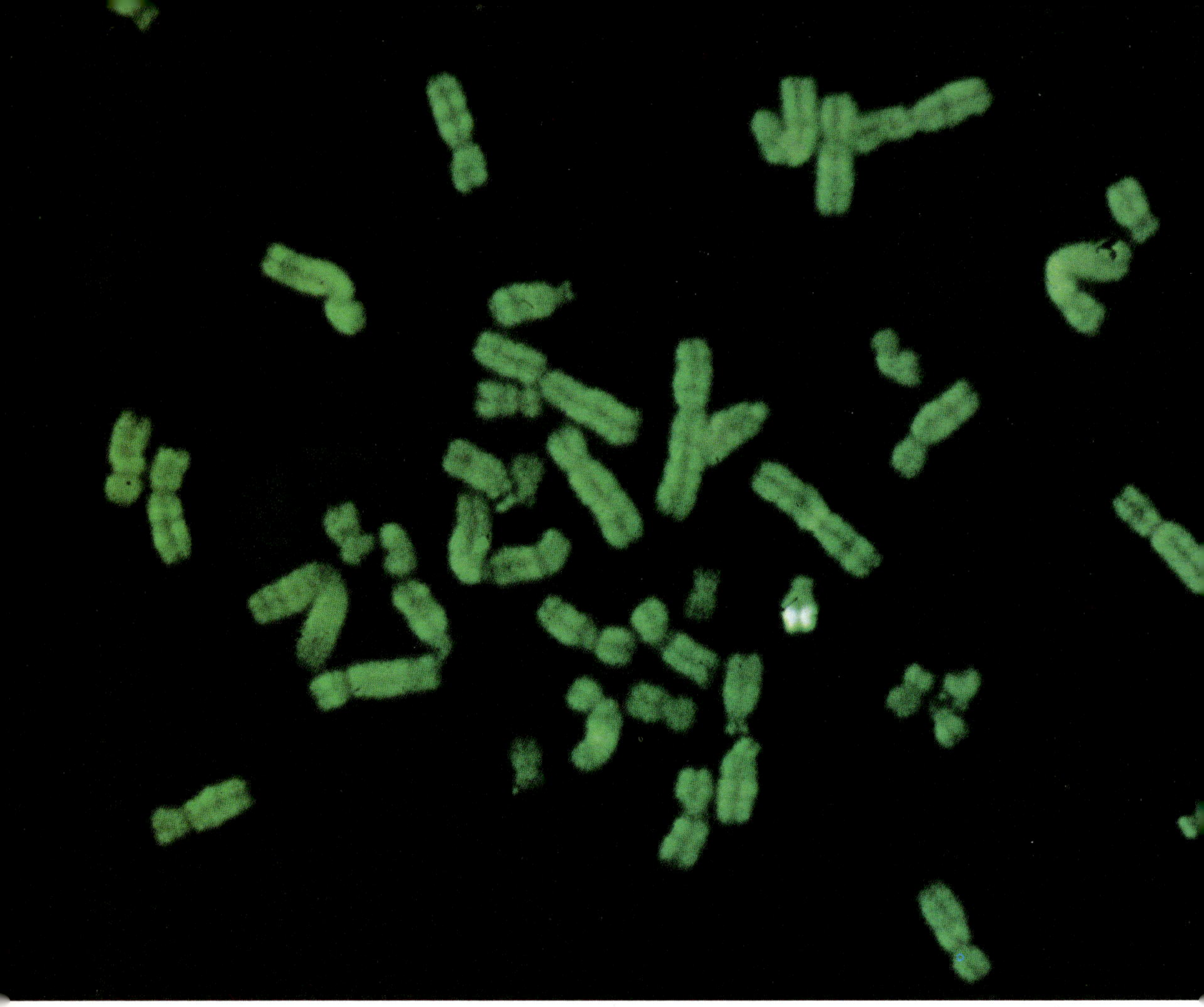

Eine menschliche Zelle, die während der Teilung vorsichtig breitgewalzt wurde, so daß die Chromosomen auseinandergeflossen sind. Sie sind mit einem Stoff behandelt, der bestimmte Teile zum Leuchten bringt, wenn sie ultraviolettem Licht ausgesetzt werden. Jeder Chromosomentyp hat sein eigenes »Muster«. Das kleine kurzarmige Y-Chromosom leuchtet besonders stark.

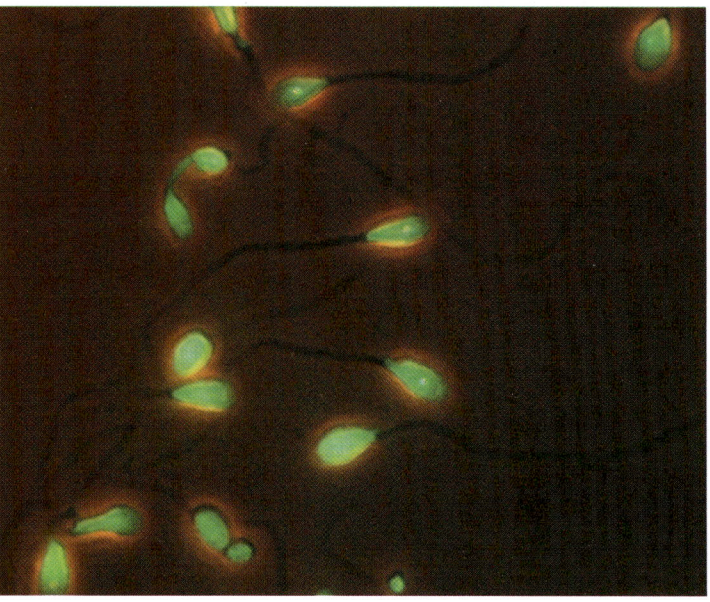

In Spermien, die mit der gleichen Methode behandelt sind wie die Chromosomen auf dem Bild oben, ist bei der »Jungen« ein kleiner leuchtender Punkt zu erkennen. Das sind die Chromosomen.

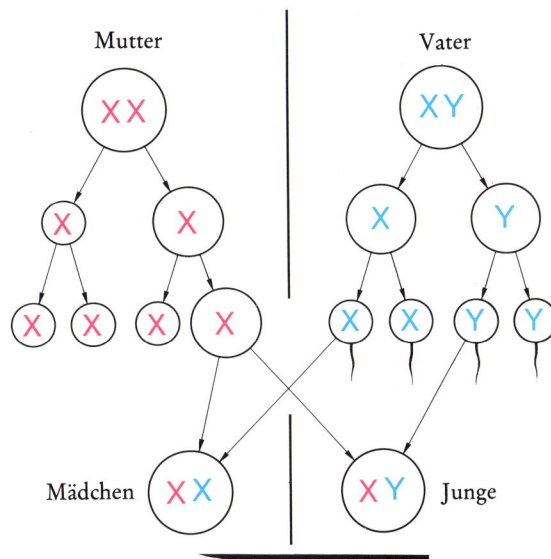

So wird das Geschlecht bestimmt

In jeder Urgeschlechtszelle (siehe oben links) der Mutter gibt es zwei X-Chromosomen und in jeder Urspermienzelle (rechts) gibt es ein X- und ein Y-Chromosom – genau wie in den übrigen Zellen des Körpers. Wenn sich ein Ei und eine Spermie bei der Befruchtung vereinigen, tragen beide ja nur mit der halben Erbmasse bei. Deshalb muß die Anzahl der Chromosomen auf die Hälfte verringert werden, wenn Eier und Spermien produziert werden. Diese Halbierung erfolgt durch zwei Teilungen besonderer Art.

Bei der ersten wird das Chromosomenpaar getrennt, das eine X der Mutter geht zu dem ersten kleinen »Polkörperchen« (Richtungskörperchen), aus dem sich kein Ei bilden kann, und das andere zu dem zukünftigen Ei, das soviel Zellmasse wie möglich behalten muß. – Diese Masse muß ja als Grundmaterial für die ersten Zellen des neuen Individuums ausreichen. Beim Vater gehen X und Y jedes zu seiner gleich großen spermienerzeugenden Zelle – die Spermien brauchen keine Zellmasse und können sich deshalb in gleich große Teile teilen.

Bei der zweiten Teilung spalten sich die Chromosomen so wie bei der Zellteilung: bei der Mutter entstehen daraus drei kleine Polkörperchen und ein einziges reifes Ei (natürlich alle mit X) und beim Vater werden es vier Spermien, zwei X-Spermien und zwei Y-Spermien.

Für die Befruchtung brauchen sie nur zusammengelegt zu werden:
Ei (X) + X-Spermie = XX (Mädchen)
Ei (X) + Y-Spermie = XY (Junge)

Auch die anderen 22 Chromosomenpaare durchlaufen dieselbe Prozedur: bei der ersten Teilung werden sie getrennt und bei der zweiten spalten sich die Chromosomen – in jeder Spermie und in jedem Ei befindet sich also nur ein Chromosom eines jeden Typs.

Doch vor der Trennung legen sich die Chromosomen paarweise (außer X und Y, die nicht genau zusammenpassen) der Länge nach nebeneinander und tauschen Erbanlagen untereinander aus. Dieser Austausch erfolgt jedesmal aufs neue, wenn ein Ei bei der Mutter und vier Spermien beim Vater produziert werden. Deshalb gleichen Mädchen und Jungen ihrer Mutter oder ihrem Vater jeder auf seine eigene Weise.

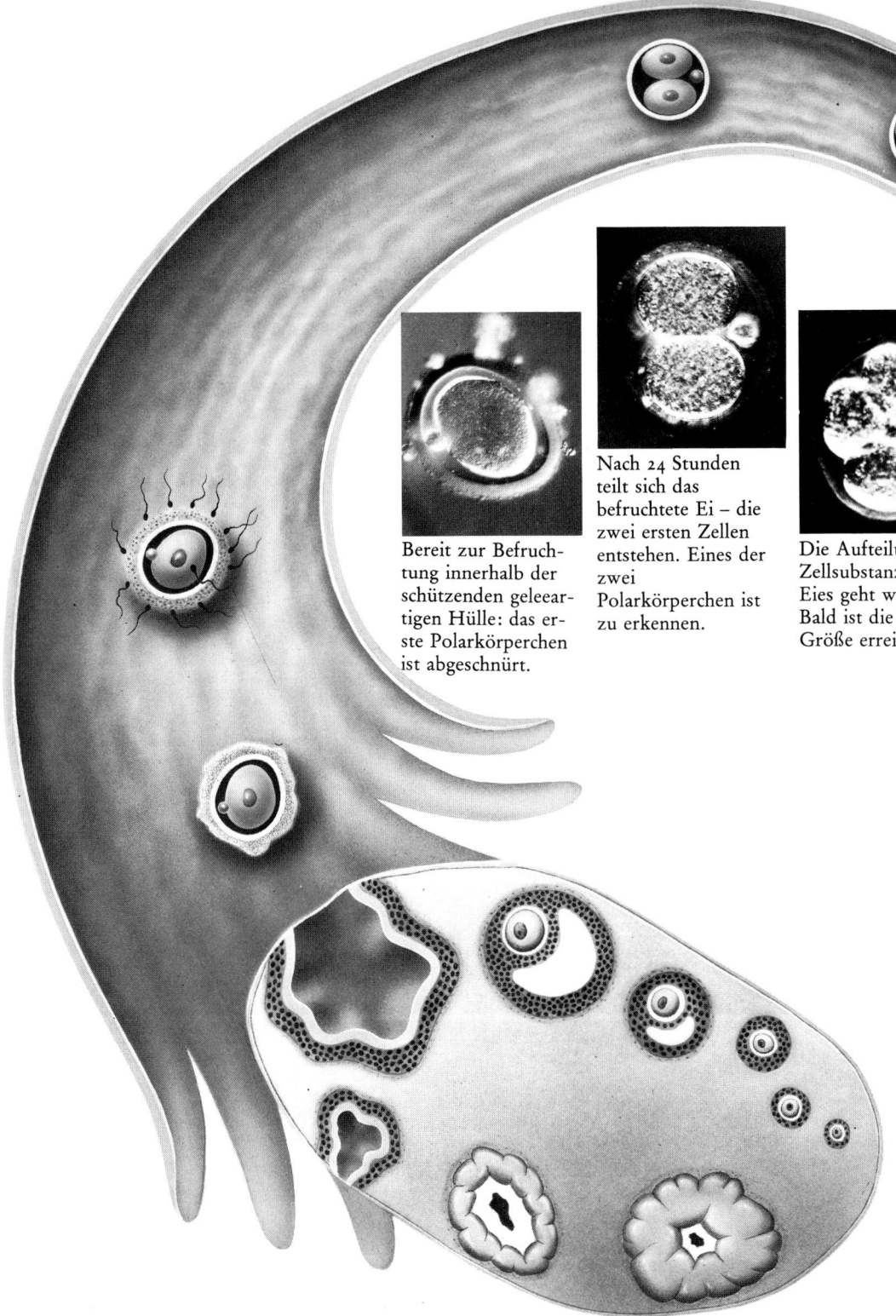

Bereit zur Befruchtung innerhalb der schützenden geleeartigen Hülle: das erste Polarkörperchen ist abgeschnürt.

Nach 24 Stunden teilt sich das befruchtete Ei – die zwei ersten Zellen entstehen. Eines der zwei Polarkörperchen ist zu erkennen.

Die Aufteilung de[r] Zellsubstanz des Eies geht weiter. Bald ist die norma[le] Größe erreicht.

Im Eierstock sehen wir die Entwicklung des Follikels: Von einer dünnen Zellschicht um die werdende Eizelle bis zum Gelbkörper (er bewegt sich in Wirklichkeit nicht). Jetzt darf der Gelbkörper nicht schrumpfen – die Gebärmutterschleimhaut soll ja nicht ausgestoßen werden.

Die erste Woche

Etwa am 14. Tag des Menstruationszyklus wird das Ei aus dem Follikel ausgestoßen, vom Eileiter aufgefangen und befruchtet. Auf dem Bild sehen wir ein Ei in verschiedenen Entwicklungsstadien. In den ersten Tagen liegt das neue Individuum im mittleren Teil des Eileiters, während seine Zellen sich immer weiter vermehren. Danach wird es langsam in die Gebärmutter eingeschleust. Dort ist es bereits ein Menschenkeim in einer kleinen Zellblase, die sich in die Gebärmutterschleimhaut einnistet, um Schutz und Nährstoffe zu erhalten. Die Einnistung beginnt eine Woche vor der erwarteten nächsten Menstruation – die verhindert werden muß.

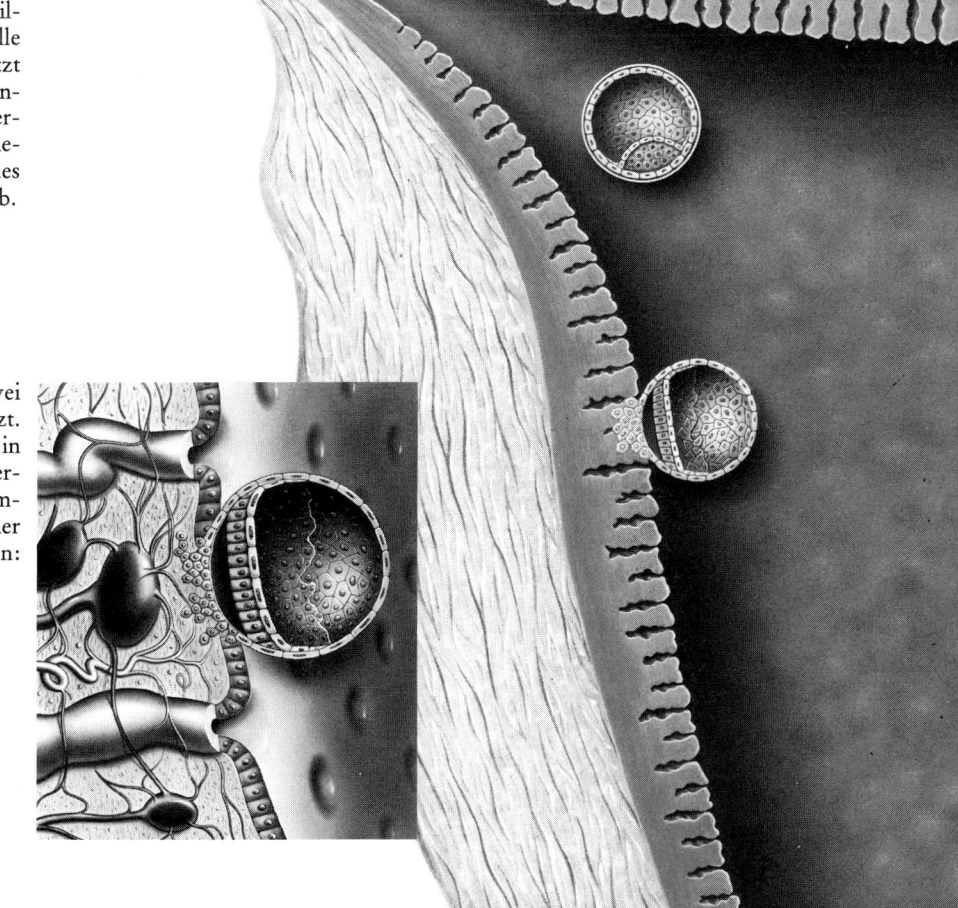

...n das befruchtete Ei in die ...ärmutter geschleust wird, ...n die äußeren schnellwach...en Zellen eine Blase gebil... die die geleeartige Hülle ... und nach ablösen: jetzt ...1 es zu einem direkten Kon... mit der Gebärmutter...eimhaut kommen. Die inne...Zellen, der Ursprung des ...n Individuums, warten ab.

...Blase hat sich zwischen zwei ...senmündungen festgesetzt. ...Zellwand vermehrt sich in ...läufern hin zu den erweiter-...Blutgefäßen in der Schleim-...:. Der Keim wurde zu einer ...ibe mit zwei Zellschichten: ...ersten Keimblätter.

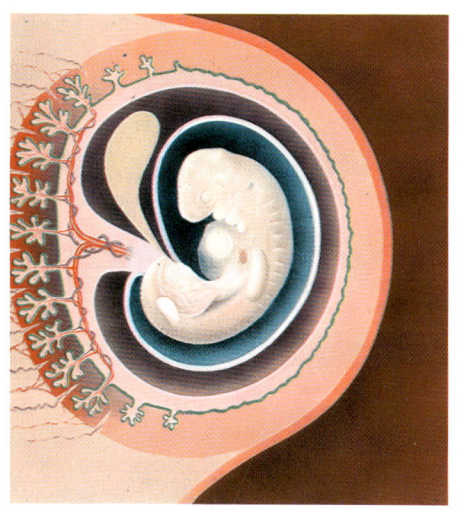

Nach der dritten Woche kann man schon deutlich Einzelheiten erkennen. Der Embryo hat bereits einen Körper mit Kopf und Schwanz. Er schwimmt in einer Flüssigkeit des Amnion. Zwischen der vorderen Amnionhöhle und dem Körperstiel ragt der Dottersack vor. In dem primitiven Mutterkuchen wachsen die ersten Blutgefäße.

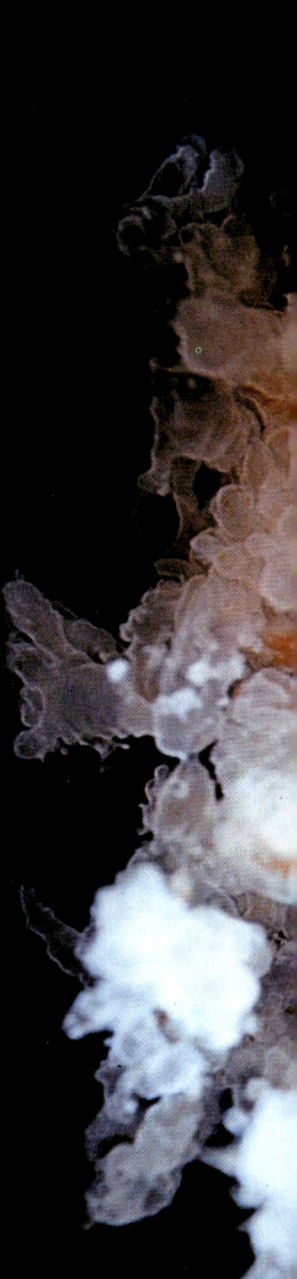

Schutz und Nährstoffe

In den ersten Tagen der zweiten Woche nistet sich die Eihülle fest in der Gebärmutterschleimhaut ein. Die Wandzellen vermehren sich schnell und greifen dabei mehr und mehr Blutgefäße an. Das Blut der Mutter rinnt jetzt ungehindert durch eine dicke, schwammartige Zellschicht, die die Nährstoffe für das neue Individuum aufsaugt – für den Embryo. Ein primitiver Mutterkuchen ist entstanden.

Doch in dem Teil, der in die Gebärmutterhöhle hineinzeigt, ist die Zellschicht geglättet. Auf dieser Seite hat sich eine glatte Oberfläche gebildet, die äußere Fetalmembran – das Chorion.

Wenn Schutz und Aufnahme der Nährstoffe gewährleistet sind, beginnt das Wachstum des neuen Individuums. Über die zweischichtige Embryo-Scheibe spannt sich wie eine Kuppel die innere Fruchtblase – das Amnion. Dann »krümmt es seinen Rücken«, beugt sich nach allen Richtungen und wird zu einem länglichen, hohlen Körper mit Kopf- und Schwanzende, der mit dem Mutterkuchen an einem Stengel der zukünftigen Nabelschnur verbunden ist. Aus der unteren Schicht entwickelt sich ein primitiver Darm mit einer eigenartigen Ausbuchtung, dem Dottersack, genau wie bei der Fischbrut. Gleichzeitig entstand auch noch eine Mittelschicht, in der sich ein primitiver Blutkreislauf bildet.

Die Menstruation ist eine Woche über die Zeit. Die Mutter fragt sich, was geschehen ist.

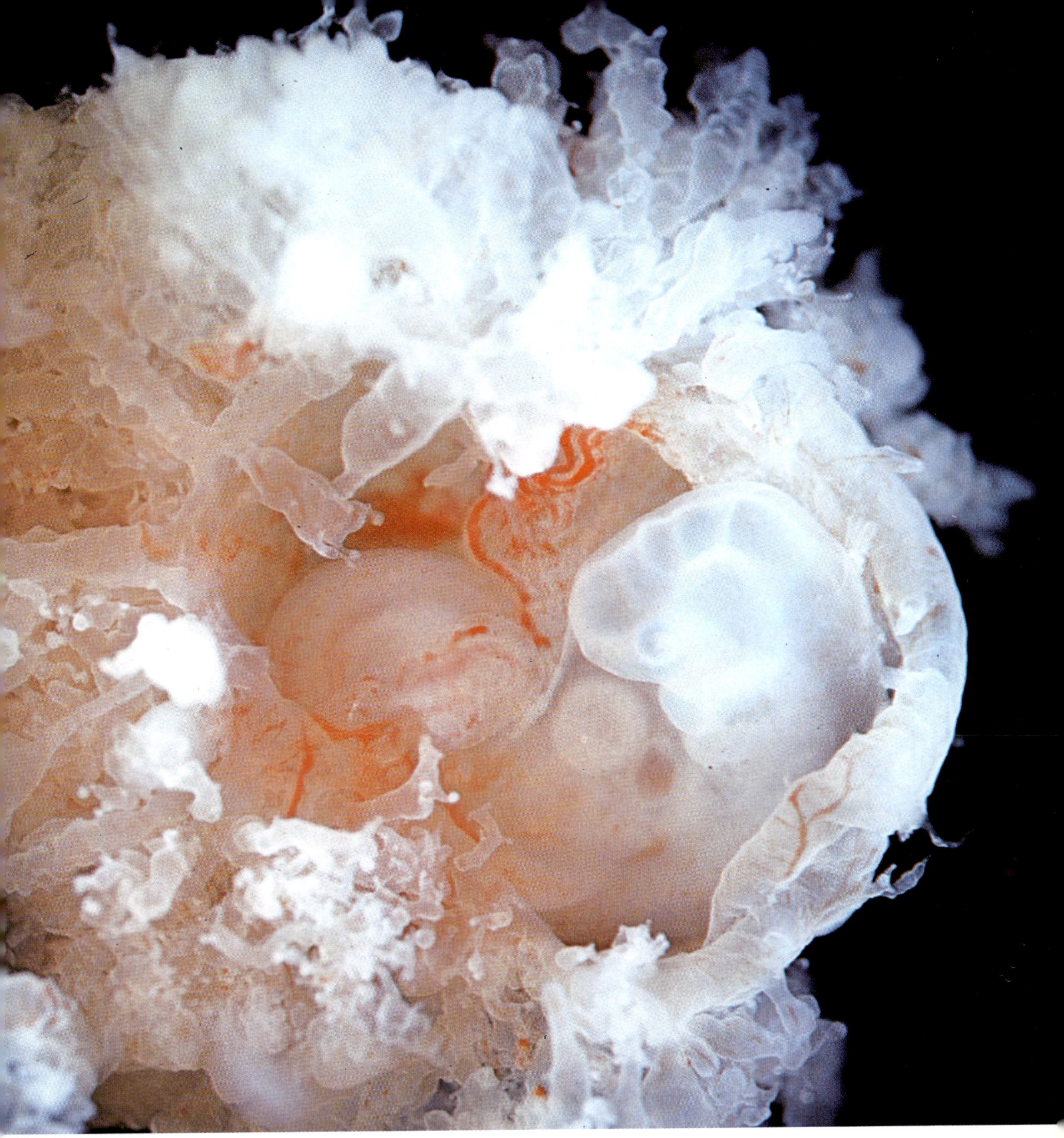

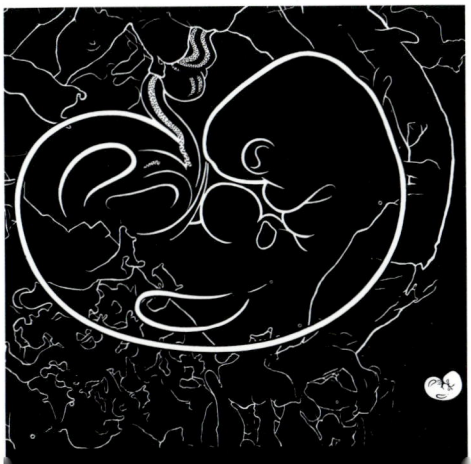

4–5 Wochen, 7–8 mm. Chorion und Amnion sind offen. Der kleine Embryo ist deutlich zu sehen. Am Kopfende ahnt man das Auge. An der Körperseite erkennt man auch die Anlage zum linken Arm und Bein. Die Außenseite des Chorion ist voller Fransen, die die Nährstoffe aufnehmende Oberfläche vergrößern. Die kleine weiße Figur rechts unten zeigt die natürliche Größe des Embryos in dieser Zeit.

Schwangerschaftstest

»Bekomme ich ein Kind?«
Diese Frage ist frühestens 10–14 Tage nach Ausbleiben der Menstruation mit einem einfachen Test zu beantworten. Das werdende Kind ist dann in der vierten Woche seines Daseins. Das primitive Herz hat zu schlagen begonnen. Auch wenn das Aussehen noch nicht sehr menschlich ist, kann man sich vorstellen, daß daraus ein Körper mit Kopf und Rumpf, Armen und Beinen entsteht.

Mit dem Schwangerschaftstest werden die ersten schwachen Hormonsignale des Mutterkuchens aufgefangen. Die Situation für die sich einnistende Embryoblase ist äußerst kritisch. In einigen Tagen schrumpft der Gelbkörper und dann dauert es gewöhnlich nur noch ein paar Tage, bis die Gebärmutterschleimhaut mit der nächsten Menstruation weggespült wird. Das muß verhindert werden.

Dies geschieht auch, denn die Initiative in dem Hormonspiel wird jetzt von der Plazenta und dem werdenden Kind übernommen. Bestimmte Zellen in dem Choriongewebe der Plazenta schicken durch das Blut der Mutter ein Hormon, das dem gleicht, mit dem ihre Hypophyse die Tätigkeit des Gelbkörpers startete. Der Gelbkörper übt seine Tätigkeit weiter aus und die Gebärmutterschleimhaut bleibt erhalten. Dieses Mal kommt es nicht zu einer Menstruation.

Gleich vielen anderen Hormonen, wird dieses Mutterkuchenhormon, das menschliches Chorion-Gonadotropin genannt wird (abgekürzt HCG), durch die Nieren ausgeschieden.

Nachdem die Menstruation einige Zeit ausgeblieben ist, enthält der Urin folglich große Mengen dieses Hormons. Sie sind bei dem heute angewandten Schwangerschaftstest ausschlaggebend. Er wird nach folgendem Prinzip durchgeführt:

Eine Urinprobe wird zuerst mit einer Lösung vermischt, die Antikörper des HCG enthält, und dann mit HCG-umhüllten roten Blutkörperchen oder Latexpartikelchen aufgeschwemmt. In einer negativen Probe reagieren die Antikörper mit dem HCG-Überzug, und die Blutkörperchen oder Latexpartikelchen verklumpen und bilden eine unförmige Masse. Ist HCG in der Urinprobe vorhanden – wie bei Schwangerschaft – reagieren die Antikörper darauf. Wenn der HCG-Gehalt genügend hoch ist, bleiben keine Antikörper zurück, die ein Verklumpen verursachen können. In einer positiven Probe bleibt die Verklumpung jedoch aus und die Blutkörperchen oder Latexpartikelchen sinken auf den Grund des Reagenzglases und bilden einen scharf abgegrenzten Ring.

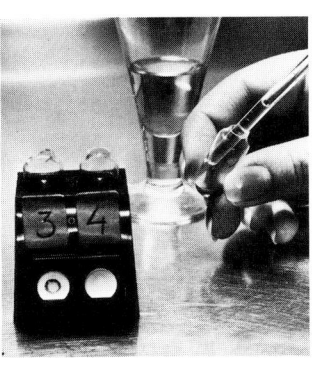

In einem Reagenzglas wird die Urinprobe mit einer HCG-antikörperhaltigen Lösung vermischt und dann mit HCG-umhüllten roten Blutkörperchen aufgeschwemmt. Nach ein bis zwei Stunden kann das Ergebnis der Untersuchung abgelesen werden: links ein positiver Test mit Blutkörperchen, die gesunken und einen Ring gebildet haben, aus dem sich eine Schwangerschaft ablesen läßt; rechts ein negativer Test mit verklumpten Blutkörperchen, die im Urin schweben und folglich nicht sichtbar sind.

Das Nervensystem

Die Entwicklung des Nervensystems beginnt mit Ende der dritten Woche nach der Befruchtung. Die äußere Schicht – die »Haut« des Embryos – verdickt sich nach der Mitte zu. Gleichzeitig treten zwei längsgerichtete Falten auf jeder Seite der Verdickung auf. Dadurch bildet sich eine Furche, die zwischen den beiden Enden des Embryos verläuft. In der »Mitte« krümmen sich diese Furchen und vereinigen sich: die Furche wird zu einem Tunnel. Die Vereinigung vollzieht sich schnell in beide Richtungen, und innerhalb von wenigen Tagen ist sie in ein langes Rohr verwandelt mit zwei schmalen Öffnungen an seinen Enden. Diese Öffnungen schließen sich bald, das vordere Ende schwillt an, um das Gehirn zu bilden, und die Nervenstränge wachsen langsam aus dem Hirnstamm und dem primitiven Rückenmark.

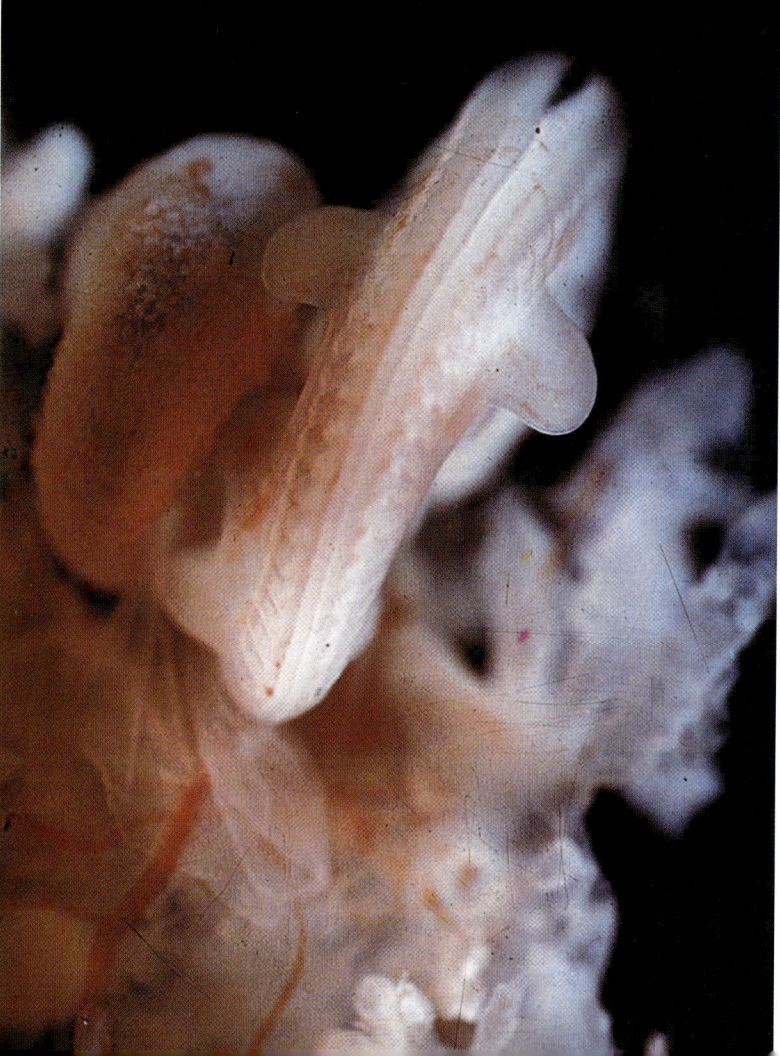

4 Wochen, ca. 6 mm. Der Embryo wendet den Rücken zu. Die »Furche« hat sich fast ganz geschlossen – die Fuge ist immer noch sichtbar. In Höhe der zukünftigen Schultern sind die Armknospen zu sehen. Rechts vom Körper der Dottersack. Bei uns Menschen dient er nur als Blutkörperfabrik, und enthält also keine aufgespeicherten Nährstoffe.

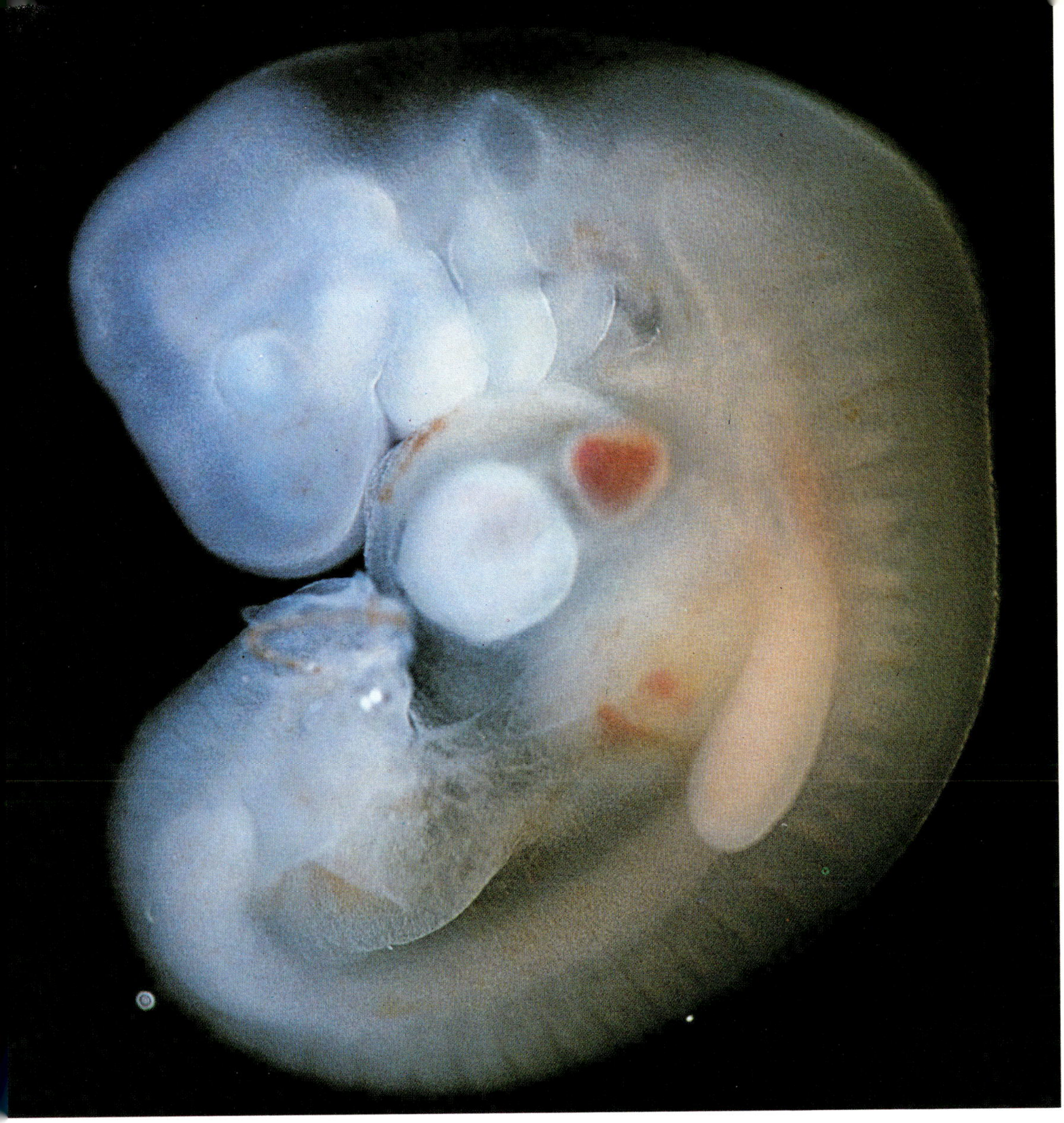

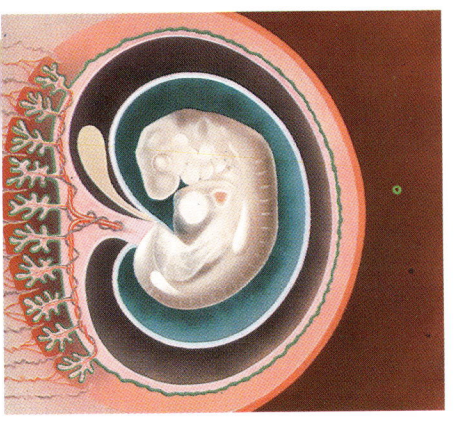

4 Wochen, ca. 7 mm. Der Embryo hat jetzt einen Körper mit Kopf, Rumpf und Schwanz. Das Herz sitzt buchstäblich im Hals. Die »Vorsprünge am Kinn« sind Kiemenbogen, Formen, die wir in diesem Stadium mit allen Wirbeltieren gemeinsam haben. An der Seite des Körpers Ausbuchtungen, die zu Arm- und Beinknospen werden.

Ein Körper entsteht

Es ist noch kein schönes Kind zu Beginn der vierten Woche, wenn die Menstruation der Mutter gerade eine Woche ausgeblieben ist. Genau über dem Herzen ragt ein plumpes Kopfende mit einer großen primitiven Mundöffnung heraus. Nach hinten setzt sich der Körper in einem spitzen Schwanzende fort. Jetzt entwickeln sich die Anlagen zu Armen und Beinen, Gehirn und Nervensystem, Rückgrat und Gesicht. Die Körperwand besteht nun aus drei Schichten, zwischen den ursprünglich zwei Keimblättern entwickelte sich noch eines. Die äußere Schicht bildet die Oberhaut, Talgdrüsen und Schweißdrüsen; sie entwickelt auch das Nervensystem mit Gehirn und Rückenmark. Die mittlere Schicht verwandelt sich in die Unterschicht der Haut (das subkutane Gewebe), in Muskeln, Skelett, Blut- und Lymphgefäße, in Nieren und Geschlechtsdrüsen, in das Bindegewebe und die Zellelemente des Blutes. Die mittlere Schicht hat bereits Blutkörperchen entwickelt und einen primitiven Blutkreislauf errichtet mit einem einfachen Herzen mit einer Kammer und bildet jetzt noch das Rückgrat. Aus der inneren Schicht entwickelt sich ein primitiver Verdauungstrakt mit Schleimhaut und Drüsen; aus diesem Verdauungstrakt entwickeln sich Lungen nach oben und Urinwege nach unten.

In der vierten Woche ist zu erkennen, daß wir Wirbeltiere sind. Auf jeder Seite der Nervenfurche, genau da, wo sie sich zuerst schließt, bildet sich im Gewebe der Mittelschicht das erste einer Reihe viereckiger Körpersegmente.

Insgesamt entstehen auf jeder Seite bis zum Schwanzende über 40 Segmente. Daraus entwickeln sich 32–33 Wirbelknochen, der Schwanz bildet sich allmählich zurück. Zwischen den Wirbelkörpern und zwischen den Rippen, die jetzt aus 12 Brustwirbelanlagen hervortreten, bilden sich Muskelanlagen. In den Zwischenräumen zwischen den Wirbelkörpern verlaufen Nervenstränge, die langsam aus dem wachsenden Rückenmark nach außen dringen.

Zwischen der primitiven Mundöffnung und dem Herzen formen sich nach und nach Gesicht und Hals. Sechs Fortsätze gehen von jeder Seite aus, beugen sich zur Mitte hin, wo sie sich bogenartig vereinigen. Es sieht fast so aus, als ob das Kind Kiemen bekommen würde. Aus dem ersten Bogen formt sich der Unterkiefer.

Ein Grübchen im Kinn wird ja als Zeichen von Kraft und Energie angesehen. Eigentlich ist es aber ein Symptom einer Unterentwicklung – die Fuge ist noch sichtbar.

Die rasche Entwicklung erfordert eine effektive Zufuhr von Nährstoffen. Der Mutterkuchen wächst, dringt in neue Bereiche vor und taucht seine weitverzweigten Ausläufer in die noch unversehrten Blutgefäße. Dadurch entsteht eine immer größere Saugfläche, durch die die Nährstoffe aus dem Blut der Mutter aufgenommen und an den wachsenden Blutkreislauf des Kindes weitergegeben werden.

4 Wochen, ca. 7 mm. Die »Kiemen«-Bogen sind fast geschlossen. Hinter dem zweitobersten sieht man das zukünftige Ohr. Die Körpersegmente liegen bis zum Schwanz wie Würfel in einer Reihe.

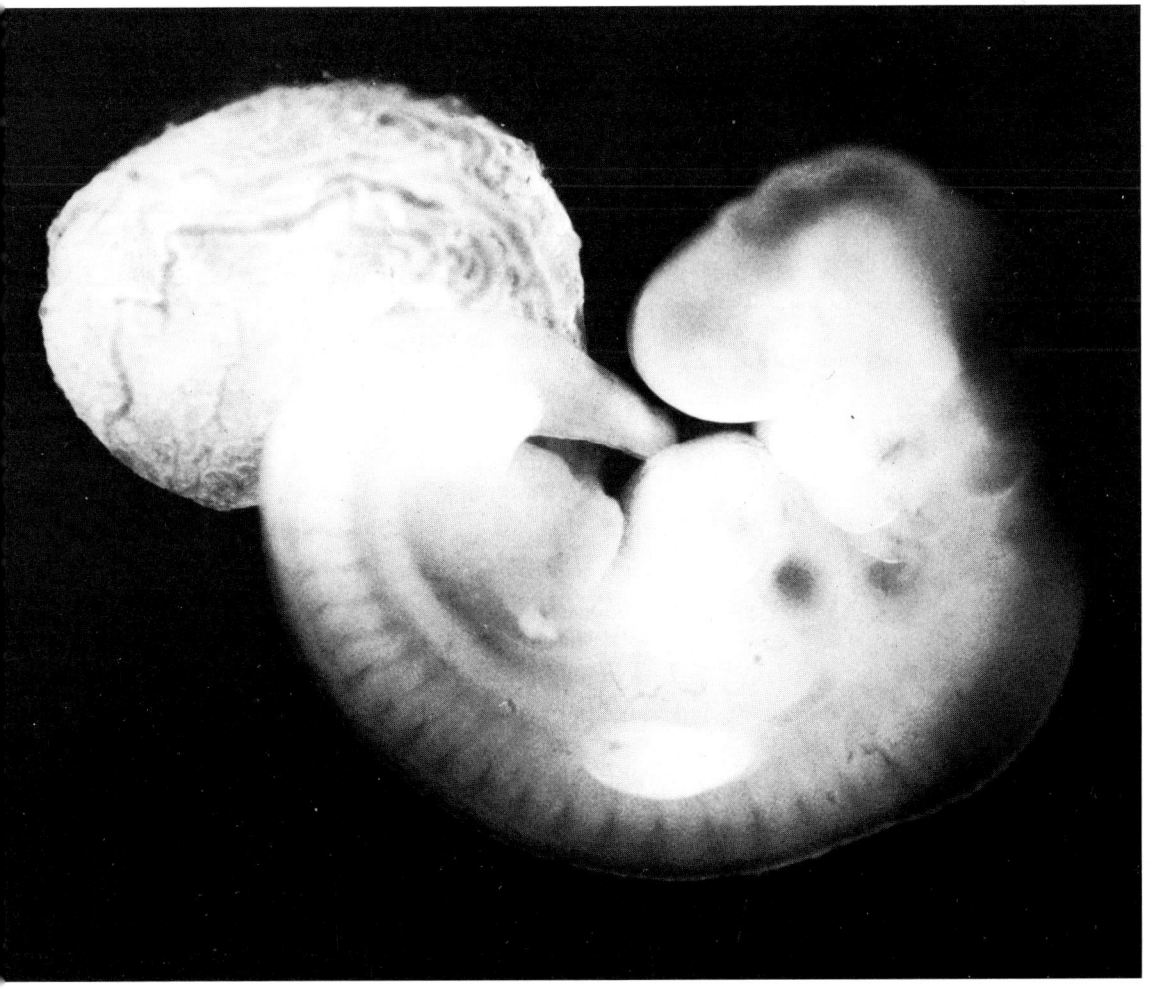

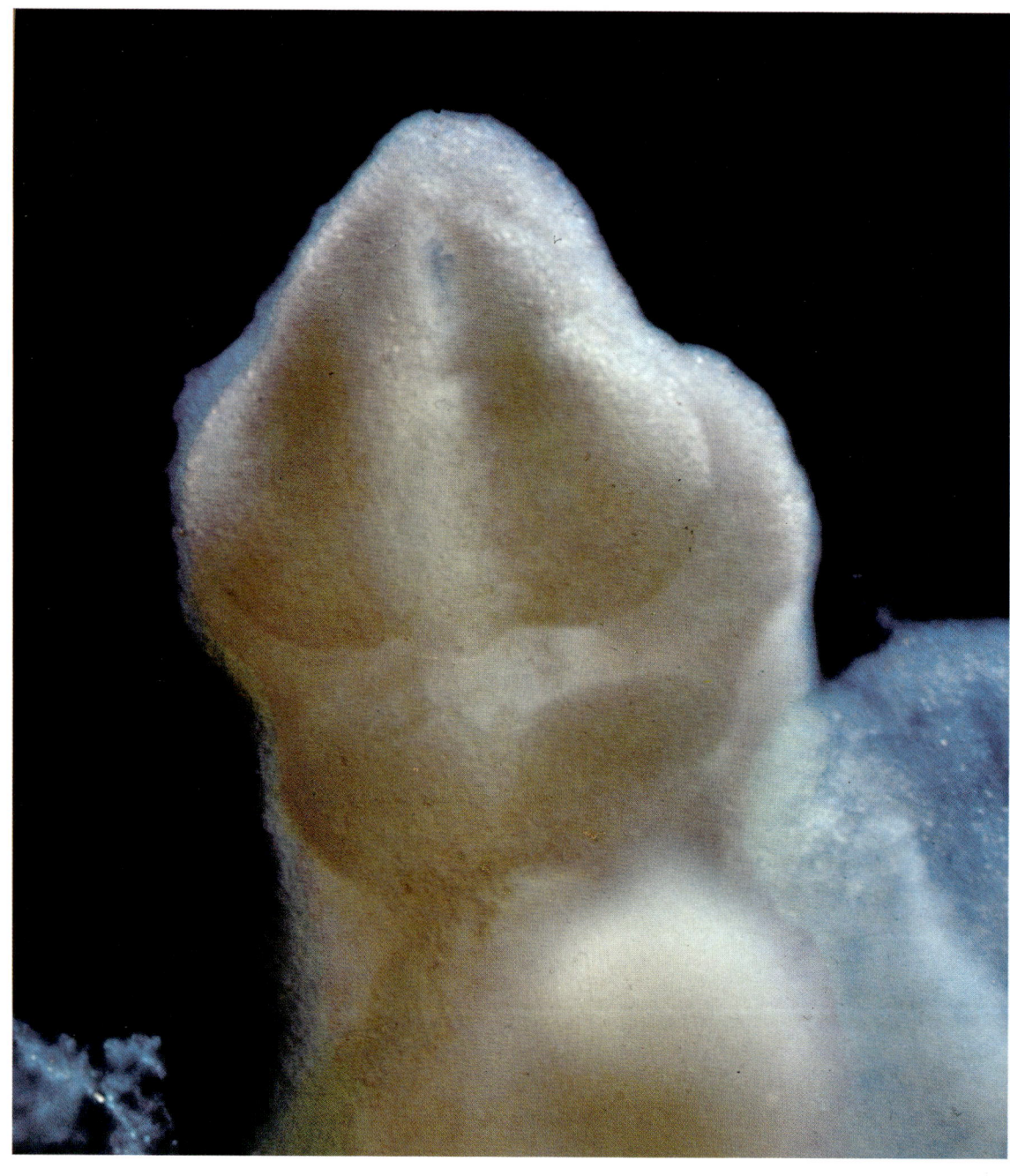

26 Tage, 3 mm. Das früheste Porträt eines Menschen im Embryostadium. Das Loch mitten in der Stirn ist die vordere Öffnung des Nerventunnels, der sich gerade wieder schließt. Unter der hellen Mundöffnung hat sich der Unterkiefer zusammengefügt. Die Wangen entwickeln sich. Die Augen fehlen noch. Die undeutliche Ausbuchtung unter dem Kinn ist das Herz. Es hat vor ein paar Tagen zu schlagen begonnen.

Porträt eines unbekannten Wesens

Zuerst haben wir gar kein Gesicht. Überhaupt keine menschlichen Züge. Ein befruchtetes Seeigelei ist dem des Menschen verblüffend ähnlich. Alle mehrzelligen Wesen entwickeln sich aus einer Masse kleiner, primitiver Zellen. Es dauert lange, ehe man auch nur ahnt, wo im Tierreich das werdende Individuum einzuordnen ist. Persönliche Züge sind erst sehr spät zu erkennen. Die ersten Porträts sind also ganz anonym. Zuerst treten ja die gemeinsamen Züge hervor.

a. 4 Wochen, 5 mm. Auge und Ohr sind undeutlich zu sehen. Der Kopf nimmt die halbe Körperlänge ein – die Schultern sitzen in einer Höhe mit den Armknospen.

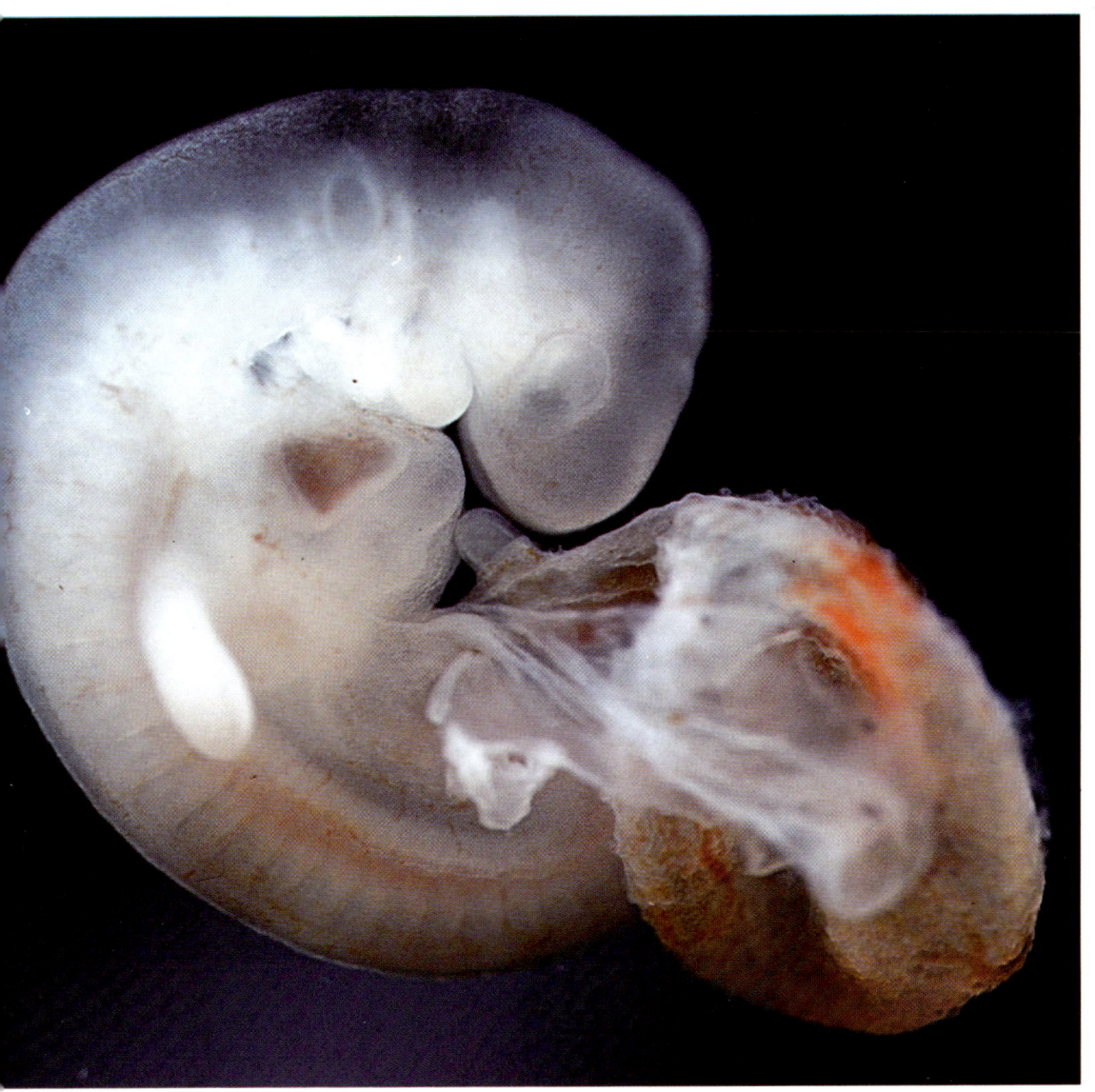

Der Embryo – Vogel oder Fisch?

Ungefähr am 30. Tag seines Lebens, wenn sich die Mutter in der Mitte des zweiten Schwangerschaftsmonats befindet (die Schwangerschaft zählt ja vom ersten Tag der letzten Menstruation an), ist der Embryo ungefähr 5 mm lang und beginnt, allmählich einem Wirbeltier ähnlich zu sehen. Daß er den Eltern gleicht, würde noch nicht einmal die Mutter behaupten.

Doch die Entwicklung geht schnell. Das Kind wächst jetzt jeden Tag einen Millimeter und nimmt allmählich menschliches Aussehen an. Das Herz pumpt immer mehr Blut durch ein Kreislaufsystem, das jetzt ein weit verzweigtes Netz bis in alle Bereiche der Plazenta bildet, wie das Wurzelsystem eines Baumes. Das Chorion wächst und wölbt die Gebärmutterschleimhaut in der Gebärmutterhöhle zunehmend, der Mutterkuchen breitet sich weiter aus.

Es wird behauptet, daß die Entwicklung des Individuums die Entwicklungsstufen des Menschengeschlechtes widerspiegelt. Wir beginnen ja alle als Einzeller. Die Spermien und Eier der Seeigel und die der Menschen sind sich, oberflächlich betrachtet, bestechend ähnlich. Die Fischembryos schwimmen mit einem Dottersack unter ihrem Bauch und haben ebenfalls sechs Bogen, die »Kiemen«-Bogen, zwischen Mundöffnung und Herz. Es besteht auch kein großer Unterschied zwischen einem Kücken im Ei und einem menschlichen Embryo in der Chorionhöhle zu dem Zeitpunkt, wo das Herz zu schlagen beginnt, obwohl diese Entwicklung für das Kücken nur zwei Tage dauert. Durchlaufen wir also die ganze Entwicklung vom Seeigel über Fisch und Vogel, wenn wir im Mutterleib liegen? Wann entscheidet sich, daß wir ein Mensch werden? Es entscheidet sich im Augenblick der Befruchtung. Sicher haben wir viel gemeinsam mit anderen Arten, besonders in den frühesten Stadien – wir entstammen ja alle einem Ursprung. Jedoch für jede Art ist die Entwicklung vom ersten Augenblick an genau vorbestimmt. Aus der menschlichen Erbmasse können sich nur Menschen entwickeln.

Und der Dottersack?

Und die »Kiemen«-Bogen?

Die Ähnlichkeit zwischen einem menschlichen Embryo und dem eines Fisches besteht darin, daß sie beide als Wirbeltiere in allen anfänglichen Entwicklungsstufen die gleichen primitiven Merkmale zeigen.

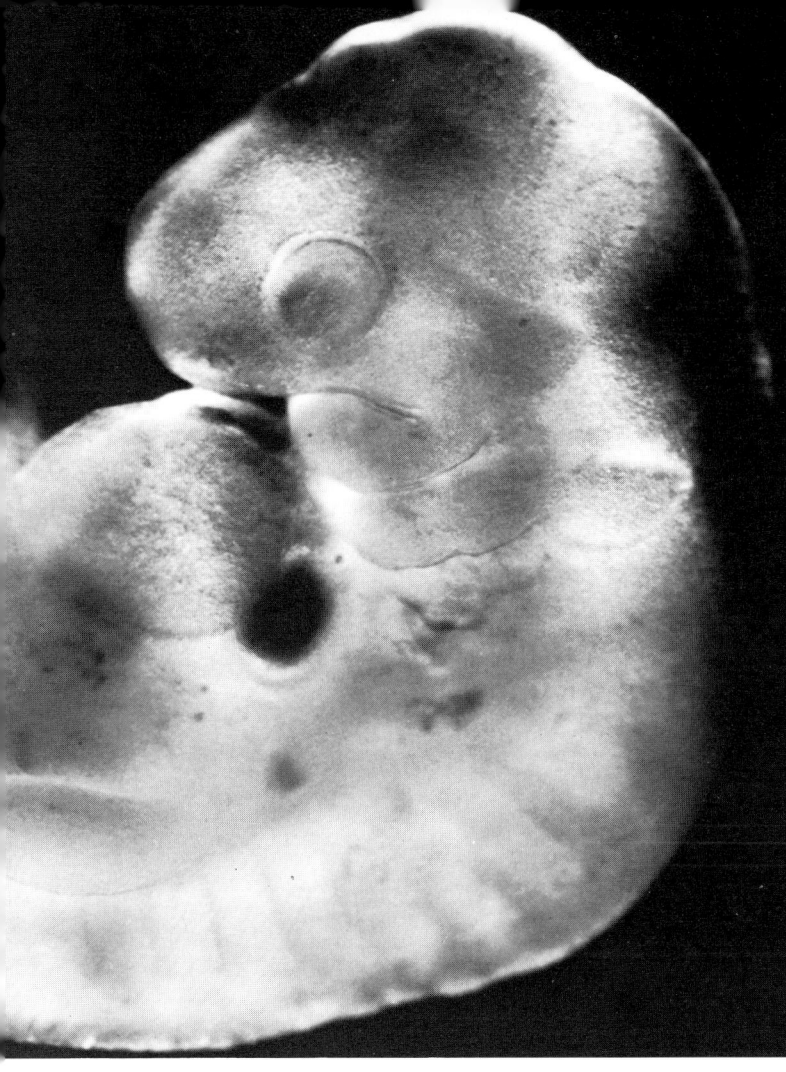

30 Tage, 6–7 mm. Ein junger Vogel oder Fisch, ein Kaninchenembryo oder ein Mensch? Mit Erstaunen fanden die Forscher, die sich mit den frühen Entwicklungsstadien befaßten, heraus, daß mehr Merkmale die Arten verbinden als trennen. Die Abstammungslehre des Engländers Darwin konnte sich frühzeitig auf Untersuchungen der Entwicklung von Embryos berufen – die sogenannte vergleichende Embryologie. Jetzt stützt sich die Entwicklungstheorie auch auf Material der Forschung über den molekularen Aufbau der Erbmassen.

Aber sie nutzen sie unterschiedlich. Der Fischembryo, der sich außerhalb des Mutterleibes entwickelt, trägt seine Nahrung im Dottersack. Der menschliche Embryo braucht den Dottersack für die Bildung von Blutkörperchen. Die Tatsache, daß der Fisch aus seinen unteren vier Bogen seine Kiemen bildet, ist vom menschlichen Standpunkt aus gesehen, völlig uninteressant und kann nicht unbedingt als Beweis dafür angesehen werden, daß wir während unserer Entwicklung im Mutterleib eine Art Fischstadium durchmachen. Wir atmen mit den Lungen, und von einem Teil unserer sechs Kiemenbogen werden der Kehlkopf ebenso wie Unterkiefer und Zungenbein gebildet. Auf welche Weise wir und andere höher differenzierte Wirbeltiere uns aus Amöben, Fischen und Reptilien entwickelten, ist durch die moderne Naturwissenschaft noch nicht belegt.

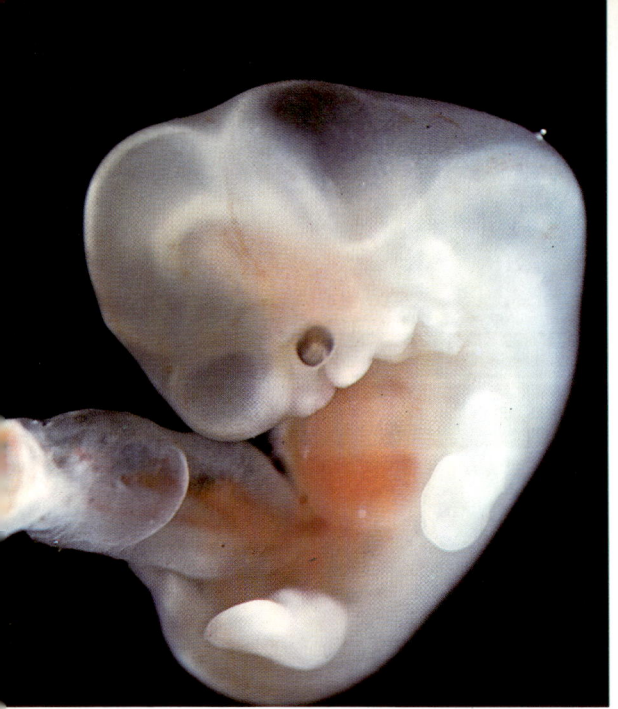
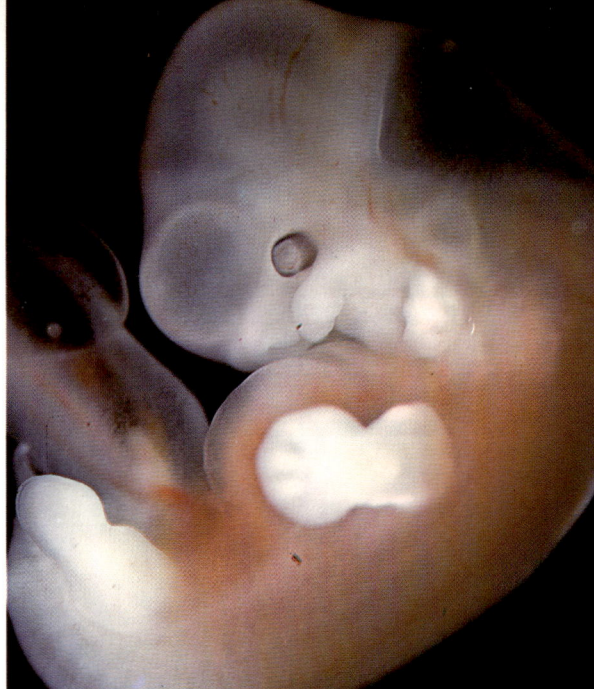

Fünfte Woche, ungefähr 10 mm. Der Kopf ist über der vorgewölbten Brusthaut über dem Herzen nach vorn gebeugt. Arme und Beine sind immer noch wie runde Knospen.

Fünfte Woche, ungefähr 10 mm. Die Nase und das Kinn treten unter dem Auge hervor. Das zukünftige Ohr sieht wie ein wellenförmiger Mund aus.

Die fünfte Woche

In der fünften Woche wachsen Gesicht, Rumpf und Extremitäten. Der Kopf richtet sich aus seiner gebeugten Stellung auf. Arm- und Beinknospen sind keine plumpen Ausbuchtungen mehr, man sieht, daß sich daraus Hände und Füße entwickeln. Die Arme und Beine sind jedoch immer noch kurz und wie runde Griffe.

Am vorderen Ende des Nervenrohres bildet sich ein Gehirn, d.h. bis jetzt sind es erst zwei Blasen ganz vorn nebeneinander und drei in einer Reihe dahinter. Die zwei vorne in der Stirn werden zum zukünftigen Großhirn mit seinen beiden Hälften. Unter der dünnen Haut sieht man die Hirnblasen ganz deutlich. Die Schädelknochen sind noch nicht entwickelt.

Am größten ist immer noch das Kopfende, und die Arme sind noch länger als die Beine. In dieser Richtung entwickeln wir uns, vom Kopf bis zu den Beinen – wir lernen greifen, bevor wir gehen können.

Ende der fünften Woche, 11–12 mm. Der Kopf ist schon mehr aufgerichtet. Man ahnt fünf Finger. Der Körperstiel wurde zu einer Nabelschnur.

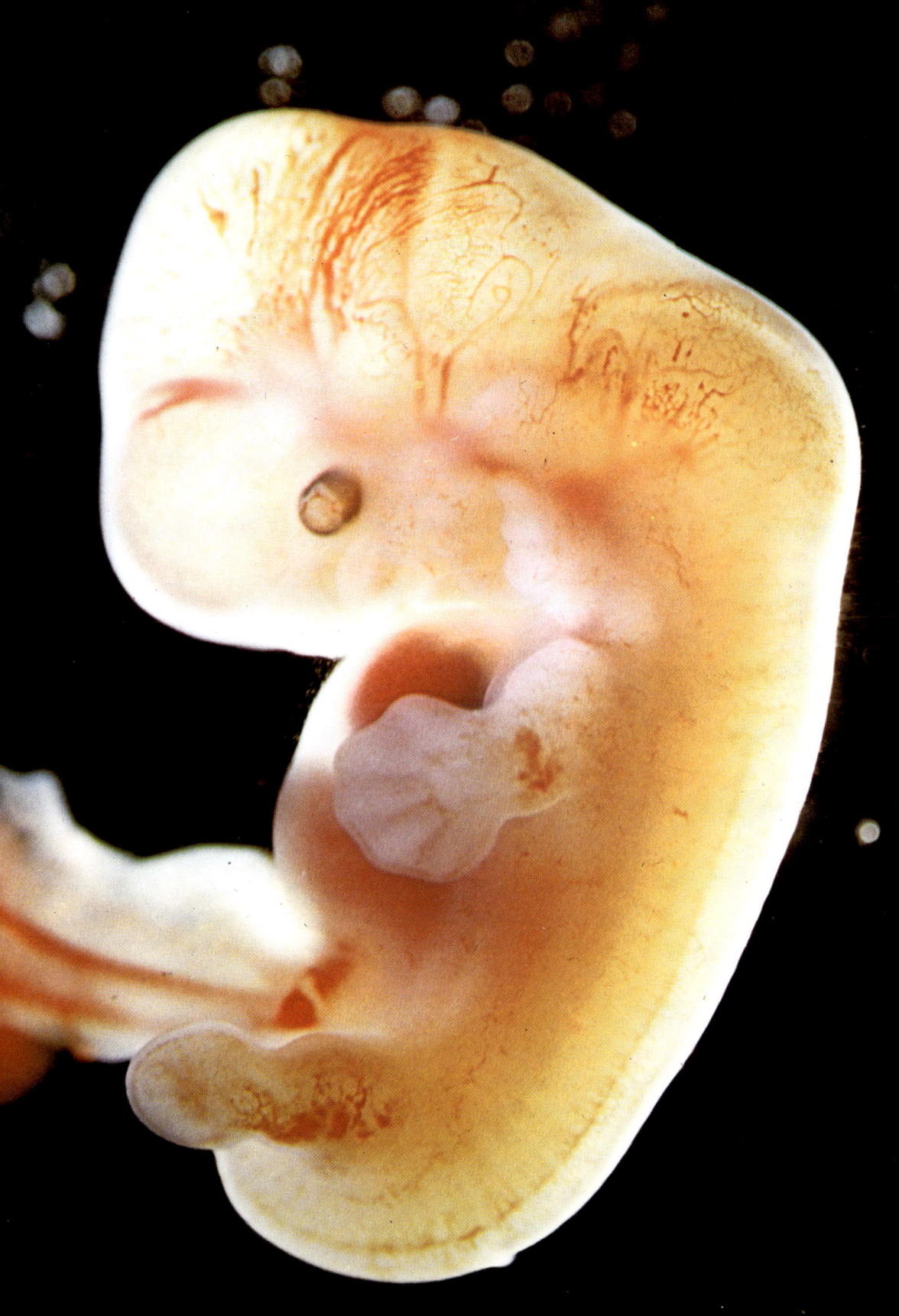

Die Arbeitsbeschreibung

Eine vollständige Arbeitsbeschreibung des Menschen liegt in jeder seiner Zellen. Die Arbeitsbeschreibung ist streng persönlich. Sie besteht aus der besonderen Mischung der Veranlagungen, die gerade dieses Individuum von seinen Eltern erhalten hat.

Doch nur die Details variieren, niemals das Grundmuster.

Durch den sinnreichen Vervielfältigungsmechanismus der Erbmasse wird dieses Grundmuster von Generation zu Generation übermittelt. Was auch dem einzelnen geschehen mag, der Mensch wird als Art so lange bestehen, so lange Kinder in die Welt gesetzt werden und so lange diese Kinder fruchtbar sein und selbst die Erbmasse weitergeben können.

Wenn nun jede Zelle eine ganze Arbeitsbeschreibung hat, wie erklärt es sich dann, daß so viele verschiedene Zellsorten entstehen? Wir haben gesehen, wie eine einzige befruchtete Eizelle Keimblatt, Mutterkuchen und Fruchtblase entwickelt hat. Aus dem Keimblatt bildet sich ein ganzes Sortiment verschiedener Gewebe – der Embryo.

Die Erklärung ist nicht so schwierig – im Prinzip, obwohl man eigentlich nicht sicher weiß, wie das Ganze vor sich geht. Aber: auf einem Bau haben ja auch alle Mitwirkenden Zugang zu den Zeichnungen, ohne deswegen an mehr als nur einem Teilstück zu arbeiten.

Braune Augen und dunkle Haare z. B. können vererbt werden. Das heißt aber nicht, daß alle Zellen im Kind zu braunen Augen und dunklen Haaren werden – das betrifft nur die Pigmentzellen in der Regenbogenhaut und die Haarwurzeln.

Alle anderen Zellen haben diese Anlagen auch, kümmern sich aber nicht darum. Durch die ganze Entwicklung bis zum fertigen Menschen können wir verfolgen, wie verschiedene Zellen ihren Teil der Arbeitsbeschreibung auswählen und nichts anderes ausführen.

Deshalb erhalten wir nicht Milliarden Abbilder des Eies, sondern eine gut organisierte Zellengemeinschaft, in der jeder Teil seine besondere Aufgabe hat.

Doch das befruchtete Ei hat diese Wahl nicht durchgeführt. Sonst könnte es ja nicht Ursprung eines ganzen Menschen sein. Auch die ersten Zellen der geleeartigen Hülle im Eileiter haben sich nicht entschieden. Teilen sie sich, kann jede von ihnen eine Eiblase mit einem Menschenkeim in sich aufbauen. Und falls sich zwei Keime in der einen Eiblase entwickeln, erhalten wir zwei Kinder, die dann den gleichen Mutterkuchen und vielleicht sogar die gleiche innere Fruchtblase teilen müssen. Auf diese Weise entstehen eineiige Zwillinge – oder noch mehr Babys. Zweieiige Zwillinge dagegen sind nur gleichaltrige Geschwister, die sich zufällig in einer Schwangerschaft entwickeln, weil sich mehr als ein Ei vom Eierstock gelöst hat.

Eineiige Zwillinge sind sich ähnlich wie Beeren. Sie haben dieselbe Erbmasse und sind eigentlich dasselbe Individuum in doppelter Auflage. Deshalb können sie einander ohne weiteres Blut spenden, auch Organe oder Gewebe können von einem zum anderen transplantiert werden, ohne daß der Empfänger sie abstößt.

Das hängt mit der so streng persönlichen Arbeitsbeschreibung zusammen. Eineiige Zwillinge sind sozusagen dieselbe Person, aber wir anderen sind das nicht. Die Eiweißstoffe, die jeder als Kennzeichen u.a. an der Außenseite seiner Zellen hat, sind speziell nur für ihn oder sie. Während der letzten Zeit der Entwicklung der Frucht, wenn eine Immunverteidigung gegen fremde Eindringlinge aufgebaut wird, müssen die Immunzellen lernen »Das bin *ich*. Das ist das Eiweißmuster meines Körpers.«

Gegen sich selbst wendet sich kein Organismus, solange das Eiweißmuster wiederzuerkennen ist.

Aber auch die Zellen, deren Aufgabe bestimmt ist, beginnen nicht immer unmittelbar mit der Arbeit. Der Körper hat große Reserven zum Entwickeln neuer Zellen, die er erst einsetzt, wenn sie gebraucht werden. Das geschieht z.B. bei einer offenen Wunde, wenn neue Haut entsteht. Das geschieht im Knochenmark, in dem neue Blutkörperchen ständig bereit sind, die zu ersetzen, die absterben, oder in der Darmschleimhaut, in der die durchschnittliche Lebensdauer der arbeitenden Oberflächenzellen nur ein paar Tage beträgt.

Das Leben der Frucht ist nicht das ganze Gebäude – es ist nur der Anfang.

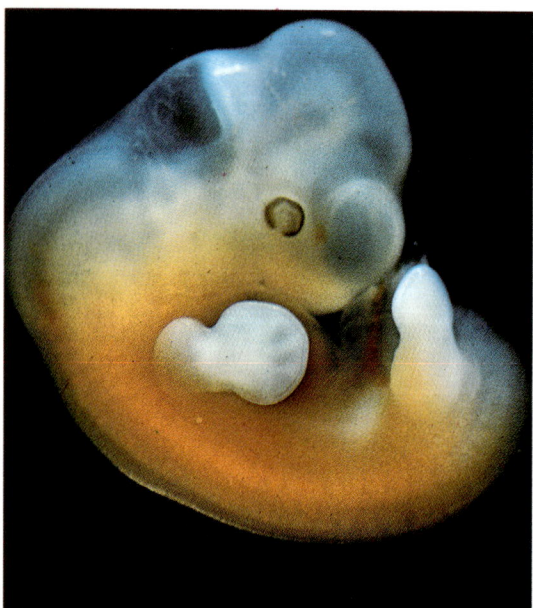

5–6 Wochen, 10–12 mm. Das Großhirn hat seine eigene Ausbuchtung in der Stirn. Der Gehirnstengel dehnt sich so sehr, daß er zusammengelegt werden muß, um Platz zu haben: eine Wölbung über dem Auge und ein Knick unten im Nacken. An der Hand ahnt man schon die Finger, die Füße aber sehen immer noch wie Paddel aus.

Großaufnahme der Hand, der Unterarm ist sehr kurz – was wie ein Handgelenk aussieht, ist der Ellbogen. Am Umriß ist die Haut zu einer Leiste verdickt. In einem Wechselspiel zwischen den Zellen in der Leiste und im Gewebe wird der gesamte Aufbau des Armes gesteuert.

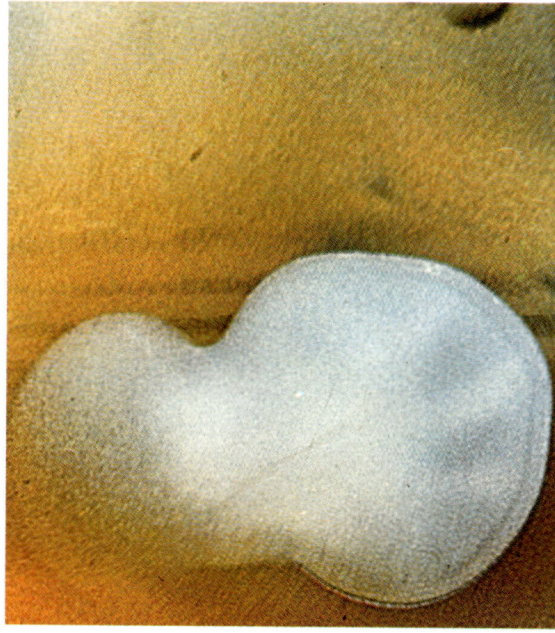

Der Fuß und das Bein erhalten ihre Form auf die gleiche Art – auch hier sehen wir die Leiste außen am Rand. Der Schwanz wächst jetzt immer langsamer und verschwindet dann allmählich ganz in der Körperkontur. Zum größten Teil bildet er sich zurück. Das Material wird an anderen Stellen verwendet.

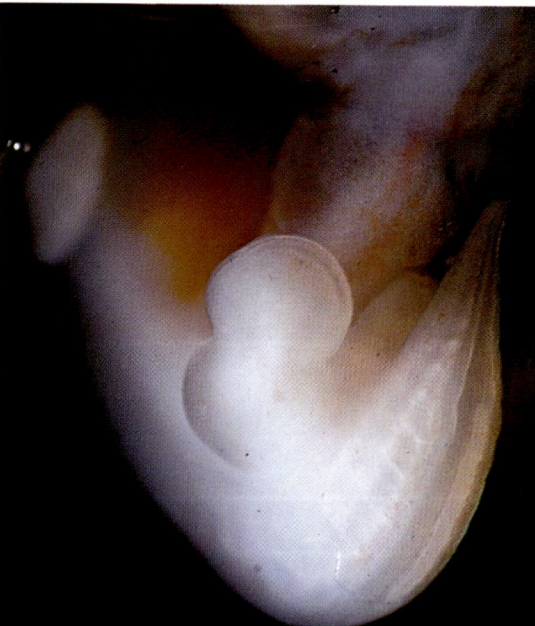

Hand, Fuß und Gesicht

Die Hand, der Fuß und das Gesicht zählen ja zu den ausgeprägtesten Teilen des Menschen, an denen man ihn wiedererkennt. Hier sind wir erst noch am Anfang der Entwicklung. Diese Hände und Füße könnten an und für sich jedem menschlichen Embryo gehören. Das Gesicht ist ausdruckslos mit den großen weitoffenen Augen, die wie bei einem Hasenjungen zur Seite sehen.

Es sind ja noch 33 Wochen bis zur Geburt . . .

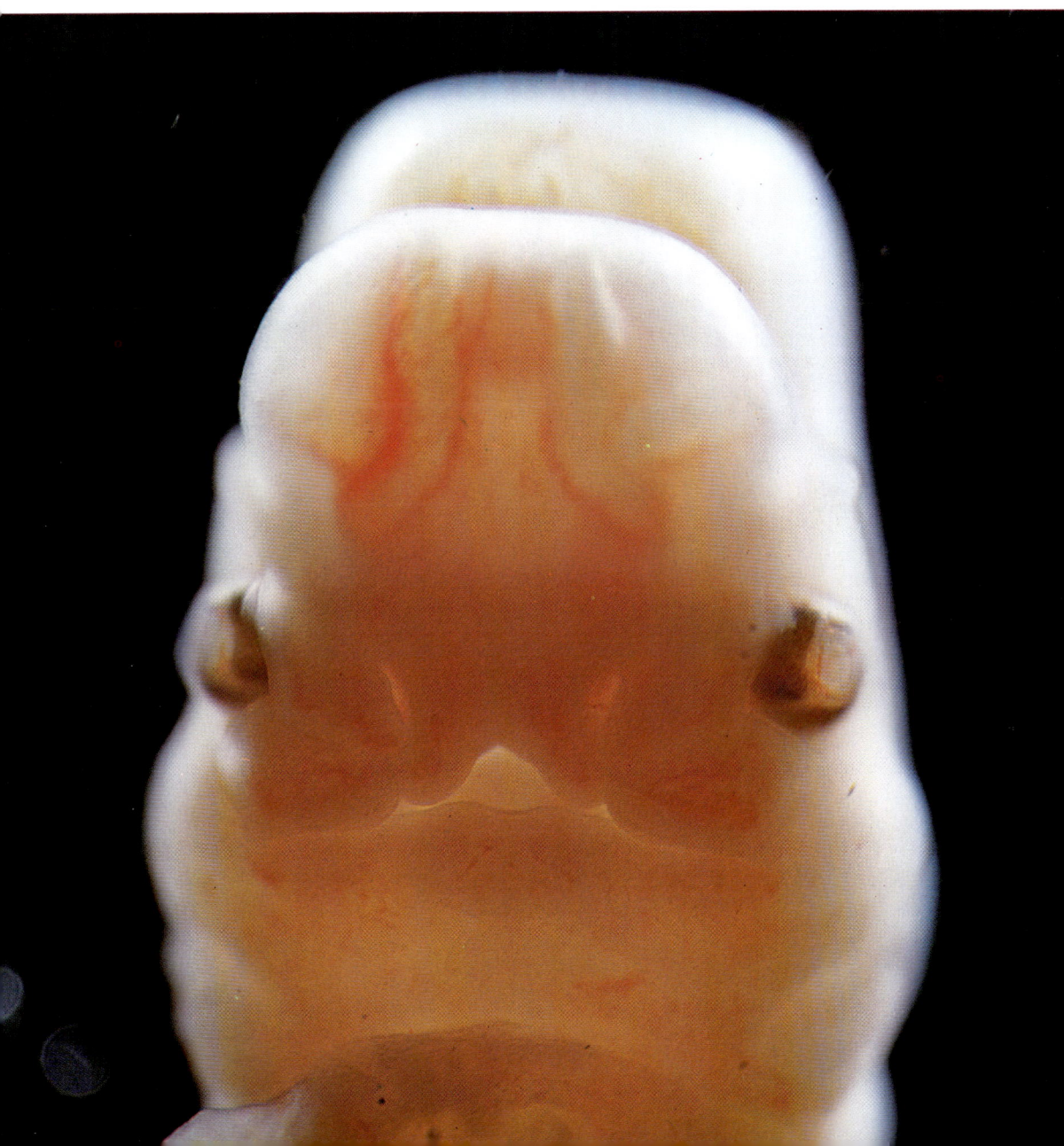

Formgebung ohne Vorlage

Wie können Zellen in einem wachsenden Embryo wissen, was sie werden sollen? Wie können Zellen, die nie eine Hand gemacht und nie eine Hand gesehen haben, wissen, wie sie es anstellen müssen?

Bis jetzt kann noch niemand diese Fragen exakt beantworten, aber es besteht bereits eine allgemeine Vorstellung von dem Geschehen.

Allein die Tatsache, daß die Zellen in der ersten Zellmasse sich in unterschiedlichem Takt teilen, so daß wir eine schnell wachsende Blase und einen langsam wachsenden Menschenkeim erhalten, deutet ja auf eine Ordnung mit einer genau bestimmten Arbeitseinteilung hin.

Wenn dann der Menschenkeim zu einer runden Scheibe mit zwei Schichten geworden ist, wird es interessant. Eine kleine Gruppe Zellen am Rand übernimmt den Befehl. Sie bilden ein Wachstumzentrum. Von diesem Zentrum aus schicken sie einen Zellstrang über die Scheibe zwischen die beiden Keimblätter. Die Scheibe erhält eine Längsachse und der Embryo einen Rückenstrang, den Vorläufer des Rückgrates.

Der Rückenstrang läßt die »Haut« über sich verdicken und sich falten: die Nervenfurche entsteht. Möglicherweise veranlaßt der Rückenstrang die Mittelschicht, sich in Körpersegmente aufzuteilen. Ein Schritt zieht den anderen nach sich.

Arm- und Beinknospen entstehen jeder auf seinem Platz aus einer Gewebeverdichtung, die an jeder Körperseite entlangläuft. Wenn das Gewebe in den Knospen dann anschwillt, verdickt sich die Haut am Rand der Kontur zu einer Leiste. Nach einem bestimmten Zeitplan wird diese Leiste auf das innere Gewebe einwirken, das dann Finger, Hand, Unterarm und Oberarm und die entsprechenden Teile des Beines bildet.

Sollte die Arbeit der Leiste irgendwann unterbrochen werden, wird dieser Teil des Armes, der gerade dann programmiert wurde, fehlen oder falsch gemacht werden. Die Leiste folgt ihrem Zeitplan und kann verlorene Zeit nicht wieder aufholen.

So ist es vermutlich mit vielen Baustellen im Körper. Es kann Zeiten geben, wo er besonders anfällig ist und nicht gestört werden sollte.

Wie diese Programmierungen gemacht werden, welche chemischen Signale gegeben und empfangen werden, ist nicht bekannt. Man kann staunen und muß dankbar sein, daß das meiste so elegant gelöst wird.

Die Formgebung des Körpers und Gesichtes, der Arme und Beine bringt auch eine Wanderung und Strömung von Zellen in genau bestimmten Bahnen mit sich. Man glaubt, daß gleich einem unsichtbaren Muster in der geleeartigen Masse die Grundsubstanz geschaffen wird, die alle Zwischenräume in den primitiven Bindegeweben der Mittelschicht des Embryokörpers ausfüllt.

In der Mitte des Gesichts treffen sich der Stirnfortsatz, der später die Nase, den mittleren Teil der Oberlippe und des Oberkiefers bildet und die beiden Oberkieferfortsätze, aus denen die Wangen und der Rest des Oberkiefers und der Oberlippe werden. Während der nun folgenden Wochen senkt sich die Nasenscheidewand und verbindet die beiden Gaumenhälften, die wie Tore von den Seitenwänden der primitiven Mundhöhle herabgezogen und in der Mittellinie vereinigt werden. So entsteht ein »unteres Stockwerk« – die Mundhöhle – mit dem Gaumen als Decke und einer Zweizimmerwohnung darüber – die Nasenlöcher. Die Moleküle der Grundsubstanz lenken alle Wachstumsprozesse, so daß die Verbindung genau an der vorgesehenen Stelle stattfindet.

In zwölf Ausläufern entlang der Rumpfseite bewegen sich die Zellen, die später die Rippen bilden. In der Mittellinie der Brust treffen sie zusammen und tragen zur Bildung des Brustbeins bei. Zwischen den Rippen und in der Rumpfwand unterhalb des Brustkorbes befinden sich die späteren Muskelzellen. Dicht unter der Oberfläche breitet sich die Unterhaut von hinten nach vorn aus. Die Zellen der sehr zarten äußeren Schicht bilden die Oberhaut mit Haarwurzeln, Talg- und Schweißdrüsen.

Porträt mit sechs Wochen

Diese beiden Kinder sind ungefähr gleichaltrig.

Trotzdem ist das Kind rechts anderthalb mal so lang wie das linke und scheint bedeutend entwickelter.

Bereits in unserem frühesten Dasein sind wir ungleich. Ein Teil ist langsam, der andere weiter fortgeschritten. Die Größenunterschiede jetzt am Anfang beruhen auf dem schnellen Wachstum. Ein Millimeter pro Tag ist viel, wenn man nicht größer als ein Daumennagel ist.

6 Wochen, 11,2 mm. Ein ausdrucksvolles Bild. Die Hände bekommen Finger, können aber nicht zusammenkommen. Die Arme sind zu kurz. Zwischen den Händen sind das Herz, das Zwerchfell und die Leber zu sehen. Der Kopf ist so breit geworden, daß die Augen mehr nach vorne gerichtet sind. Unter der Stirnhaut schimmern die zukünftigen Großhirnhälften durch.

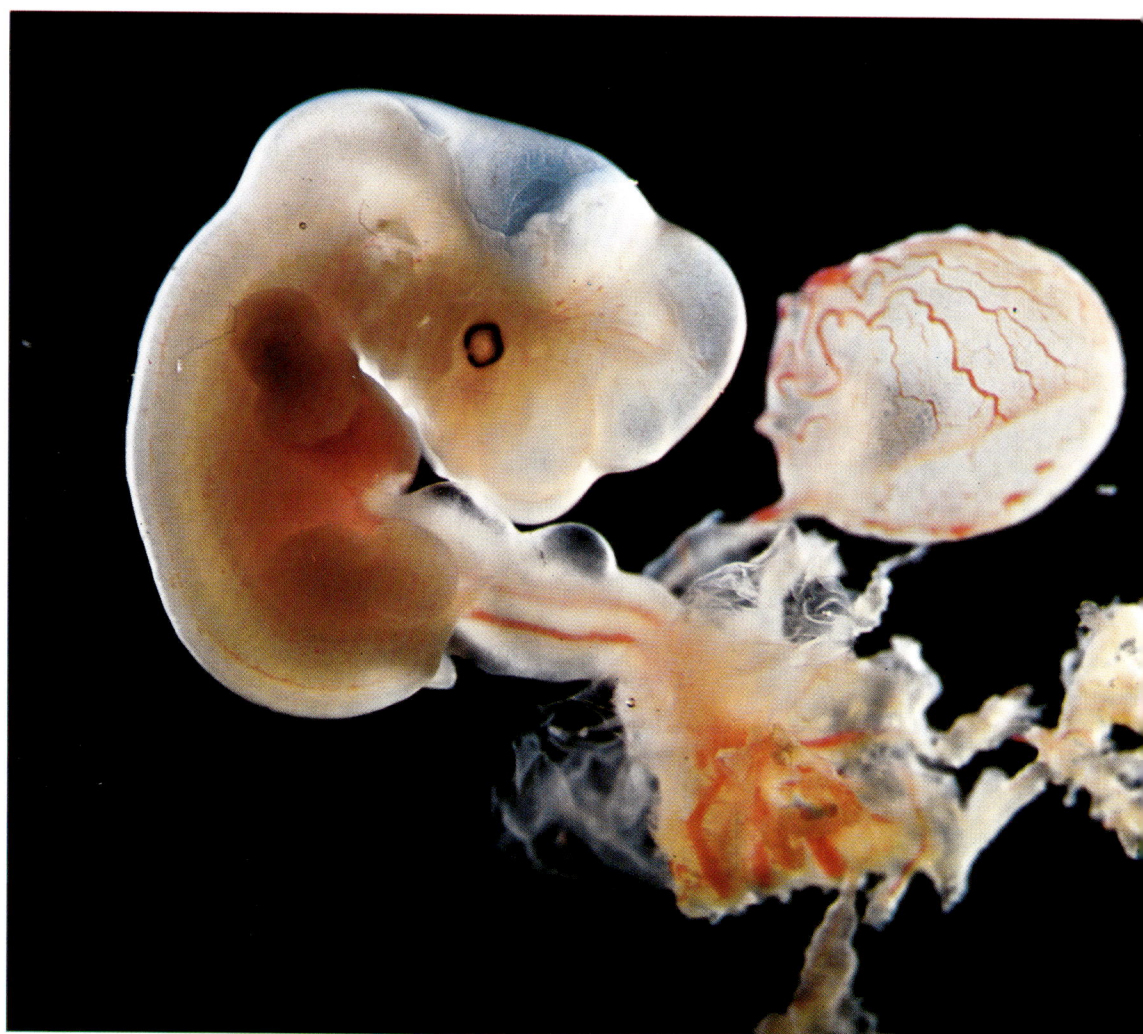

5½ Wochen, 1 cm. Kopf und Körper sind gleich groß. Die gleiche Größe hat auch der Dottersack, der immer noch der Hauptlieferant der Blutkörperchen ist, das Knochenmark ist ja noch nicht entwickelt. Die Blutgefäße an der Dottersackwand, wie auch im Nabelstrang und im Mutterkuchen (fast ganz außerhalb des Bildes) sind dick – der größte Teil des Blutkreislaufes liegt außerhalb des Embryos.

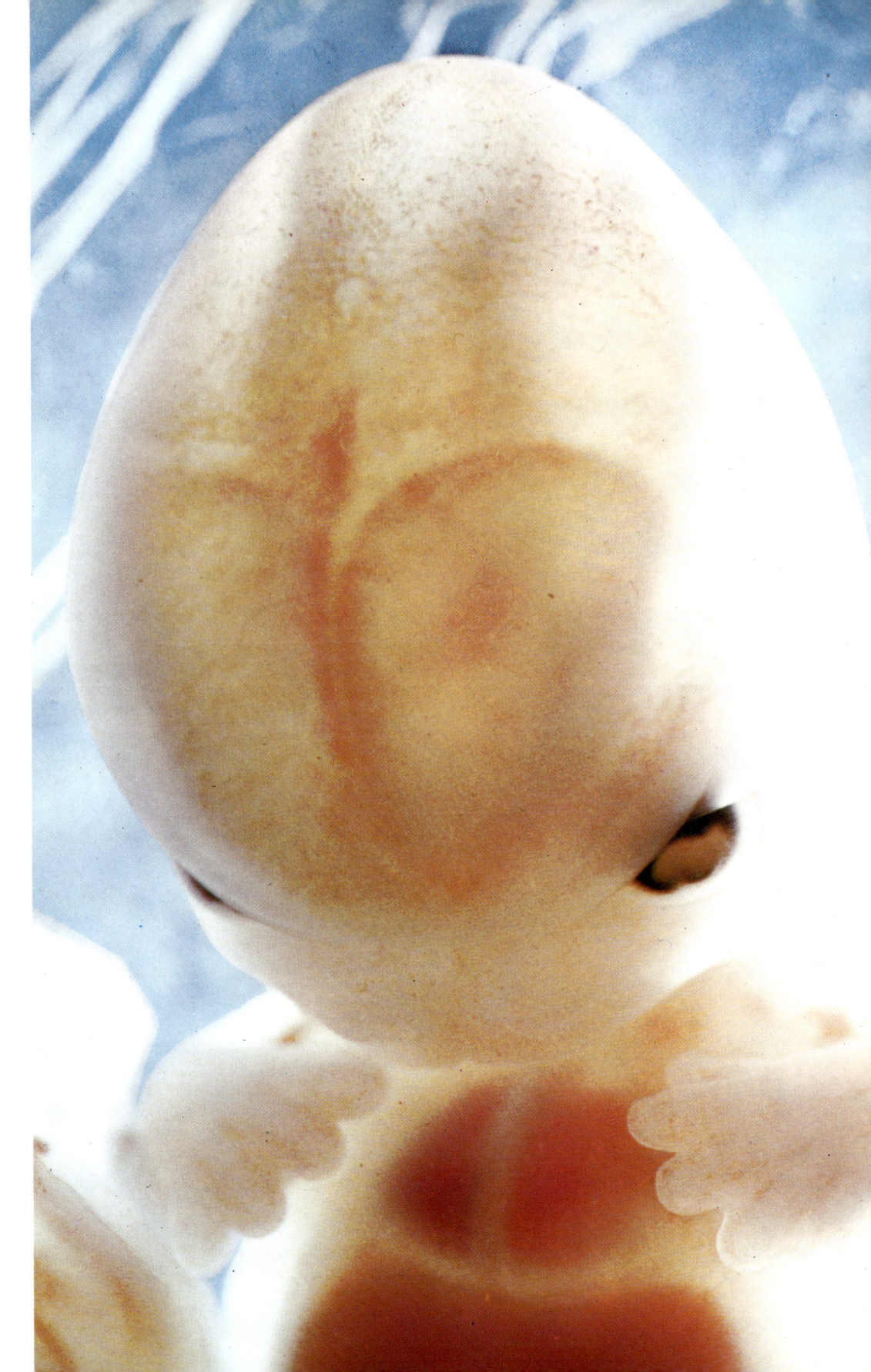

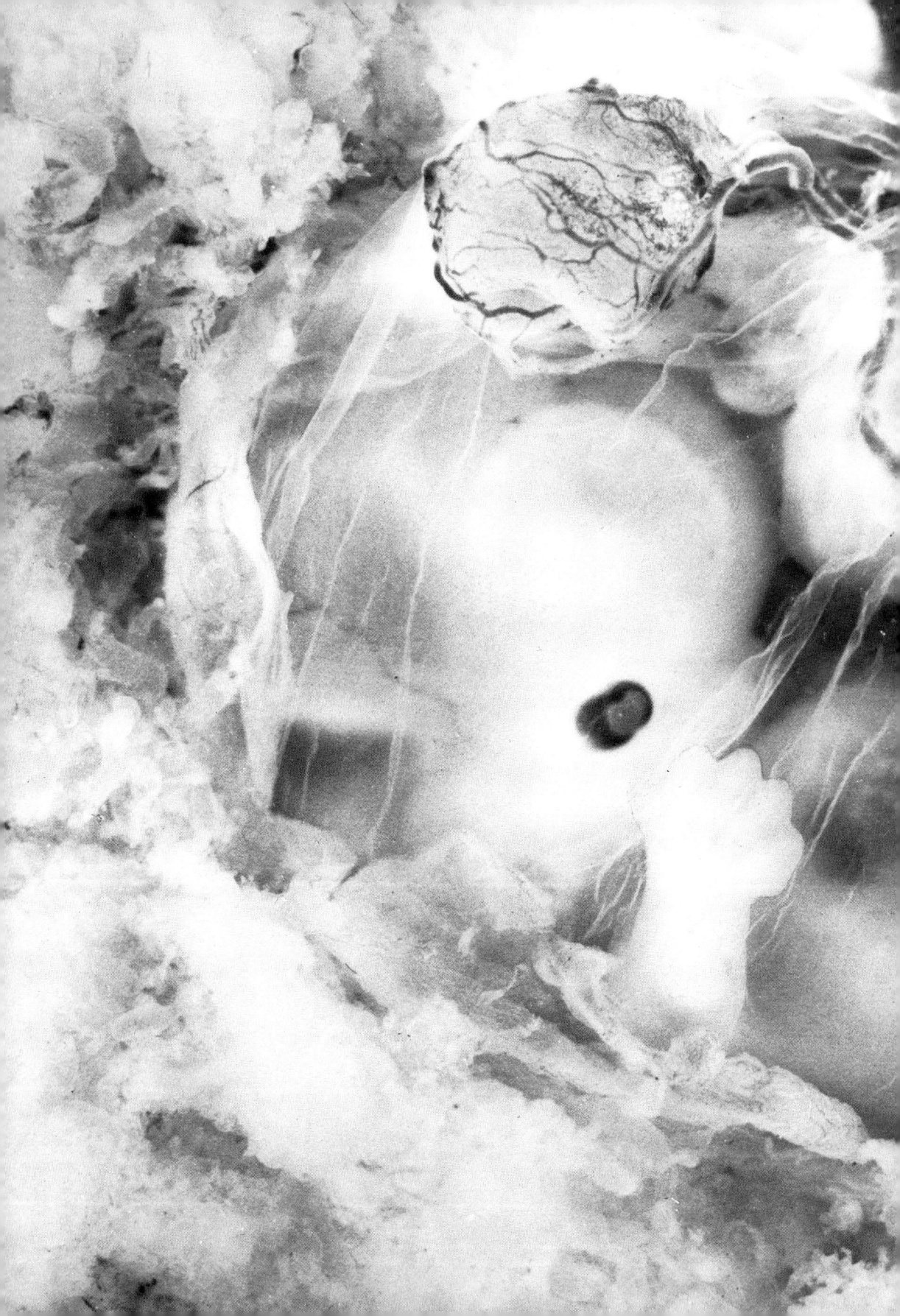

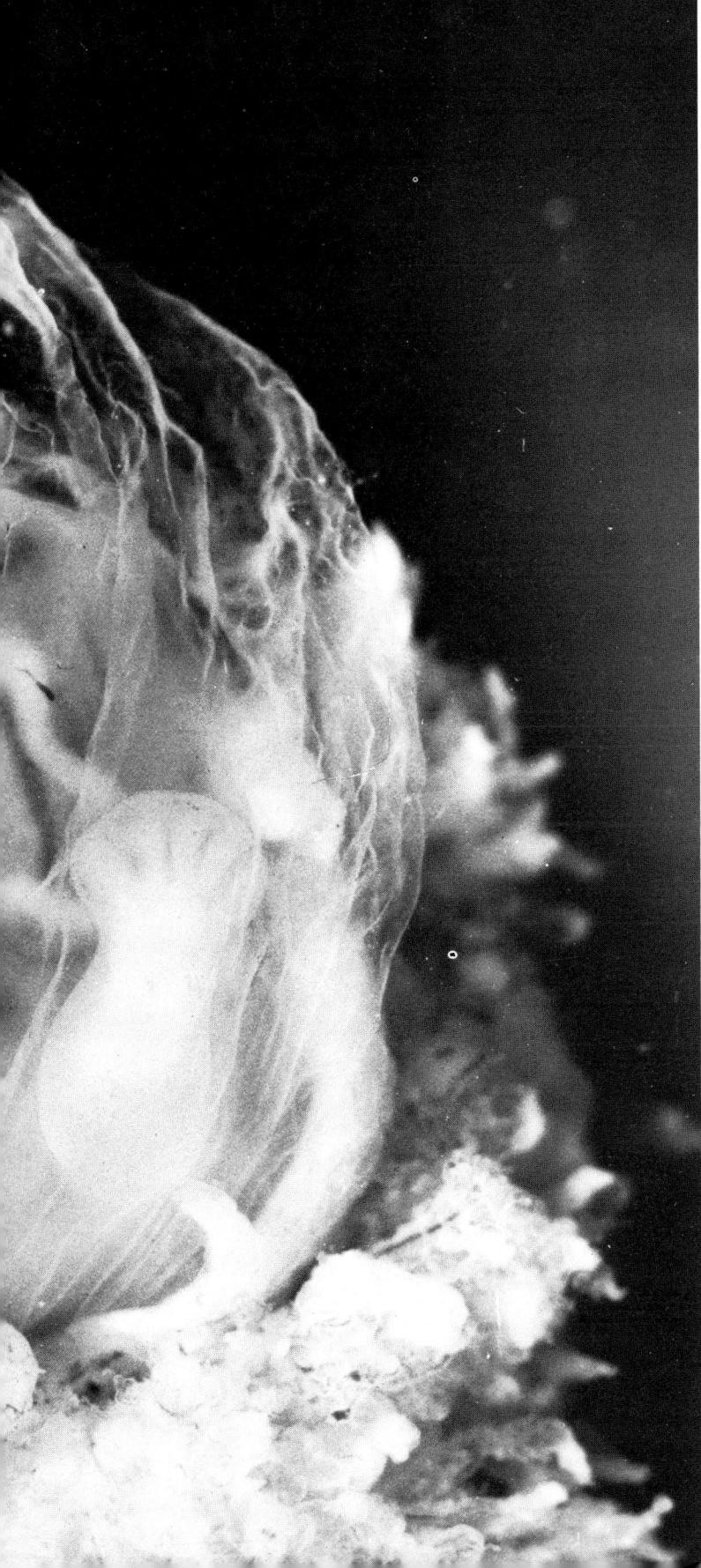

6 Wochen, knapp 1½ cm. Die Chorionblase ist offen. Der Embryo ruht auf seinem Mutterkuchen. Er hat den Amnion, die innere Fruchtblase, wie einen hauchdünnen Schleier über sich. Die Finger entwickeln sich, aber auch die Zehen sind nicht zurückgeblieben. Der Dottersack dagegen hat mit dem Wachsen aufgehört – die Leber übernimmt nun die Produktion der Blutkörperchen.

Das Auge sieht aus, als wäre es doppelt, doch das ist nur ein vorübergehendes Stadium.

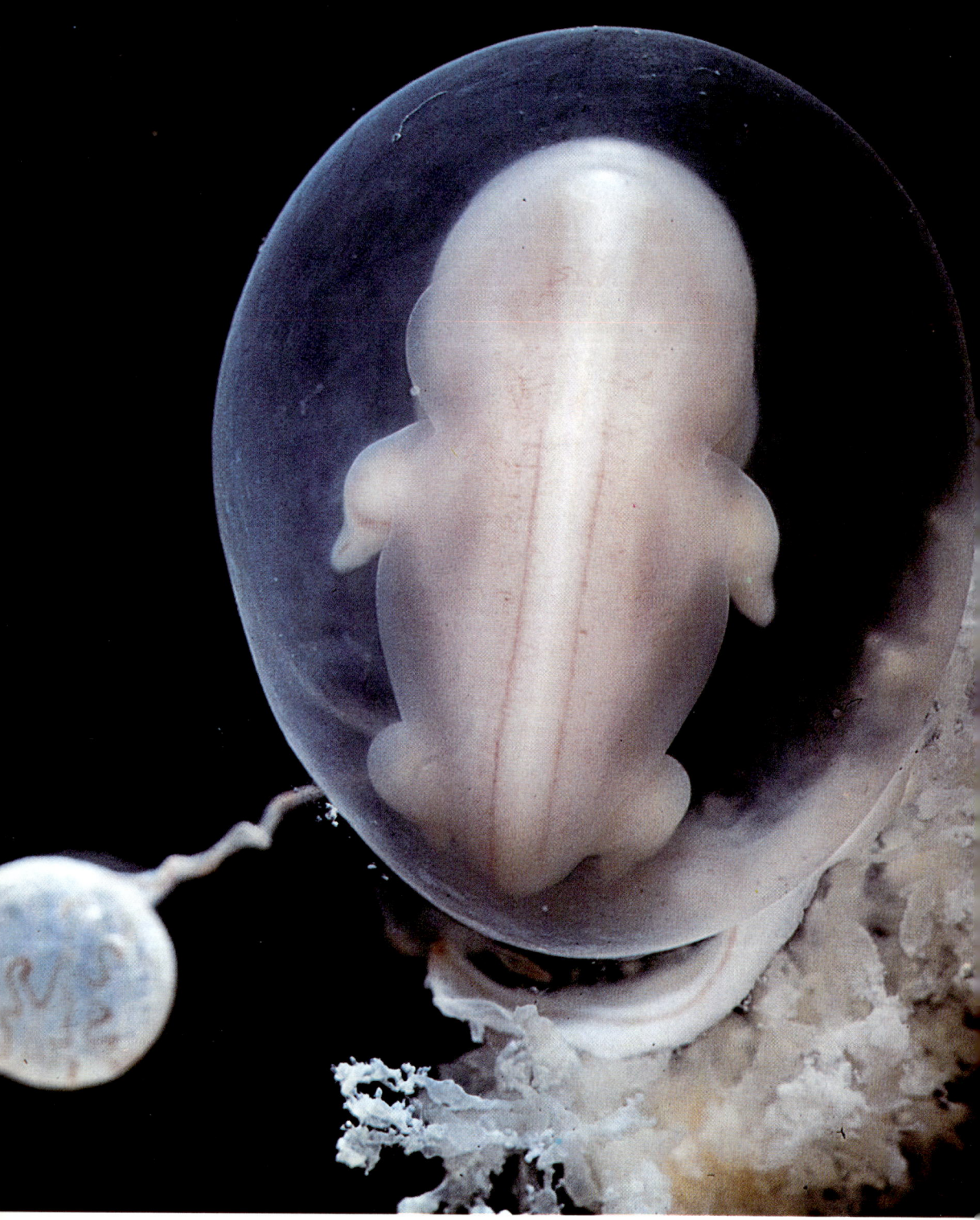

6 Wochen, 1 ¹/₂ cm. Das Chorion ist entfernt. Der Embryo schwebt frei in der mit Flüssigkeit gefüllten Amnionblase, die noch reichlich Platz enthält. Der Dottersackstiel und der Dottersack sind in der linken Ecke zu erkennen.

Gedanken zu einem Rückenbild

Betrachtet man den sechs Wochen alten Embryo von der Rükkenseite, sieht er verhältnismäßig wohlproportioniert aus. Vielleicht etwas rundlich, aber das sind ja alle kleinen Kinder.

Dann denkt man daran, daß aus den kleinen Spitzen unter den Schultern Hände werden und daß sich zwischen den kurzen Beinen immer noch ein recht kräftiger Schwanz krümmt.

Der obere Teil ist nicht der Kopf, sondern der Nacken. Der Kopf ist ja noch nach vorn gebeugt, mit dem Kinn auf der Brust. Der Rumpf hat erst die halbe Körperlänge. Bei dem neugeborenen Kind nimmt der Kopf ein Viertel der Größe ein. Ein Vierjähriger kann den Hut des Vaters aufsetzen, aber nicht seinen Anzug anziehen. Erst beim Erwachsenen stimmen die Proportionen: sieben Achtel Körper und ein Achtel Kopf. Es ist offenbar wichtig, daß der Kopf frühzeitig fertig ist. Im Alter von sechs Wochen hat das werdende Kind nur die Anlage zum Skelett. Das Rückenmark schimmert durch die dünne Haut. Sein Umriß wird von zwei dünnen roten Linien markiert: den beiden Wirbelarterien.

Doch um das Rückenmark herum ist die Entwicklung in vollem Gang. Die Körpersegmente treffen sich vor ihm und bilden Wirbelkörper und Zwischenwirbelscheiben.

Auf jeder Seite der Wirbelkörper bilden sich Fortsätze. Die Fortsätze schließen sich nach und nach wie Bögen um das empfindliche Nervengewebe des Rückenmarks und schützen es.

Sechs Wochen nach der Befruchtung, vier Wochen nach Ausbleiben der Menstruation. Die Schwangerschaft besteht also acht Wochen. In einigen Tagen wird die Mutter erfahren, ob die nächste Menstruation kommen oder ob sie auch dieses Mal ausbleiben wird ...

Während dieser Zeit wächst der Embryo geborgen in seiner Höhle unter der Gebärmutterschleimhaut. Die Zellen im Mutterkuchen steuern immer noch die Hormonproduktion der Gelbkörper.

Der Embryo schwebt in der Amnionhöhle. Der dunkle Punkt auf der Vorderseite ist Leber und Herz. Ganz unten kommt die Nabelschnur zusammen mit dem Dottersackstiel heraus. Die Nabelschnur ist die Verbindung zum Mutterkuchen, der hinter dem Embryo und dem Dottersack liegt. Dieser ist kreisrund und liefert durch die deutlich sichtbaren Blutgefäße die Nahrung, die der Embryo braucht.

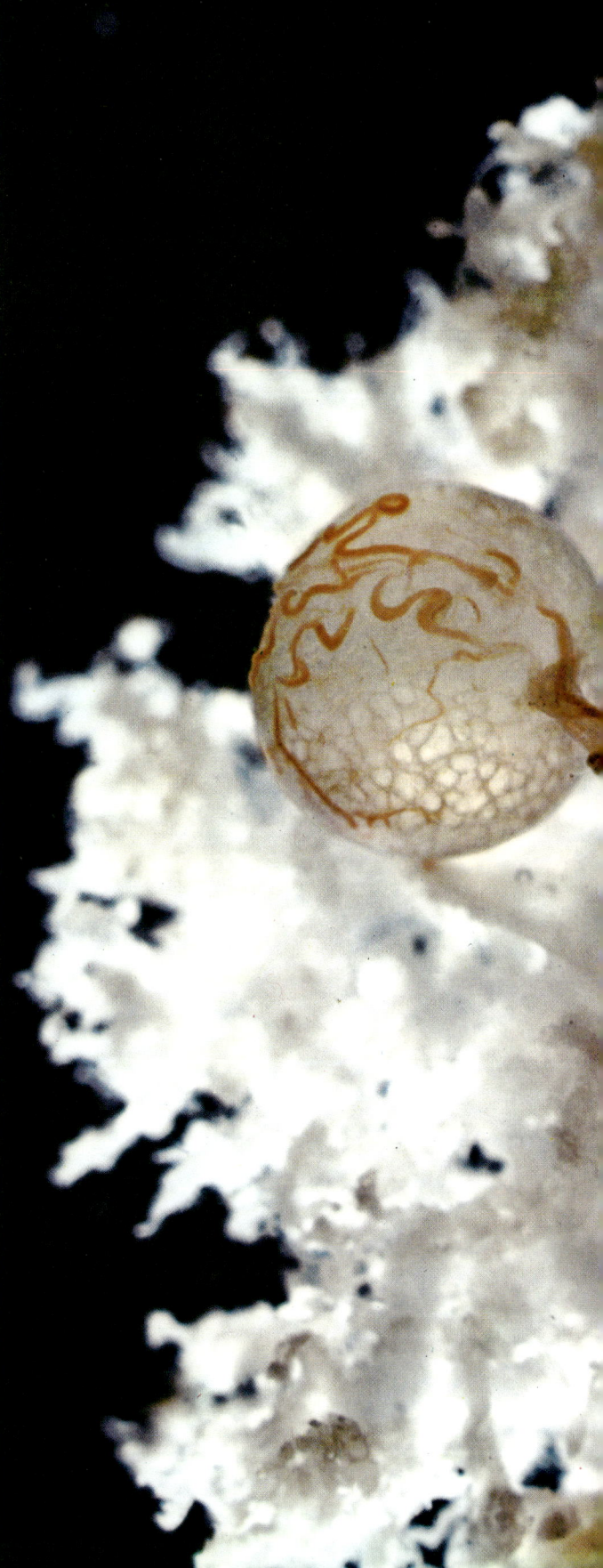

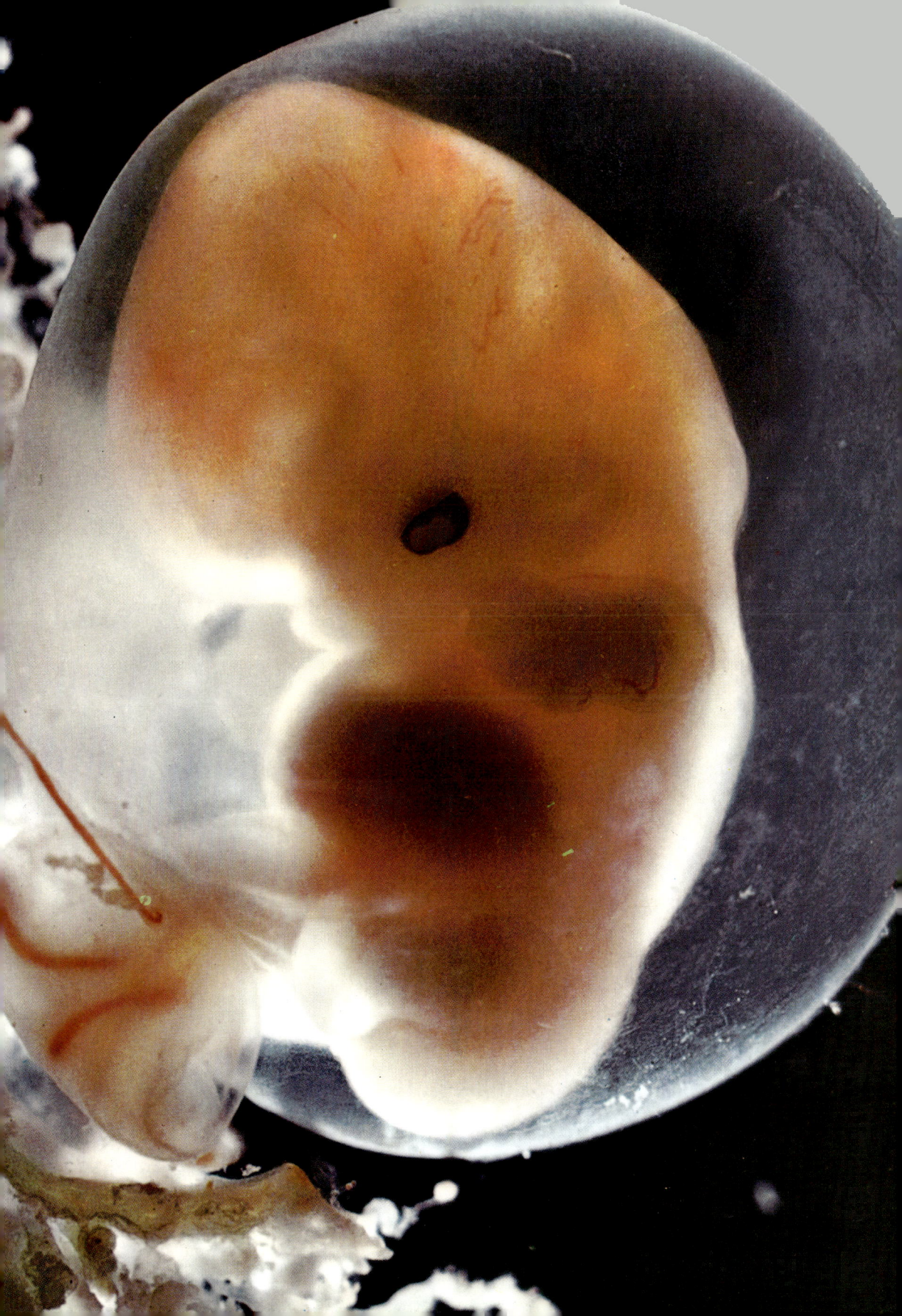

Ist alles in Ordnung?

»Ist alles in Ordnung?« – lautet die erste Frage, die Mutter und Vater stellen, sobald das Kind geboren wurde und sie das Geschlecht des Kindes erfahren haben. Nicht nur die Eltern heute, beunruhigt durch die Diskussion über Umweltgifte und Arzneimittel, wollen wissen, ob das Kind alle Finger, Zehen und sonstigen Zutaten besitzt [das wollten die frischgebackenen Mütter und Väter schon immer wissen]. In den meisten Fällen ist die Antwort auf diese besorgte Frage ein »Ja«.

Aber das tröstet nicht die, bei deren Kind ein Schaden offenbar wurde.

Die Statistik berichtet nur von Schäden, aber nie, wie es zu ihnen kam. Man kann die Überlegungen von der anderen Seite angehen und sich fragen: »Hätte es nicht noch schlimmer sein können?«

Eigentlich wäre es ja verwunderlich, wenn bei den vielen Millionen Vorgängen während der Entwicklung der Frucht nicht irgendwann einmal eine Störung auftreten würde. Denn für jedes befruchtete Ei bedeutet sein Entwicklungsprozeß einen neuen und einmaligen Versuch der Menschwerdung. Nun zeigt es sich aber, daß viele Versuche eben nicht mehr als nur Versuche sind. Ein Teil der Forscher rechnet damit, daß im Durchschnitt jede zweite Befruchtung mißlingt.

Auch wenn es der Eizelle gelingt, sich einzunisten, die Menstruation ausbleibt und der Schwangerschaftstest positiv ist, gibt es in den ersten 3–4 Monaten in einem von zehn Fällen trotzdem Fehlgeburten. 80 % der untersuchten Embryos aus solchen frühen Fehlgeburten waren so stark mißgestaltet, daß sie kaum zu einem Weiterleben fähig gewesen wären.

Auch bei späteren Fehlgeburten kommt es öfter als bei ausgetragenen Kindern zu Mißbildungen der Frucht. Die Natur versucht offenbar, alle die Eier, Embryos und Feten auszumerzen, die nicht lebensfähig sind. In den meisten Fällen gelingt ihr dies – und man sollte darüber nicht sehr traurig sein, wenn es aus diesem Grund zu einer Fehlgeburt kommt. Der Problematik von Mißbildungen bei Kindern, die die Geburt überstehen und danach noch am Leben sind, können wir jedoch nicht ganz entgehen. Früher glaubte man, die Mutter sei irgendwann in der Schwangerschaft erschreckt oder verletzt worden (oder habe möglicherweise gesündigt). Heute wird zuerst über Umweltgifte

oder Arzneimittel diskutiert. In Wirklichkeit sind die äußeren Faktoren, soweit man überhaupt etwas in dem Zusammenhang beweisen kann, nur für ein paar Prozent aller Mißbildungen verantwortlich. Bei erblichen oder anderen Störungen der Erbmasse ist die Ziffer etwas höher. Aber für die meisten Mißbildungen, sowohl früher als auch heute, hat man immer noch keine eindeutige äußere oder innere Ursache gefunden.

Bei der Frage erblicher Risiken kann man sich heute von Spezialisten beraten lassen, die die Aussichten der eventuellen Kinder beurteilen. In Zweifelsfällen kann man auch Chromosomenstörungen oder ähnliche Abweichungen bei der Frucht feststellen, indem man dem Fruchtwasser eine Probe entnimmt und die Fruchtzellen, die sich normal darin bewegen, untersucht.

Von einer Röntgenuntersuchung des Unterleibes sieht man bei einer möglichen Schwangerschaft ab. Die Röntgendosis, die das Kind bei einer Beckenmessung vor der Entbindung trifft, ist bei Anwendung moderner Verfahren so gering, daß das Risiko für Strahlenschäden des Kindes tausendmal unter dem der Körperschäden liegt, die das Kind bei engem Becken der Mutter während einer langen Geburt erleiden kann. Da die Röntgenuntersuchung des Bauches oder Unterleibes während der Schwangerschaft nie ganz ohne Risiko für das Kind ist, versucht man sie jetzt durch Ultraschall zu ersetzen, der in den geringen Dosen, die gebraucht werden, völlig ungefährlich ist.

Röteln waren früher in der ersten Zeit der Schwangerschaft eine gefürchtete Ursache für Fetusschäden; jetzt gibt es sicher wirkende Impfstoffe dagegen. Die Arzneimittelneurose kann als eine bedauerliche Ausnahme betrachtet werden. Alte, erprobte Arzneimittel sind durch all diese Vorkommnisse keineswegs gefährlicher geworden. Eine blinde Arzneimittelangst wäre falsch.

Eine Krankheit kann ja in vielen Fällen eine bedeutend stärkere Bedrohung sowohl für die Mutter als auch für das Kind sein, als die Medizin, mit der sie behandelt werden soll.

Und wie gesagt, die überwältigende Zahl der Kinder ist wohlgeraten.

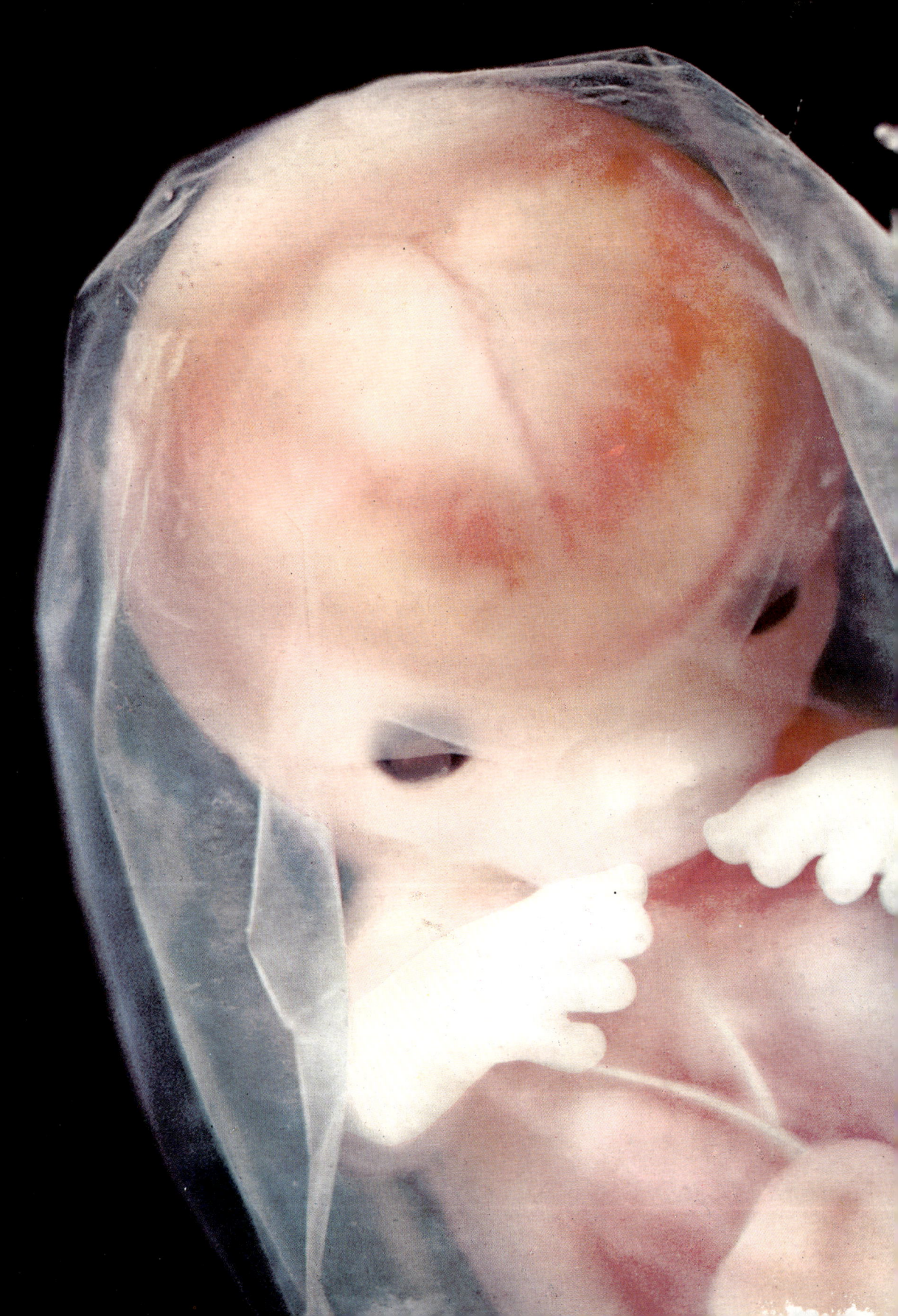

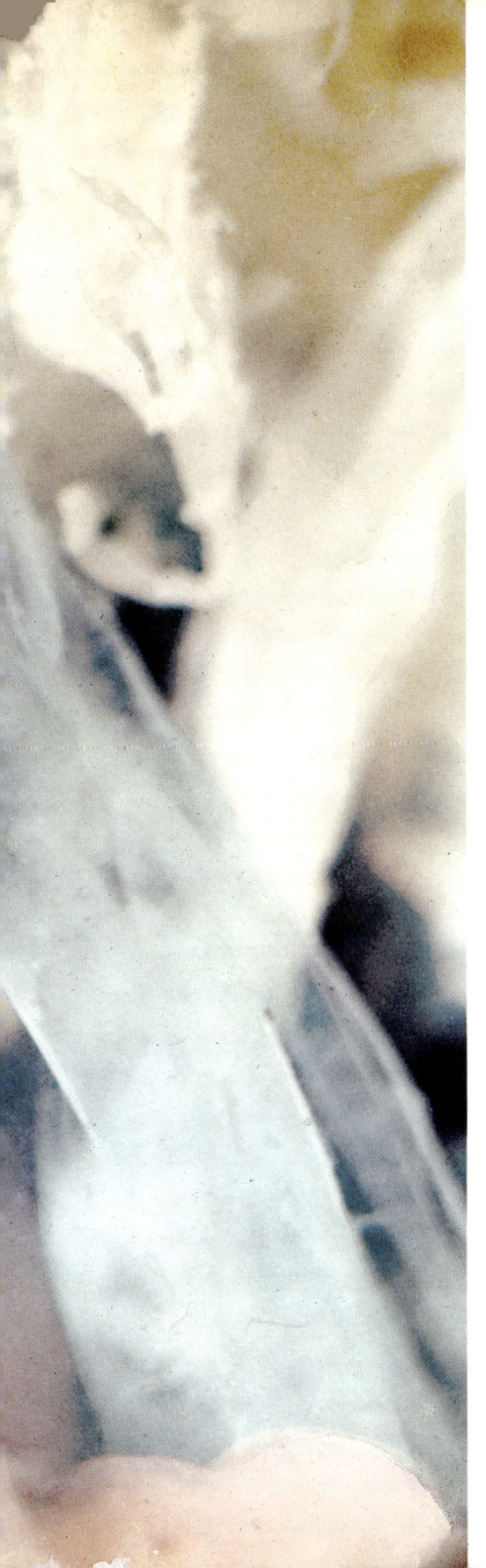

Abschied vom Embryostadium

8 Wochen, 4 cm. Kein Embryo mehr, sondern eine Frucht. Von jetzt an kommen keine neuen Veranlagungen dazu, alles, was bei dem fertigen Menschen zu finden ist, hat sich entwickelt. Jetzt beginnt die Zeit des Wachstums und der Vervollkommnung des Fruchtstadiums.

Das Herz schlägt seit einem Monat und die Muskeln haben mit ihren ersten Übungen begonnen.

Die Menstruation ist zweimal ausgeblieben. Die Mutter sollte jetzt einen Arzt aufsuchen . . .

Ein Kind bekommen

Wenn die Periode nicht zur rechten Zeit eintritt, fragen sich alle Frauen, ob sie ein Kind erwarten. Oft hat das Ausbleiben andere Ursachen. Frühestens am zehnten Tag, nachdem die Menstruation beginnen sollte, kann man durch eine Urinprobe erfahren, ob eine Schwangerschaft besteht. Schwangerschaftstests leisten Apotheker, Ärzte für Allgemeinmedizin oder Frauenheilkunde und Krankenhauslaboratorien.

Wenn eine Frau ein Kind bekommt, wird sich ihr Leben von Grund auf verändern. Nichts wird mehr so sein wie früher.

Am Anfang merkt sie nicht viel. Manchen Frauen ist leicht übel, aber das geht vorbei. Je mehr die Zeit fortschreitet, desto stärker empfindet sie die Bindung an ein neues Individuum, das sich in ihr entwickelt. Das ist anstrengend, sowohl psychisch wie auch körperlich.

Gewöhnlich stellt man keine weiteren Überlegungen an und hofft, daß alles gutgehen wird. Eine Schwangerschaft ist ein natürlicher Vorgang und deshalb nichts Außergewöhnliches.

Ein Kind erwarten heißt auch, sich darauf vorzubereiten. An die Eltern werden Forderungen gestellt, die man besonders vor dem ersten Kind vielleicht nicht bedacht hat. Sie enthalten Freuden und Mühen. Und die Forderungen in den einzelnen Ländern sind unterschiedlich, ja selbst in den jeweiligen Bevölkerungsschichten eines Landes sind sie verschieden.

Erster Kontakt mit dem Arzt

Erwartet man ein Kind, geht man zu seinem Arzt zur Untersuchung, um die Schwangerschaft bestätigen zu lassen.

Der Arzt fragt nach dem Namen, Alter, Befinden, nach früheren Krankheiten u. a. als Voraussetzung für sein ärztliches Wirken. Das Alter ist wichtig. Als Erstgebärende wird man mit 35 Jahren für alt angesehen, 20–30 Jahre ist das beste Alter. Auch ob man Erstgebärende ist oder schon Kinder geboren hat, ist von Bedeutung.

Frühere Krankheiten erfordern eine sorgfältige Überwachung während der Schwangerschaft. Dazu gehören Herz-, Leber- und Nierenkrankheiten. Falls sie ernsthafter Natur waren, können sie zu Komplikationen bei Mutter und Kind führen. Tuberku-

Jede Frau, die glaubt, daß sie ein Kind erwartet, kann kostenlos bei jedem Arzt Ratschläge, Hilfe und Verhaltensregeln bekommen. Der Arzt in einem kleineren Ort ist oft kein Gynäkologe. Dafür kann die Frau, die Hilfe braucht, ohne Kosten eine Überweisung zu einem Facharzt bekommen. Bei ernsteren Komplikationen wird der Arzt die Schwangere in eine Klinik einweisen.

lose und Gonorrhoe bedingen eine größere Wachsamkeit. Zuckerkranke erfordern eine besondere Kontrolle, meist eine Spezialbehandlung, die der zunehmenden Belastung des Organismus genau angepaßt wird. Wichtig ist die Feststellung, ob die Frau Zuckerkranke in der Familie hat.

Frühe Fehlgeburten

Über frühere Fehlgeburten, eventuelle Schwangerschaftsunterbrechungen und die Zahl der Kinder sollte der behandelnde Arzt unterrichtet sein, um eine Schwangere betreuen zu können. Fehlgeburten im zweiten bis dritten Monat ereignen sich, wenn eine Störung des frühen Wachstums der Frucht zu einer lebensunfähigen Mißbildung führte. Wiederholte frühere Fehlgeburten sollten besonders untersucht werden, u. a. auch die Chromosomen des Mannes und der Frau. Kommt es später während der Schwangerschaft zu einer Fehlgeburt, läßt sich oft eine einfache Erklärung dafür finden. Durch eine Behandlung während der neuen Schwangerschaft kann die Störung behoben werden.

Es gibt viel zu überlegen, wenn man erfährt, daß man ein Kind erwartet.

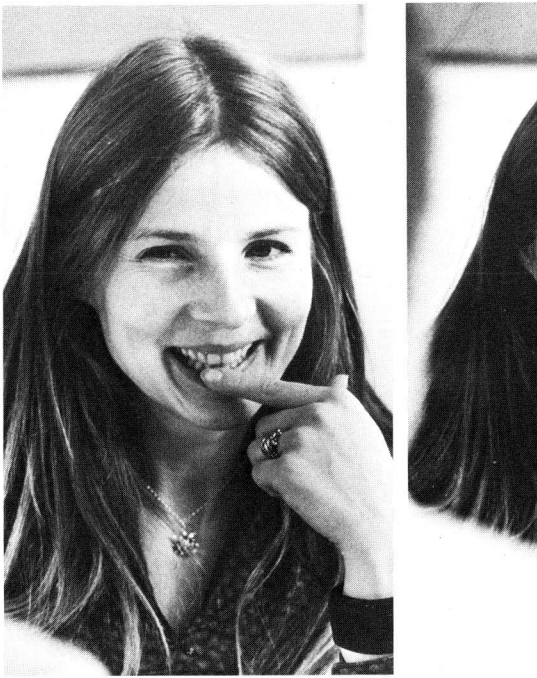

Untersuchungen

Zuerst gibt die Mutter eine Urinprobe ab, die auf das Vorkommen von Zucker, Eiweiß oder Bakterien untersucht wird. Danach werden einer Vene in der Armbeuge zwei Blutproben entnommen. Laut Gesetz wird mit der einen festgestellt, ob Syphilis vorliegt. Diese Untersuchung wird oft Wassermann-Test genannt, auch wenn heute andere Methoden angewandt werden. Mit der zweiten Probe werden die Blutgruppe und der Rh-Faktor bestimmt. Durch die Blutprobe aus dem Finger erfährt man den Hämoglobingehalt des Blutes. Hämoglobin ist der Farbstoff, der den roten Blutkörperchen ihre Farbe gibt und zum Sauerstofftransport im Körper dient.

Bei der Untersuchung durch die Hebamme dürfen die Kinder gerne dabei sein und sehen, was mit ihrer Mutter geschieht.

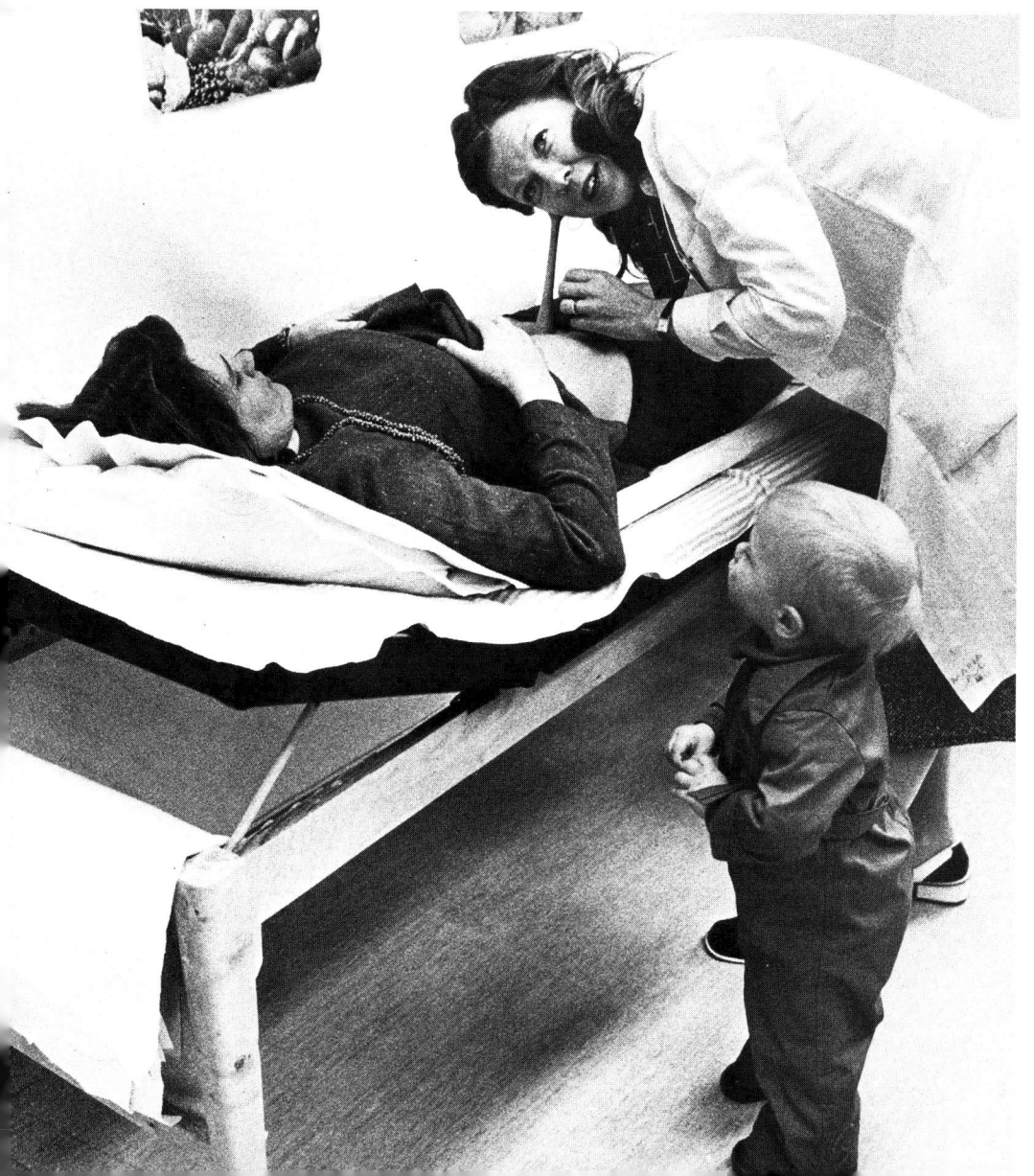

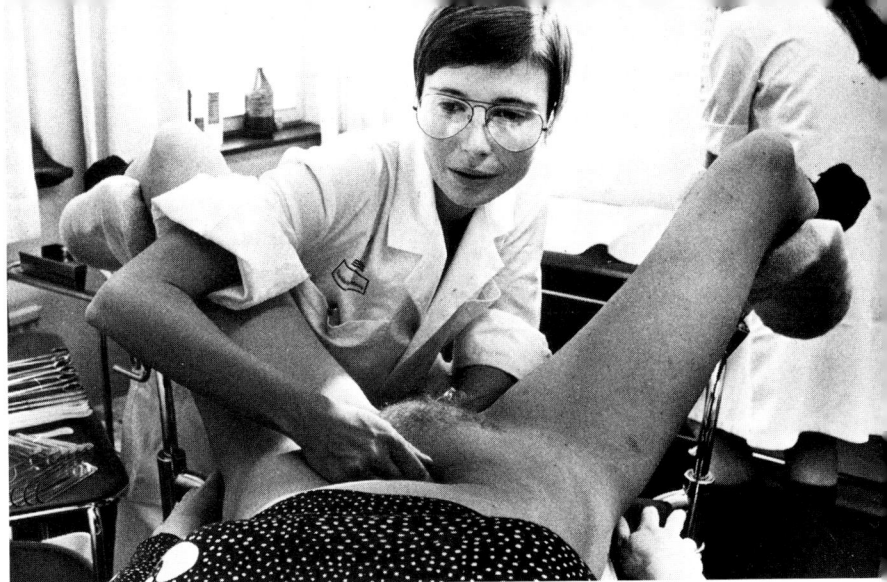

Der Arzt untersucht die Gebärmutter, ob auch alles in Ordnung ist.

Danach untersucht der Arzt die Gebärmutter. Er führt ein Spekulum in die Scheide ein, ein Instrument, das eine genaue Betrachtung des Gebärmuttermundes, der während der Schwangerschaft blaurot und aufgelockert ist, ermöglicht. Jetzt befühlt der Arzt den Bauch von außen, untersucht aber auch tief in der Scheide die Größe, Form und Konsistenz der Gebärmutter.

Wenn der Blutdruck gemessen und die Eierstöcke normal sind, hört der Arzt das Herz ab. Die Brust wird auf ihre Eignung zum Stillen untersucht und um auszuschließen, daß sich Knoten darin befinden, die Zeichen einer bösartigen Geschwulst sein können. Im Labor wird inzwischen der Urin auf Eiweiß und Zucker kontrolliert. Diese Untersuchungen sollen wenigstens alle vier Wochen wiederholt werden.

Wann kommt das Kind?

Eine Schwangerschaft dauert im Durchschnitt 280 Tage, gerechnet vom ersten Tag der letzten Periode. 95 % aller Kinder werden zwischen dem 266. und 294. Tag geboren. Die Abweichung vom Durchschnitt mit der in den meisten Fällen gerechnet werden kann, beträgt also 14 Tage nach beiden Seiten. Frauen, die längere Menstruationszyklen haben als 28 Tage, pflegen jedoch die Zeit öfter zu überschreiten. Die herkömmliche Art der Berechnung der Länge der Schwangerschaft geht vom ersten Tag der letzten Periode aus.

Dazu zählt man dann sieben Tage und neun Monate. Auf diese Weise erhält man das wahrscheinliche Geburtsdatum.

75

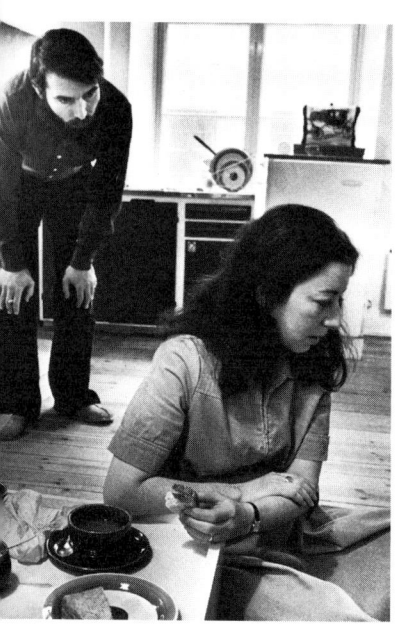

Viele leiden unter Übelkeit und es ist schön, wenn man dann jemand hat, mit dem man reden kann, jemand, der einem ein bißchen Mitgefühl entgegenbringt ...

Diese Art der Berechnung ist nicht ganz korrekt. Das Ei löst sich für gewöhnlich vierzehn Tage nach dem ersten Tag der Periode aus dem Eierstock. In den ersten zwei Wochen der auf diese Weise berechneten Schwangerschaft ist die Frau eigentlich noch nicht schwanger. Sind aber die Abstände zwischen den Perioden länger als 28 Tage, erfolgt das Ablösen des Eies entsprechend später und das Ei wird auch später befruchtet. Das für die Geburt errechnete Datum muß also etwas später angesetzt werden, wenn die Dauer des Menstruationszyklus größer ist.

Hatte die Mutter die Pille genommen, weil sie kein Kind haben wollte, ist das Datum der Geburt sehr schwer vorauszusagen. Nach Absetzen der Pille kann es manchmal einige Monate dauern, bis es zum Eisprung und damit zur Menstruation kommt. Oft ist die Zeit zwischen den Menstruationen auch länger als gewöhnlich, weil die Eizelle im Eierstock längere Zeit braucht, bis das Ei reif ist und springt. Bestandteile der Pille hemmen nämlich die Zentren im Zwischenhirn, die auf die Reifung des Eies bzw. den Eisprung einwirken. Der Körper braucht eine gewisse Zeit, bis er wieder in seinen natürlichen Rhythmus kommt und die Zentren die Hypophyse regelmäßig anregen. Dieses komplizierte Spiel erschwert die exakte Voraussage des Geburtsdatums.

Ratschläge für die erste Zeit

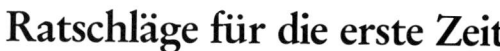

Am Beginn der Schwangerschaft hat man dasselbe Gefühl wie kurz vor der Periode. Die Frau empfindet ein vermehrtes Schweregefühl zum Unterleib hin, das durch verstärkten Blutzufluß verursacht wird. Die Gebärmutter wächst, dadurch können undefinierbare Schmerzen auftreten, die Brust wird größer und die Empfindlichkeit, die sonst kurz vor der Periode aufzutreten pflegt, verschwindet nicht.

Im allgemeinen hat die Mutter während der ganzen Schwangerschaft Kontakt mit dem Arzt. Einmal im Monat geht sie zur Kontrolle zu ihm. Von dem Zeitpunkt an, wo sie Kindesbewegungen spürt, geht sie jede zweite Woche und im letzten Monat jede Woche. Er gibt ihr Verhaltensregeln und sie weiß, daß sie sich bei allem, was geschieht, an ihn wenden kann.

Während der Schwangerschaft ist der weibliche Organismus hohen Anforderungen ausgesetzt. Die Mutter wird leicht müde und hat ein starkes Schlafbedürfnis, dem sie in vernünftigen Grenzen nachgeben sollte. Später verschwindet es meistens.

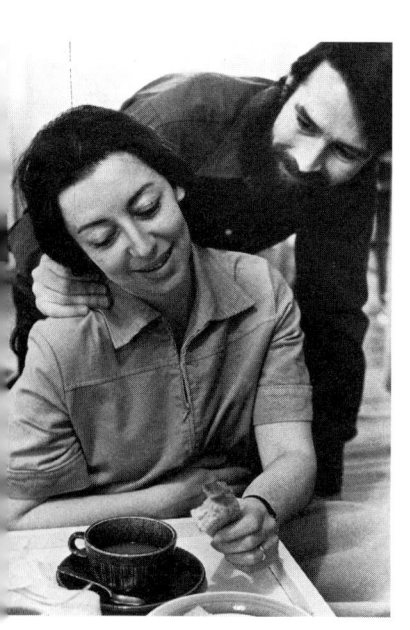

In der ersten Zeit tritt oft eine leichte Übelkeit auf, und gelegentlich kommt es zum Erbrechen. In diesem Falle sollte man die erste Morgenmahlzeit im Bett einnehmen, z.B. eine Tasse Tee und einen Zwieback und danach noch eine Weile liegenbleiben. Man sollte nicht so viel auf einmal essen, sondern lieber zwischendurch immer wieder eine Kleinigkeit. Sprechen Sie mit dem Arzt, wenn Sie zu stark unter der Übelkeit leiden. Mit Medikamenten sollte man während der Schwangerschaft vorsichtig sein. Die Medikamente, die man sonst einnimmt, können jetzt eine andere Wirkung haben. Sprechen Sie mit Ihrem Arzt darüber. Bei Einnahme von Insulin oder Schilddrüsenhormonen muß die Dosis während der Schwangerschaft oft geändert werden. Wie schon gesagt, ist es ein absoluter Irrglaube, daß alle Medikamente während der Schwangerschaft gefährlich sind und daß man ihre Einnahme vermeiden soll. Die Medikamente, die der Arzt verschreibt, können unbedenklich eingenommen werden. Das ist besser als ein Verzicht um jeden Preis. Vergessen sie nicht, daß Eisen, Vitamine und z.B. Schilddrüsenhormone lebenswichtig für das Kind sein können.

Falls man die Röteln nicht schon gehabt hat oder dagegen geimpft ist, sollte man sich bei Verdacht auf Ansteckung sofort beim Arzt melden. Die Röteln werden nur durch direkten Kontakt mit einem Kranken übertragen, nicht über eine andere Person. Eine Blutprobe zeigt, ob man genügend eigenen Schutz hat, sonst kann man eine Injektion von Antikörpern gegen den Virus bekommen, der dann gebunden ist und den Fetus nicht so leicht angreifen kann.

Was soll die Mutter essen?

Der Fetus stellt große Anforderungen an den Organismus der Mutter, die der mütterliche Körper vor den eigenen Bedarf stellt. Deshalb braucht sie gelegentlich sogenannte vorbeugende Medikamente als Zugabe zur täglichen Nahrung. Es ist bekannt, daß etwa ein Drittel des Eisenvorrats der Mutter zur Blutbildung des Kindes gebraucht werden. So viel Eisen kommt gewöhnlich nicht im Essen vor. Auch wenn die Mutter nicht blutarm ist, sollte sie trotzdem Eisentabletten einnehmen. Gewöhnlich sind in den Tabletten Eisen und Askorbinsäure, Vitamin C, enthalten. Auch andere Vitamine sind notwendig, eine Vitamintablette am Tag mit einer entsprechenden Mischung verschiedener Vitamine deckt diesen Bedarf.

Wichtig ist eine regelmäßige Gewichtskontrolle. Beim Arzt wird das Gewicht und auch der Leibesumfang kontrolliert und notiert. Die Aufzeichnungen ergeben eine recht interessante Zahlenreihe.

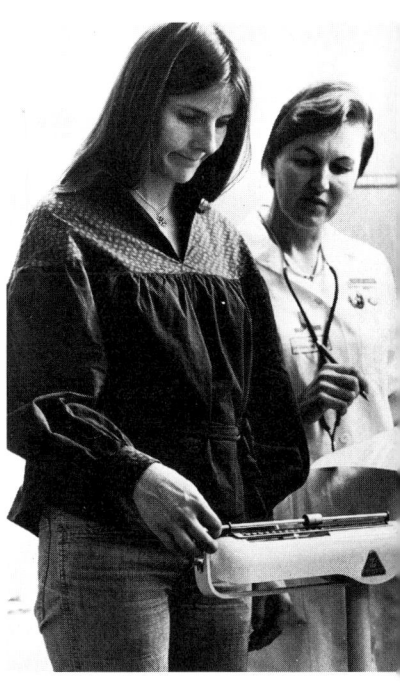

In Eisentabletten speziell für Schwangere ist eine entsprechende Dosis aller Vitamine enthalten, die während der Schwangerschaft besonders gebraucht werden. Es sind keine weiteren Vitamintabletten nötig. Manchmal wird noch Vitamin B verabreicht, ein Mangel kann Kribbeln in den Beinen oder Wadenkrämpfe verursachen. Der Körper braucht auch Kalk. Ein halber Liter Milch oder Quark decken den Bedarf.

Zahnarzt

Den Zahnarzt sollte man öfter als gewöhnlich aufsuchen. Während der Schwangerschaft kann es zu Veränderungen u. a. im Zahnfleisch kommen, die im Zusammenhang mit falscher Ernährung zu Zahnausfall und Zahnfäule führen können. Deshalb sollte man gleich zu Beginn der Schwangerschaft und auch sofort nach der Entbindung zum Zahnarzt gehen.

Alkohol und Tabak

Alkohol ist in mäßigen Mengen erlaubt. Das Rauchen sollte man möglichst unterlassen. Man weiß nicht, ob das Kind davon geschädigt wird, aber es ist nachgewiesen, daß Raucherinnen oft kleinere Kinder gebären.

In der elften Woche, ca. 5–6 cm.

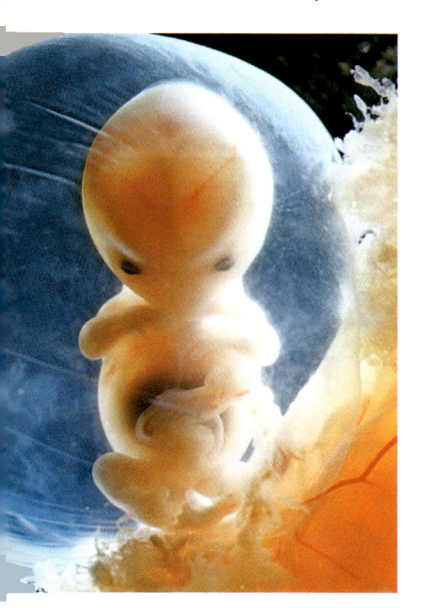

Baden, Hygiene

Baden kann man, wenn man Lust dazu hat. Beim Schwimmen in offenen Gewässern sollte man daran denken, daß während der Schwangerschaft eine größere Anfälligkeit für Wadenkrämpfe besteht. Liegen Sie nicht zuviel in der Sonne. Manche Frauen bekommen während der Schwangerschaft braune Pigmentflecken, die vom Sonnenbaden noch häßlicher werden und außerdem langsamer verschwinden.

Warme Bäder sind nicht gefährlich, wie oft zu Unrecht angenommen wird. Ein tägliches Bad oder Brausen ist zu empfehlen. Die hygienischen Vorschriften während der Schwangerschaft müssen sehr genau eingehalten werden. Wegen der vermehrten Schleimabsonderungen der Gebärmutter soll der Unterleib sorgfältig morgens und abends und nach jeder Toilettenbenutzung mit lauwarmem Wasser gewaschen werden. Seltsamerweise gibt es Frauen mit der Vorstellung, daß Seife und Wasser schädlich für den Unterleib seien. Im Gegenteil! Schaffen Sie sich ein Bidet an, wenn Sie noch keines haben. Es gibt auch Einsätze für das Toilettenbecken. Oder verwenden Sie die Handdusche. Waschen Sie sich äußerlich gründlich, spülen Sie die Seife ab. Aber duschen, spülen oder waschen Sie sich *nicht* in der Scheide. Sorgfältig abtrocknen und evtl. mit Kinderpuder pudern.

Brust und Beine

Bereits zu Beginn der Schwangerschaft kann die Mutter sich einen gutsitzenden, verstellbaren Büstenhalter mit breiten Trägern zum Stützen und Heben der Brust anschaffen. Diese wird nämlich ziemlich rasch groß und schwer und es besteht die Gefahr, daß die Haut gedehnt wird und später erschlafft.

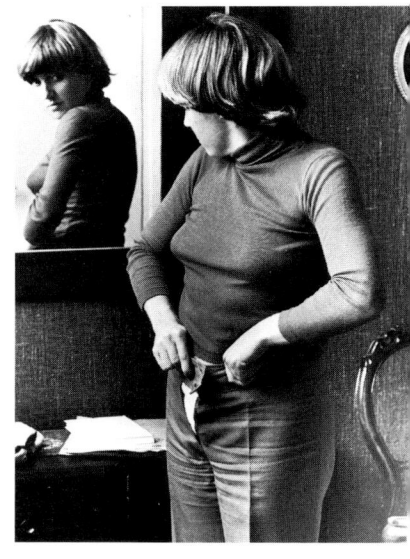

Ja, jetzt geht die Hose nicht mehr zu. Vierter Monat.

Falls man niedrige Fußgewölbe hat, sollte man sich Einlagen beschaffen. Sie können eine bedeutende Erleichterung sein, besonders, wenn das Körpergewicht größer wird. Schuhe mit hohen Absätzen sind unzweckmäßig, aber auch in Hausschuhen ohne Absätze ist das Gehen anstrengend. Am besten sind Holzsandalen oder Schuhe mit einer Absatzhöhe von 3–4 cm.

Geschlechtsverkehr

Eine gesunde werdende Mutter kann Geschlechtsverkehr ausüben, sooft sie möchte. Beide Partner müssen die persönliche Hygiene besonders sorgfältig beachten. In den letzten Wochen vor der Entbindung sollte man sich körperlich vorsichtiger begegnen, und Frauen mit einer Neigung zu Fehlgeburten tun gut daran, den Geschlechtsverkehr in der Zeit zu unterlassen, in der sie ihre Periode erwartet hätten.

Gewöhnlich leben – keine Übertreibungen!

Die Frau kann ihrer Berufsarbeit so lange nachgehen, solange es die Versicherungs- und Schutzbestimmungen zulassen. Bewegung und leichter Sport wie gewöhnlich, die Kräfte nicht überfordern. Zu Beginn der 2. Hälfte der Schwangerschaft ist die Teilnahme an einer Schwangerschaftsgymnastik ratsam.

Im dritten Monat
Der Fetus in der Gebärmutter I

Zwei Monate und eine Woche sind seit der Befruchtung vergangen. Für die werdende Mutter, die vom ersten Tag der
letzten Menstruation an rechnet, besteht die Schwangerschaft
schon zwei Wochen länger. Diese Zeitrechnung mag etwas
kompliziert erscheinen, sie hat jedoch praktische Gründe.
Man geht von einem Zeitpunkt aus, den die Mutter sicher
angeben kann. Sie konnte ja nicht spüren, wann die Befruchtung genau stattgefunden hat.

Der Fetus hat sich nun gut angepaßt. Der Mutterkuchen
hat die Produktion all der Hormone übernommen, die zum
Schutz und Halt des heranwachsenden Kindes in der Gebärmutter gebraucht werden. Die Gelbkörper haben das Ihre
getan – der Fetus ist jetzt selbst lebensfähig.

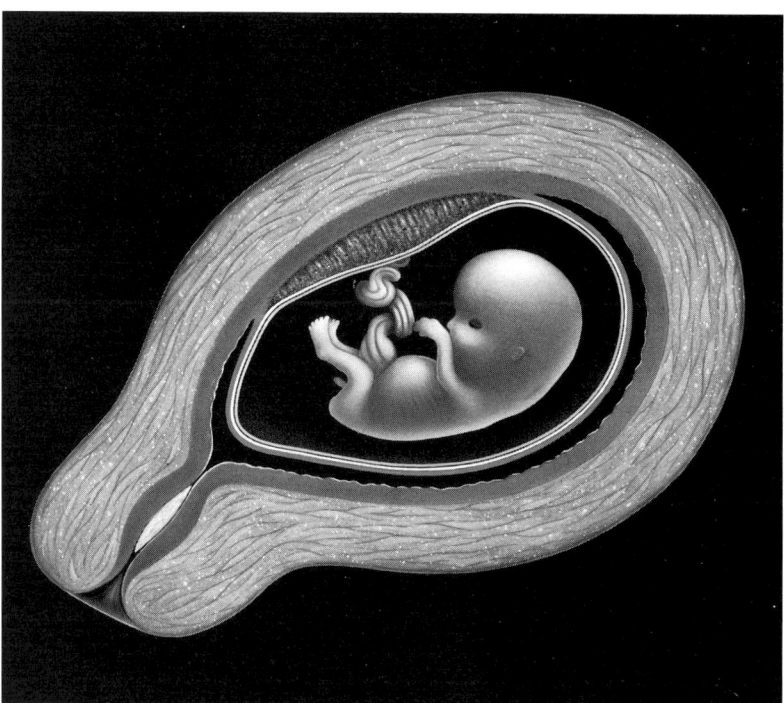

Im dritten Monat füllt die Gebärmutter einen großen Teil des
Beckens aus. Die Eingeweide
werden nach oben gedrängt – der
Bauch wird rundlich.

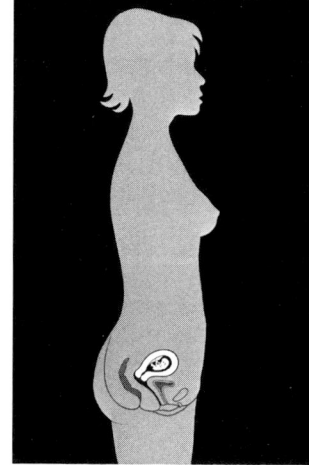

Obenstehende Zeichnung zeigt die Gebärmutter mit der Frucht in natürlicher
Größe. Rund um die Stelle, an der die kleine Embryoblase gelandet ist, ist ein Mutterkuchen gewachsen. Durch die Nabelschnur erhält die Frucht Nahrung. Sie
schwimmt in der Fruchtblase im Amnion (der inneren Fruchtblase), die an ihrer
Außenseite mit Chorion verkleidet ist (der äußeren Fruchtblase) und hat die Gebärmutterschleimhaut jetzt so gewölbt, daß sie praktisch an der Wand gegenüber an-
liegt. Auf dem großen Foto rechts wurde das Chorion geöffnet und zur Seite geschoben.

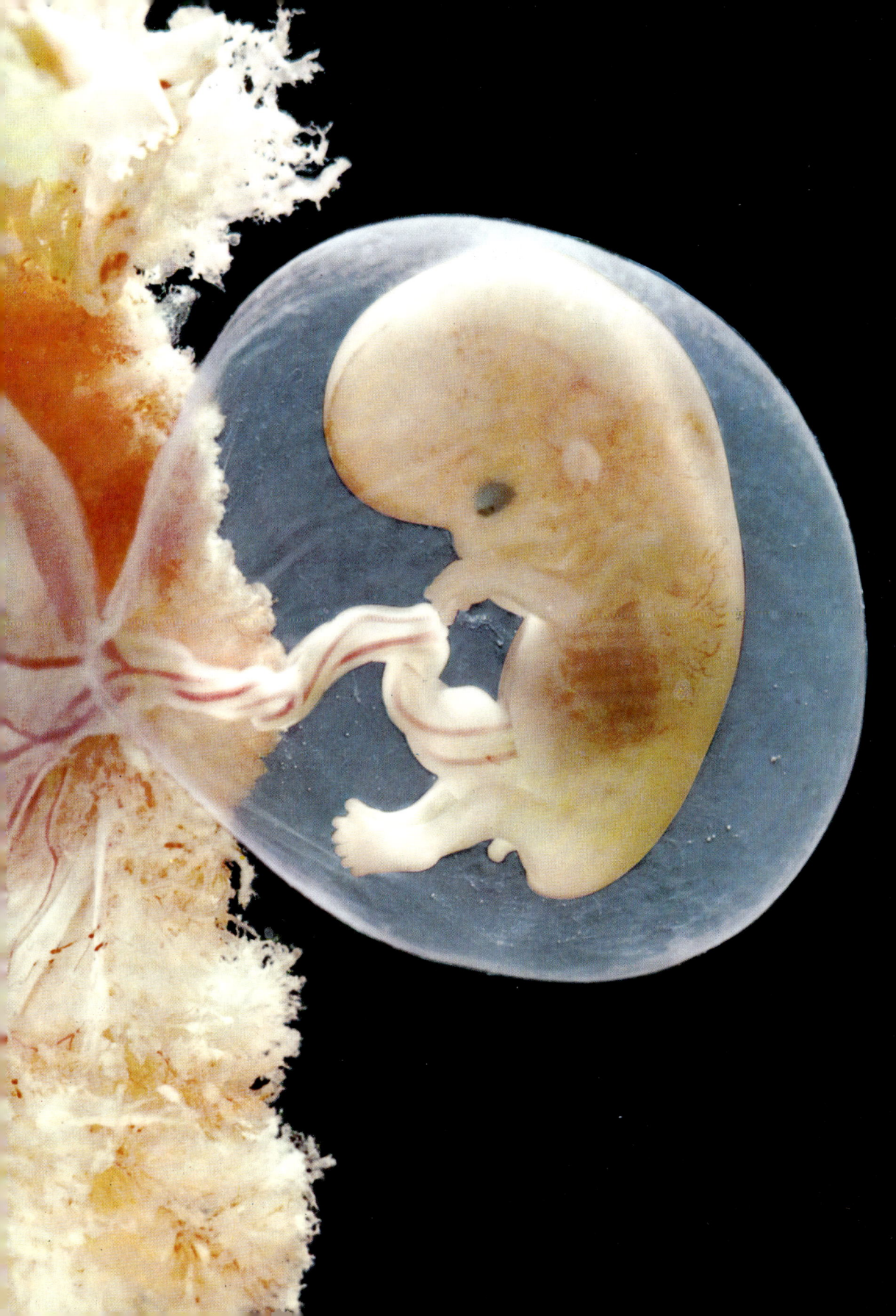

Junge oder Mädchen?

Das Geschlecht des Kindes wird im Augenblick der Befruchtung bestimmt. Kommt zuerst eine Y-Spermie zum Ei (das ja immer ein X-Chromosom hat), erhält das neue Individuum die Zusammensetzung XY seines 23. Chromosomenpaares, aus dem dann ein Junge wächst. Mit einer X-Spermie entsteht die Kombination XX, und das Kind wird ein Mädchen.

Allen Anstrengungen der Forscher zum Trotz ist es jedoch noch nicht gelungen, eine Methode zu finden, die den hoffnungsvollen Eltern das Geschlecht des Kindes garantiert, das sie sich wünschen. Dagegen kann man in den Zellen, die lose im Fruchtwasser herumschwimmen, die Chromosomen auszählen und dadurch erfahren, welches Geschlecht die Frucht erhielt. Eine solche Untersuchung wird jedoch nur bei einem Verdacht auf einen Chromosomen- oder Erbschaden durchgeführt. Für die meisten Eltern ist das Geschlecht des Kindes bis zur Geburt ein gut gehütetes Geheimnis. Es ist nur Aberglauben, daß man es anhand der Form des Bauches bestimmen kann.

Im ersten Viertel ihrer Entwicklung ist die Geschlechtsanlage noch nicht in Richtung männlich oder weiblich festgelegt.

Erst die Geschlechtschromosomen bestimmen dann die geschlechtsspezifische Weiterentwicklung aus der gemeinsamen Anlage.

9 Wochen, 4–5 cm

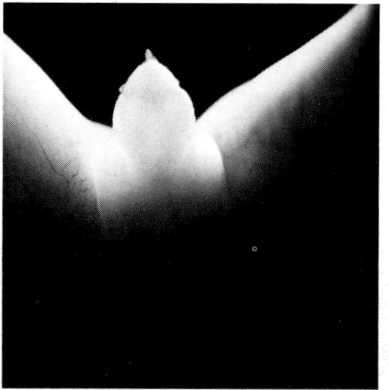 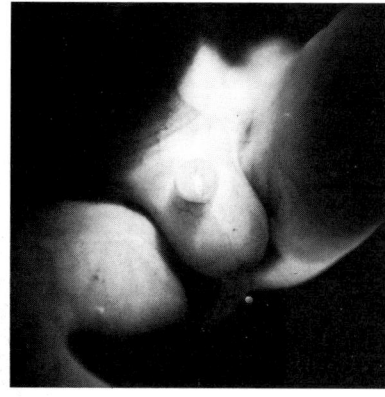

Diese Seite ist die Jungenseite. Das Bild ganz links könnte ein Mädchen sein; bei beiden beginnt die Entwicklung mit einer Knospe ganz vorne und dann mit zwei Erhöhungen auf jeder Seite einer Spalte. Hier wird die Knospe ein Penis und die Erhöhungen wachsen zu einem Hodensack zusammen, in den die Testikel dann hinunterwandern.

15 Wochen, 14 cm
16 Wochen, 16 cm

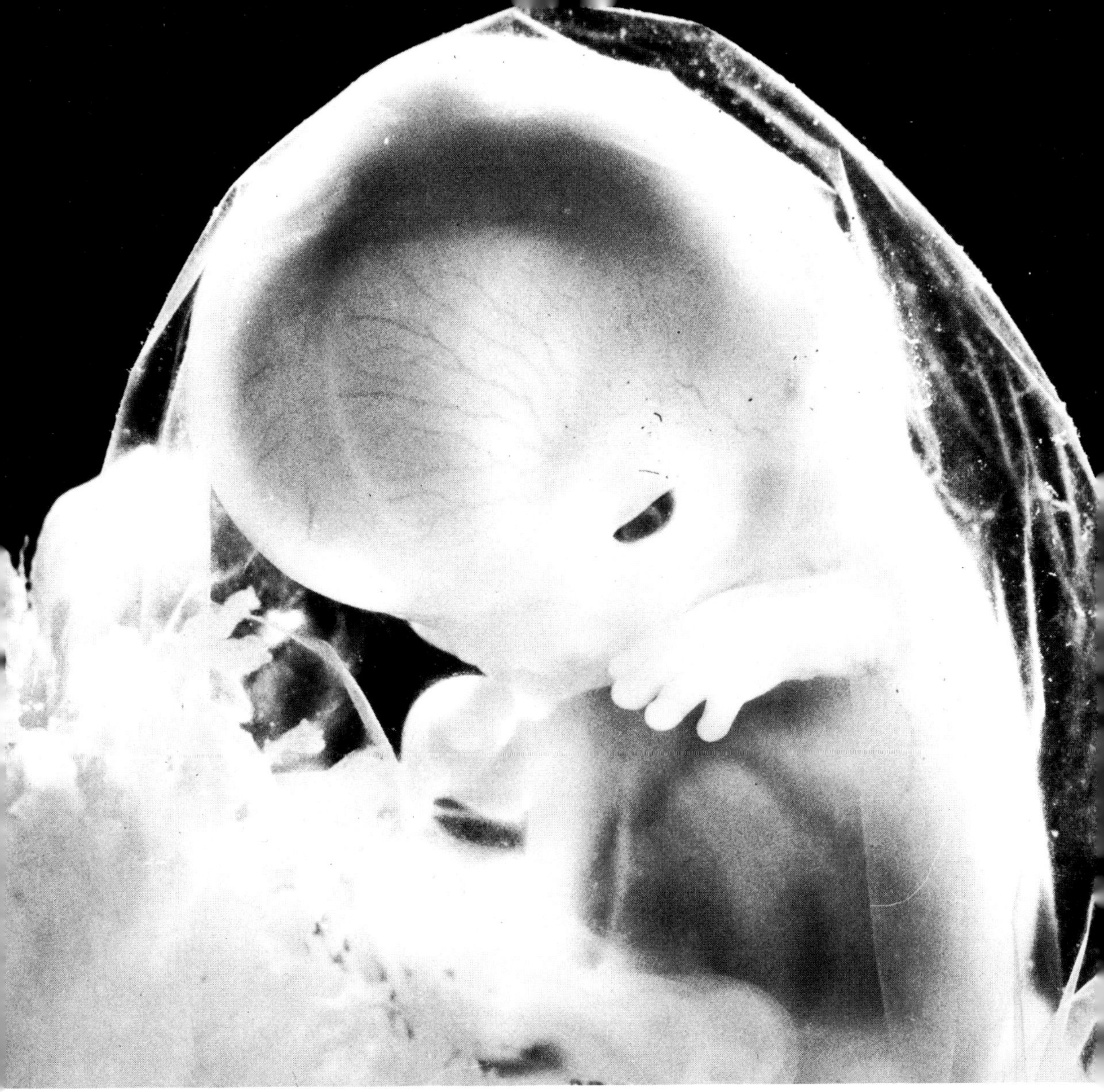

Auf der Mädchenseite sind die
äußeren Geschlechtsteile vor-
wiegend im Ursprungsstadium:
die Knospe wird das kleine
empfindliche Organ, die Cli-
toris, und aus den Erhöhungen
entwickeln sich die Schamlippen.
Der Spalt dazwischen schließt
sich nicht – darin mündet die
Harnleiter und gleich dahinter
die Scheide.

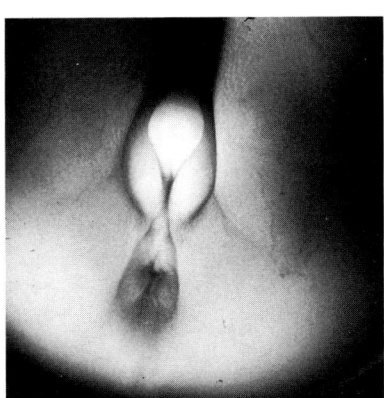 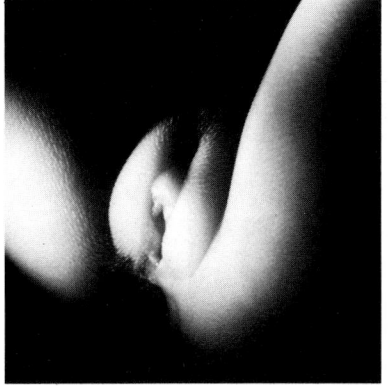

11–12 Wochen, 10–11 cm
19 Wochen, 20 cm

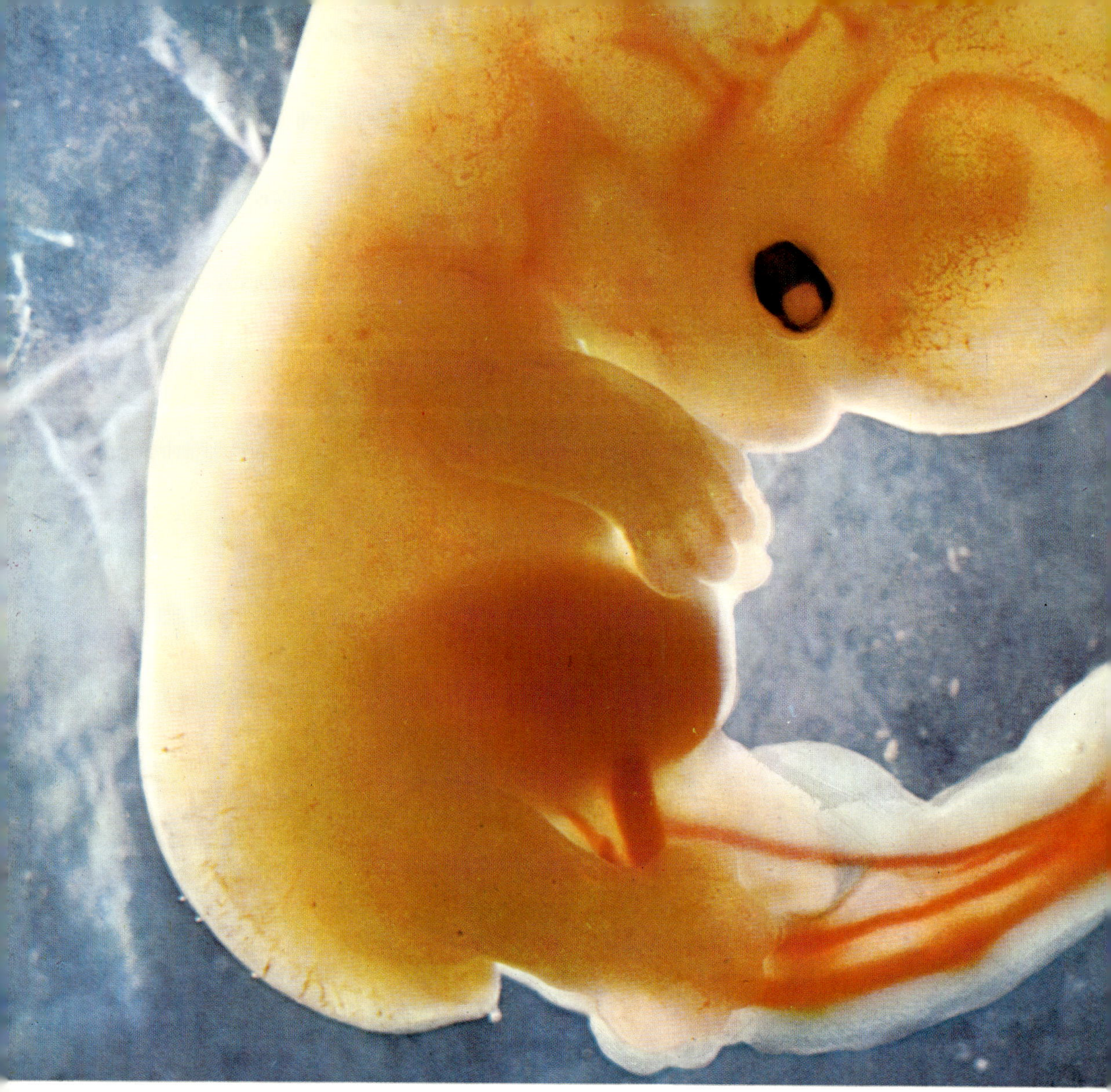

5 1/2 Wochen, 16 mm. Durch die große Nabelvene, das größte Blut-
gefäß, kommt das Blut mit Sauerstoff und Nährstoffen angereichert
vom Mutterkuchen zurück. Bevor es wieder in den Kreislauf des
Kindes gelangt, muß es zunächst durch die Leber, dem großen roten
Schatten unter der Hand.

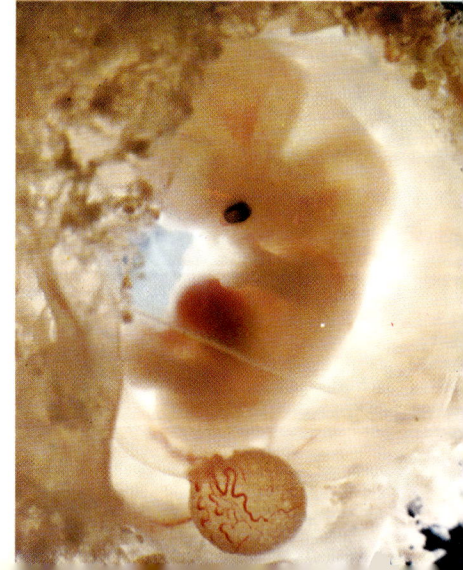

Ca. 5 Wochen, 1 1/2 cm. Der Dottersack erzeugt immer noch Blutkörperchen, bald hat die Leber diese Aufgabe zu übernehmen. Das
Herz hat mit der Aufteilung in einen Vorhof und eine Kammer begonnen, die Scheidewände und die Klappen sind jedoch noch nicht
entwickelt.

84

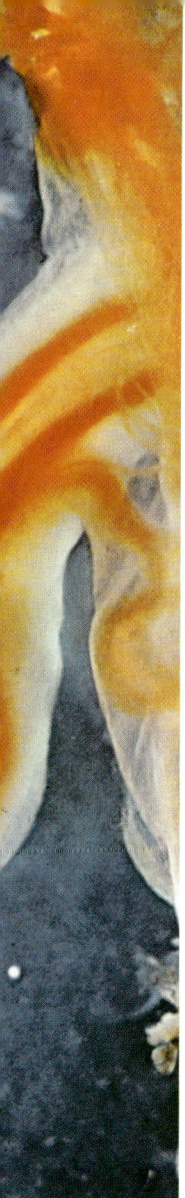

Der Blutkreislauf

Ohne Blutkreislauf könnten wir nicht leben und wachsen. Das schnelle Wachstum der Zellstaaten erfordert auch einen schnelleren Transport von Sauerstoff, Nährstoffen und Schlackenstoffen. Am Anfang ist das Blutgefäßsystem eine Sammlung einfacher Röhren, durch die Gewebeflüssigkeit fließt. In dieser Flüssigkeit werden der Sauerstoff und die übrigen Stoffe einzeln weiterbefördert.

Aber bald entstehen immer mehr spezialisierte Zellen im Flüssigkeitsstrom: die roten Blutkörperchen, unermüdliche Sauerstofflieferanten und die weißen Blutkörperchen, die Verteidiger des Körpers gegen Eindringlinge und Träger aller Instruktionen der Immunverteidigung des Körpers. Sie wissen, was zum eigenen Körper gehört und was fremd ist und abgestoßen werden muß.

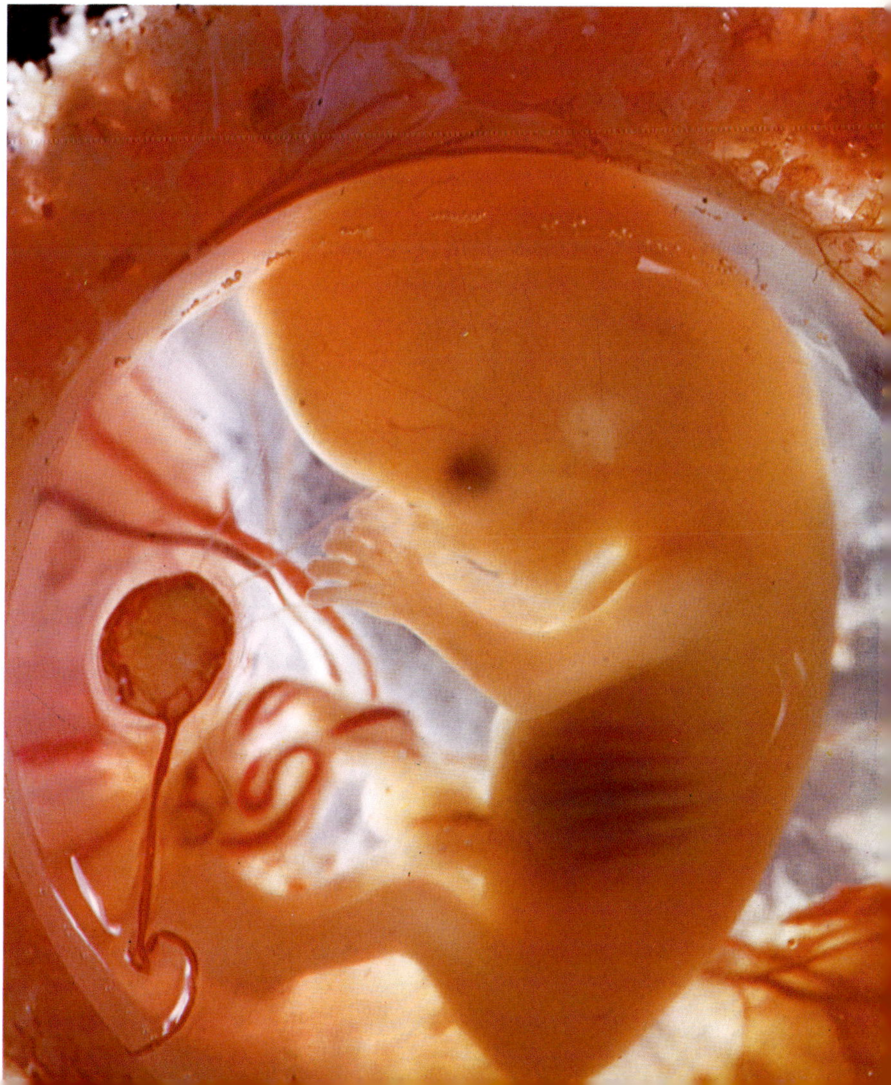

Wochen, 6 cm. Der Dottersack hat ausgedient und der Stiel wird sich bald von seiner Befestigung lösen. Jetzt bilden sich die roten Blutkörperchen in Leber und Milz, und bald wird auch das Knochenmark im Skelett mithelfen. Die Lymphdrüsen und die Thymusdrüse beginnen mit dem Aufbau der Immunverteidigung. Das Herz ist fertig.

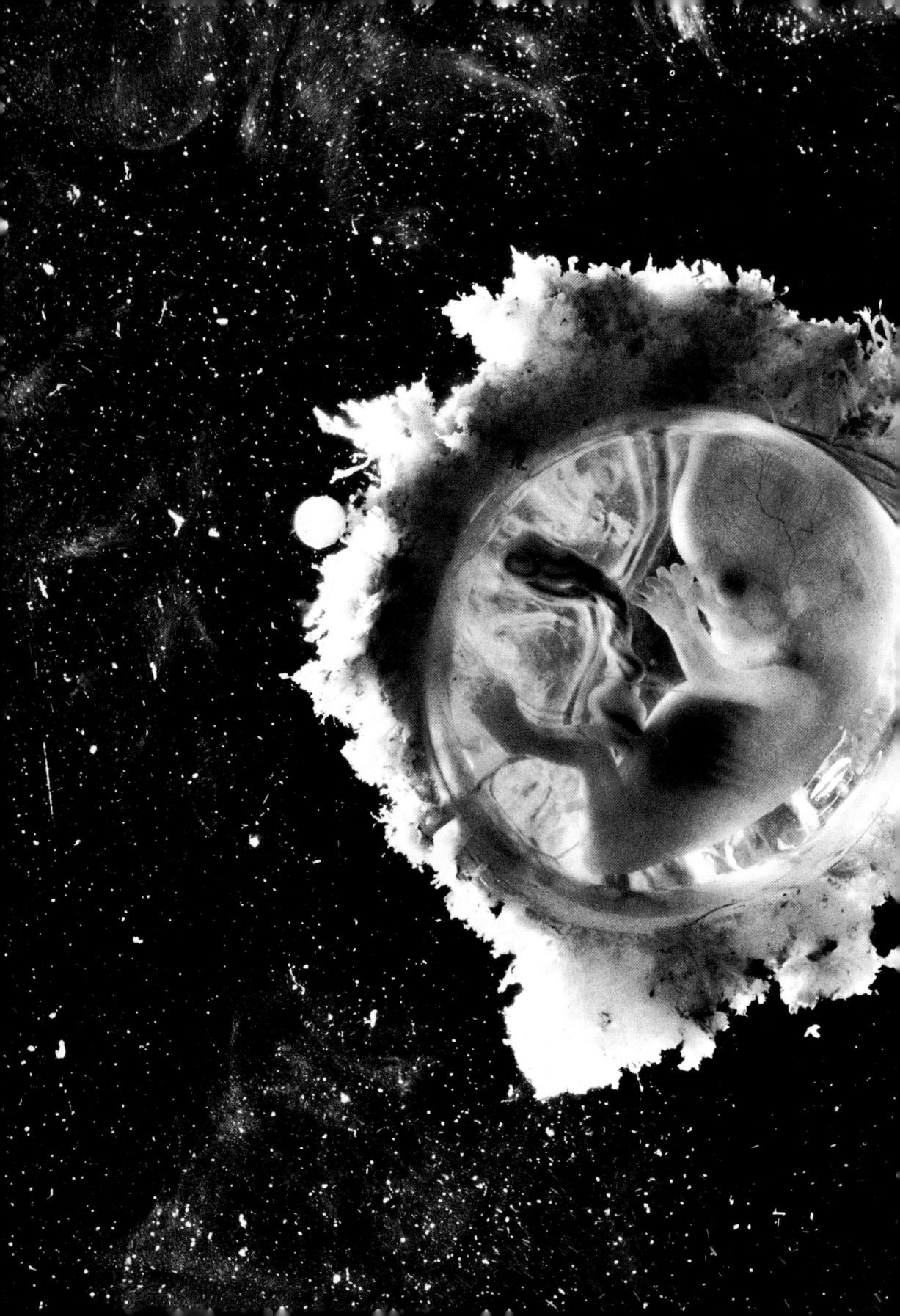

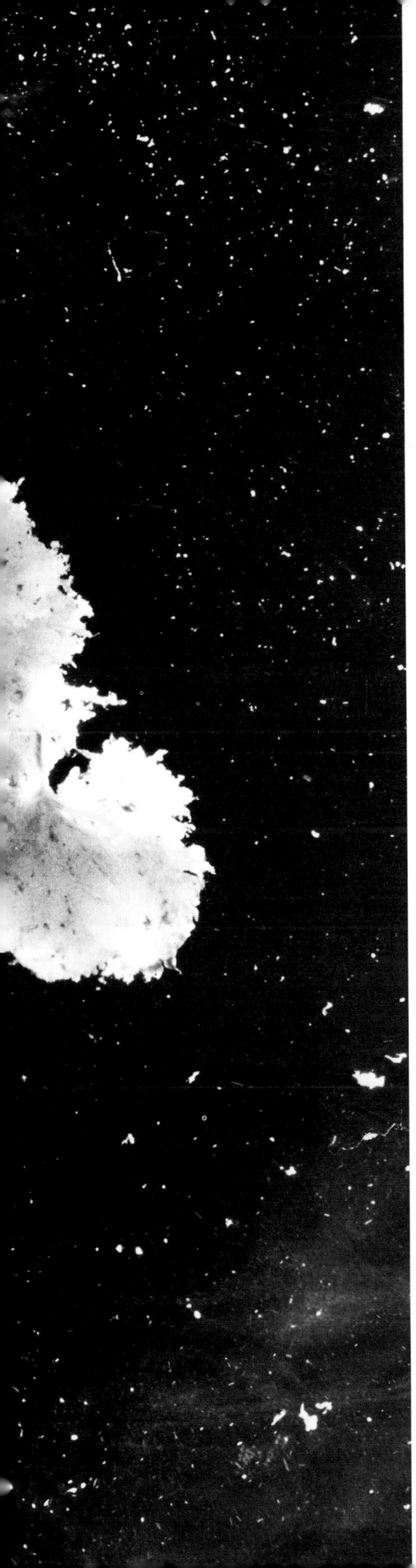

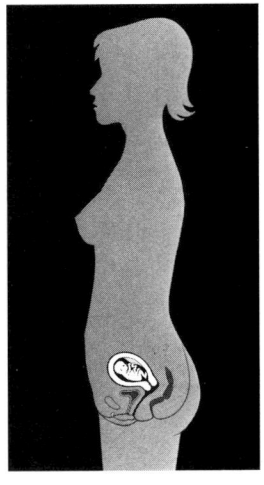

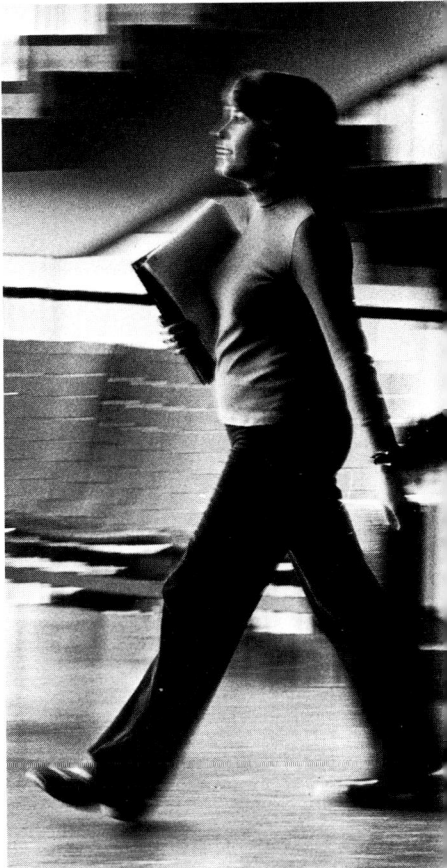

Im vierten Monat der Schwangerschaft wächst die Frucht von 5 cm auf über 10 cm Länge. Die Gebärmutter ist jetzt genau in der Mitte zwischen Schambeinrand und Nabel. Jetzt müssen die Kleider in der Taille weitergemacht werden.

Im vierten Monat
Der Fetus in der Gebärmutter II

Elf Wochen sind seit der Befruchtung vergangen, dreizehn seit Beginn der letzten Menstruation. Die werdende Mutter kommt in den vierten Monat.

Die Körperproportionen der Frucht wirken jetzt schon ziemlich »fertig«, der Kopf mißt etwa ein Drittel der Länge bei ausgestreckten Beinen. Die Rippen sind deutlich zu sehen, und im Knorpelvorstadium zum Skelett haben sich die ersten Kerne des Knochengewebes entwickelt.

Hier ist der Chorion zur Seite geschoben, man sieht durch die dünne Haut des Amnionsackes. Um ihn herum die weitverzweigten Zotten der Plazenta wie ein Kranz.

Die menschlichen Züge

Die Formgebung eines Gesichtes ist eigentlich eine ziemlich komplizierte Angelegenheit. Man könnte sie beschreiben als fünf Halbinseln, die vorwachsen und sich unter der dünnen Haut treffen. Zuerst eine, die zwischen den Augen herunterwächst: mit einer Bucht auf jeder Seite hört sie auf (die zukünftigen Nasenlöcher) und bildet also die Nase und die Mitte der Oberlippe. Dann dringen zwei unter den Augen vor, sie bilden die Wangen und die Seitenpartien der Oberlippe. Und schließlich zwei unter dem Mund, die sich in der Mitte treffen und Unterlippe und Kinn bilden.

Ganz langsam modellieren die Gesichtsmuskeln durch ihre Bewegungen die Nasenwinkel heraus, den Amorbogen und alle Züge, die zur Charakteristik eines Gesichtes gehören.

5 Wochen, 6 mm. Die »Buchten« sind immer noch offen – die Furchen von den Nasenlöchern zum Rand der Oberlippe sind noch nicht verwachsen. Wo die Seitenteile mit dem Mittelteil zusammentreffen, entsteht eine kleine Kerbe.

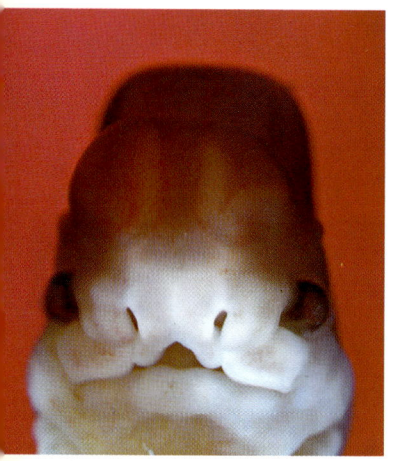

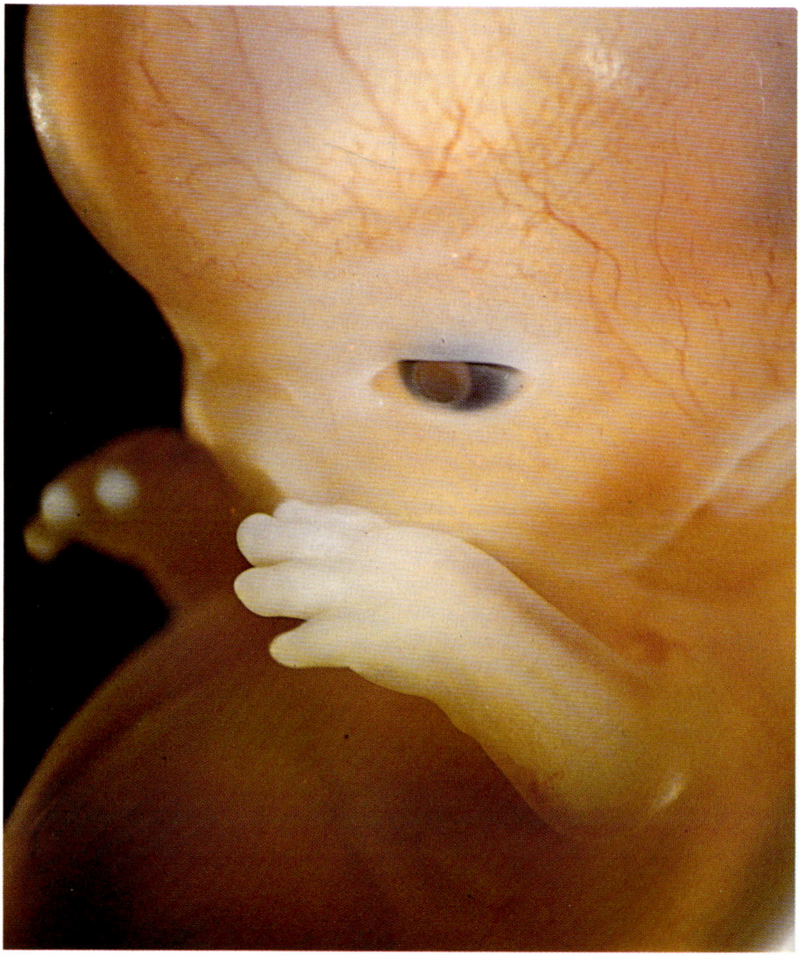

8–9 Wochen, 3 cm. Die Furchen sind angeglichen, Augenlider haben sich gebildet. Die Nase ist kurz und stumpf, das Ohr nimmt Form an. Sieben und einen halben Monat vor der Geburt wächst ein menschliches Gesicht heran.

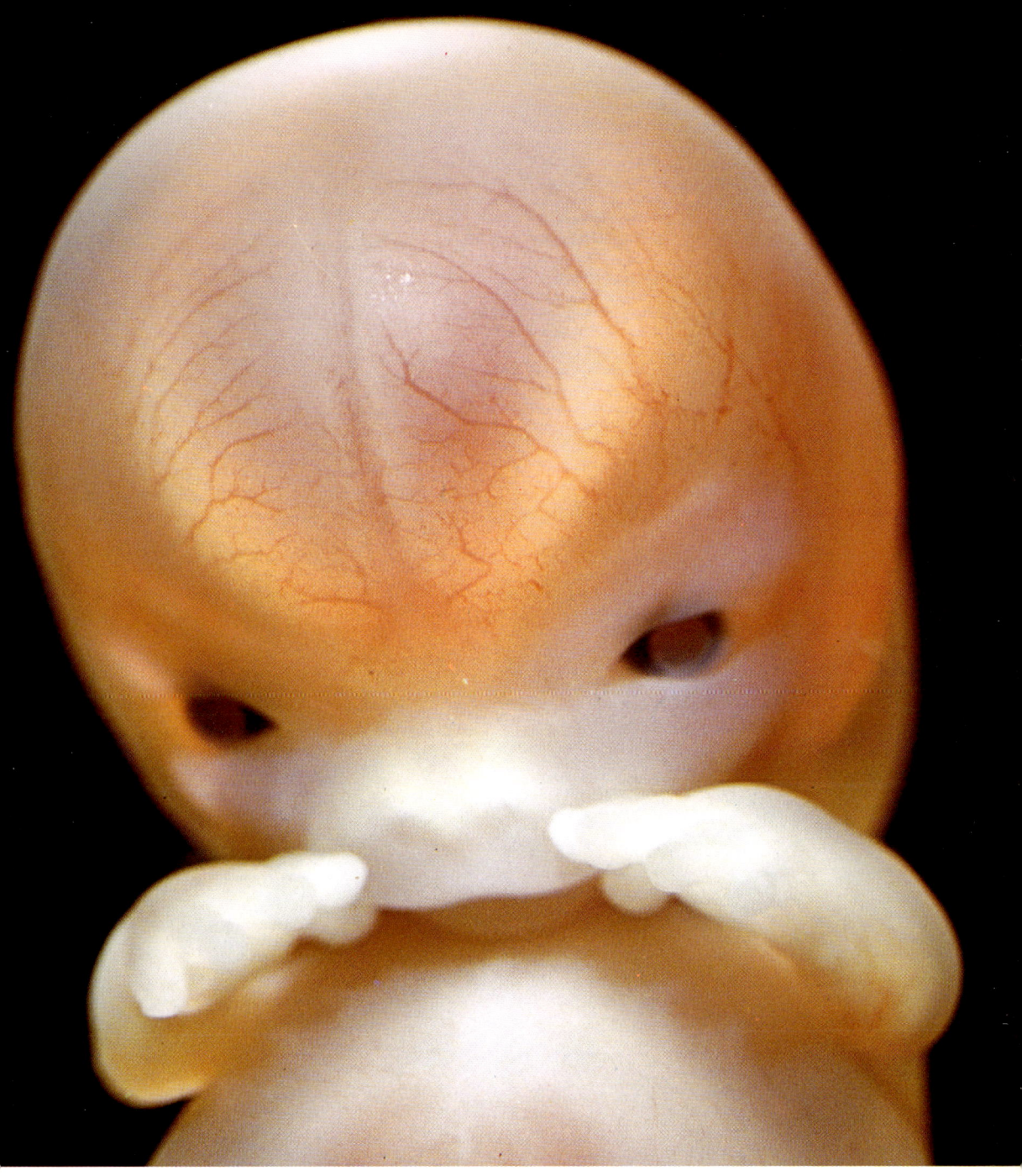

6–7 Wochen, ca. 1 1/2 cm

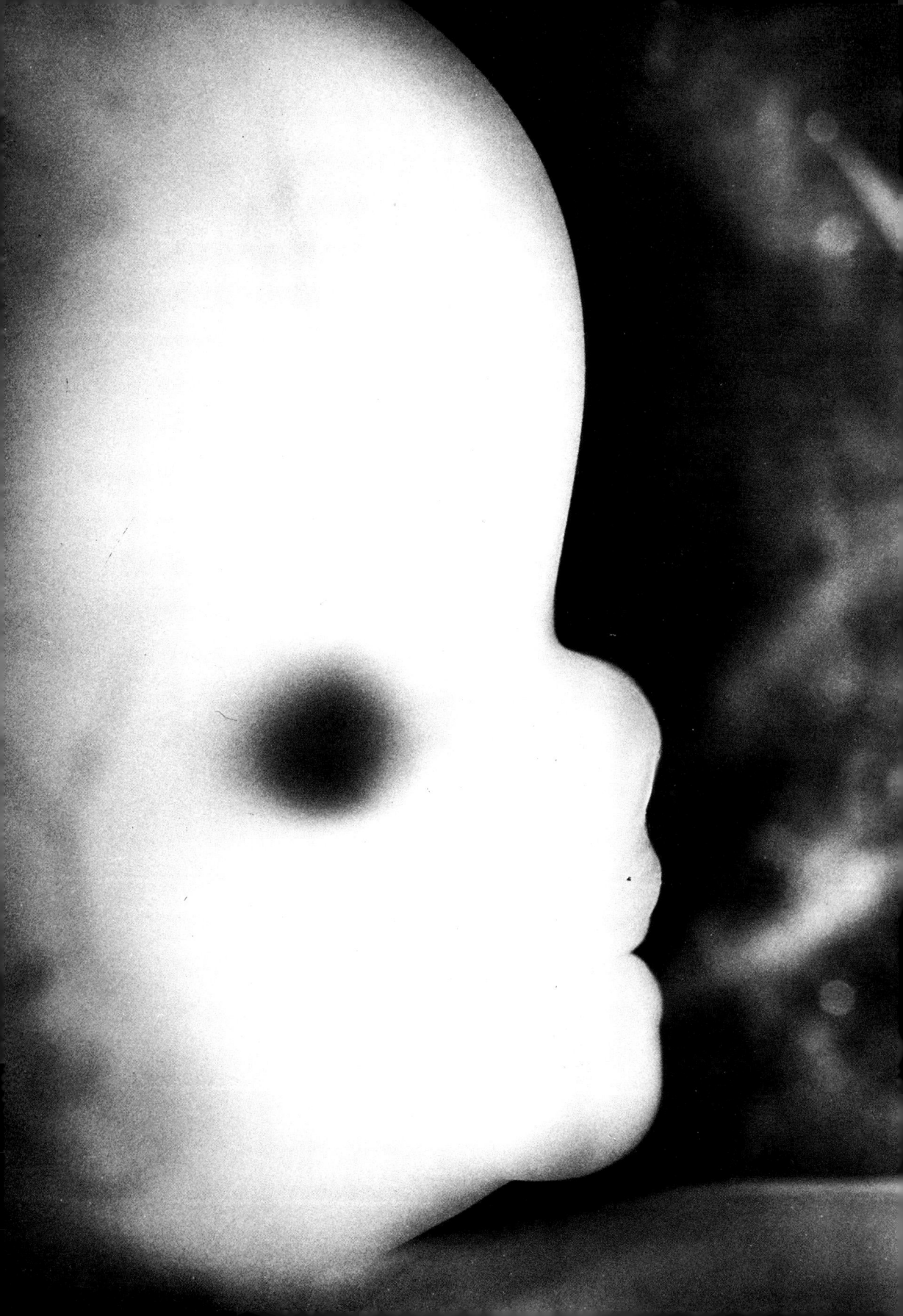

Profil mit elf Wochen

Elf Wochen alt, fünf Zentimeter lang. Die Augen sind geschlossen. Durch die dünne Haut schimmert das schwarze Pigment in der Netzhaut. Das Gesicht hat bereits das Profil eines Kindes mit der großen runden Stirn, einer kleinen nach oben gerichteten Nase und einem ziemlich ausgeprägten Kinn.

Unter der Haut arbeiten die Muskeln bereits, deren Bewegungen immer mehr von dem sich entwickelnden Nervensystem geordnet werden. Die Lippen können geöffnet und geschlossen werden, die Stirn gerunzelt, die Augenbrauen –, d.h. die Haut, wo sie sitzen werden – können hochgezogen und der Kopf gedreht werden. Ganz allmählich entwickeln sich alle diese Bewegungen zu Such- und Saugreflexen, die lebenswichtig sind, wenn das neugeborene Kind die Brust finden und trinken soll. Der Gesichtsausdruck signalisiert ja auch das Befinden und die Bedürfnisse. Man hat, wenn man klein ist, ein besonders großes Bedürfnis nach der Sprache ohne Worte.

Es ist nicht gerade ein Schwergewichtler, der jetzt seine Muskeln übt: 20 Gramm wiegt er, soviel wie ein gewöhnlicher Brief.

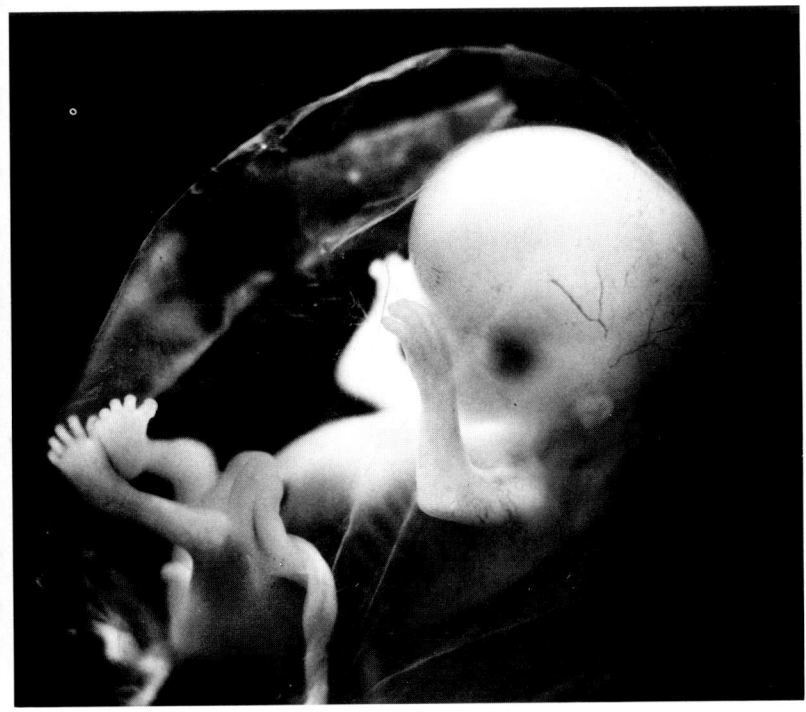

Arme und Beine sind in ständiger Bewegung, auch wenn die Mutter das Strampeln und Bewegen noch nicht spüren kann.

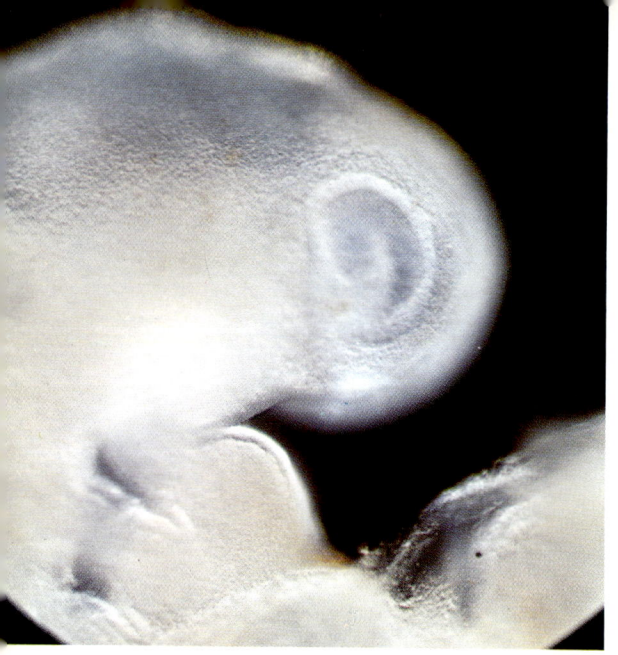
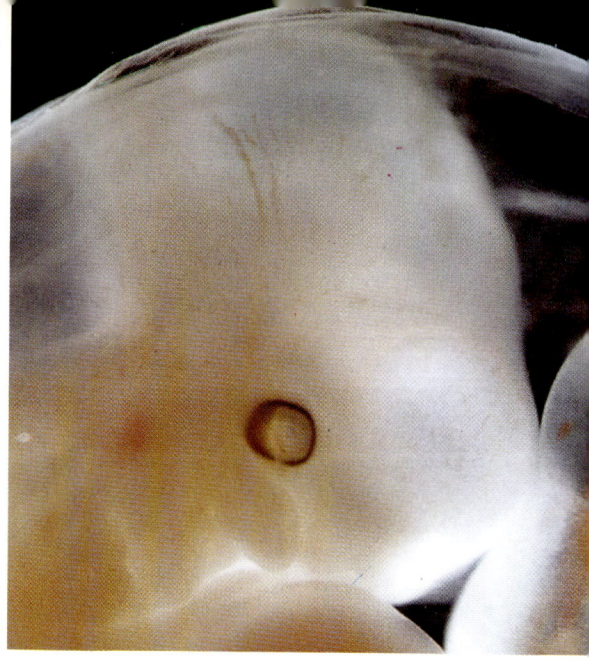

4 Wochen, 4 mm. Der Rand der Ohrmuschel schimmert durch. In der Mitte ahnt man ein Oval: die dünne Blase, die die Haut wie eine Linse abgeschnürt hat.

5 Wochen, 7–8 mm. Das Auge erscheint wie ein schwarzer Ring, in der Augenhöhlenwand hat sich dunkles Pigment gebildet.

Das Auge

Die Entstehung des Auges ist ein bemerkenswertes Beispiel eines Zusammenspiels – man könnte fast sagen, eines Gespräches – zwischen dem wachsenden Gehirn und der dünnen Schläfenhaut des Embryos.

Zuerst schickt der vordere Teil des Gehirns nach jeder Seite einen hohlen Stiel aus. Am Ende des Stiels sitzt eine Blase. Wenn die Blase dicht unter die Hautoberfläche kommt, wölbt sie sich in sich selbst zurück wie ein Becher – die Augenhöhle und die Netzhaut sind angelegt. Gleichzeitig wird eine Bestellung an die Haut weitergegeben: »Mach eine Linse!« – die Haut schnürt eine Blase ab, die sich in die Becheröffnung legt und so die Linse wird. »Mach eine Hornhaut!« – die Haut über der Linse wird zu einer dünnen und durchsichtigen Hornhaut. Auf der Vorderseite der Linse wächst von den Rändern her eine Regenbogenhaut herein. Schließlich faltet sich die Haut noch für zwei Augenlider. Das Auge ist fertig.

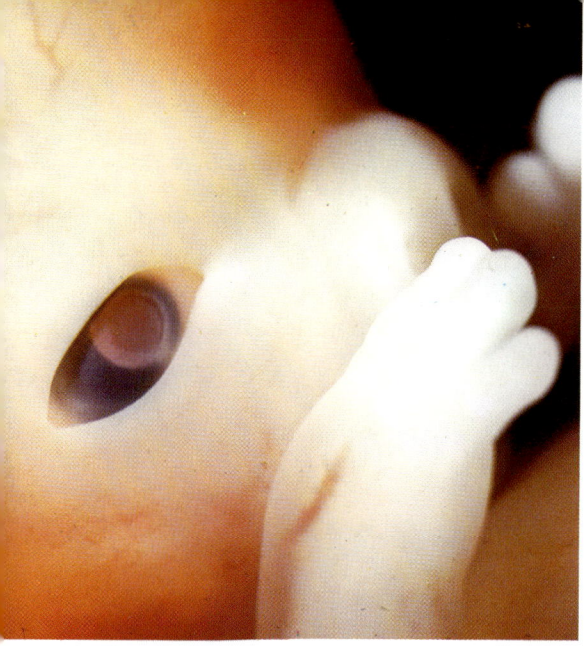

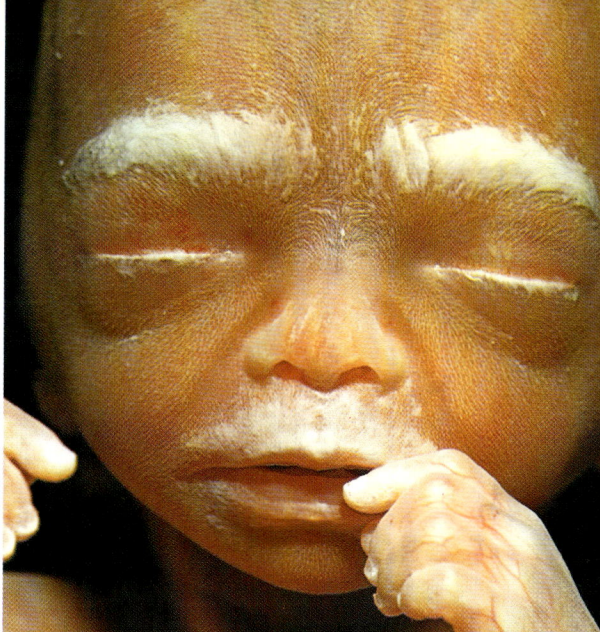

8 Wochen, 3 cm. Eine Andeutung des Augenlides. Das Pigment schimmert immer noch durch das spätere Weiß des Auges. In der Mitte der hellen Regenbogenhaut ist die Pupille zu erkennen, die in diesem Stadium von einer dünnen Haut bedeckt ist.

20 Wochen, 27 cm. Die Augen sind geschlossen wie bei einem neugeborenen Katzenjungen. Am Anfang des zweiten Monats wachsen die Augenlider zusammen und öffnen sich im siebten Monat wieder.

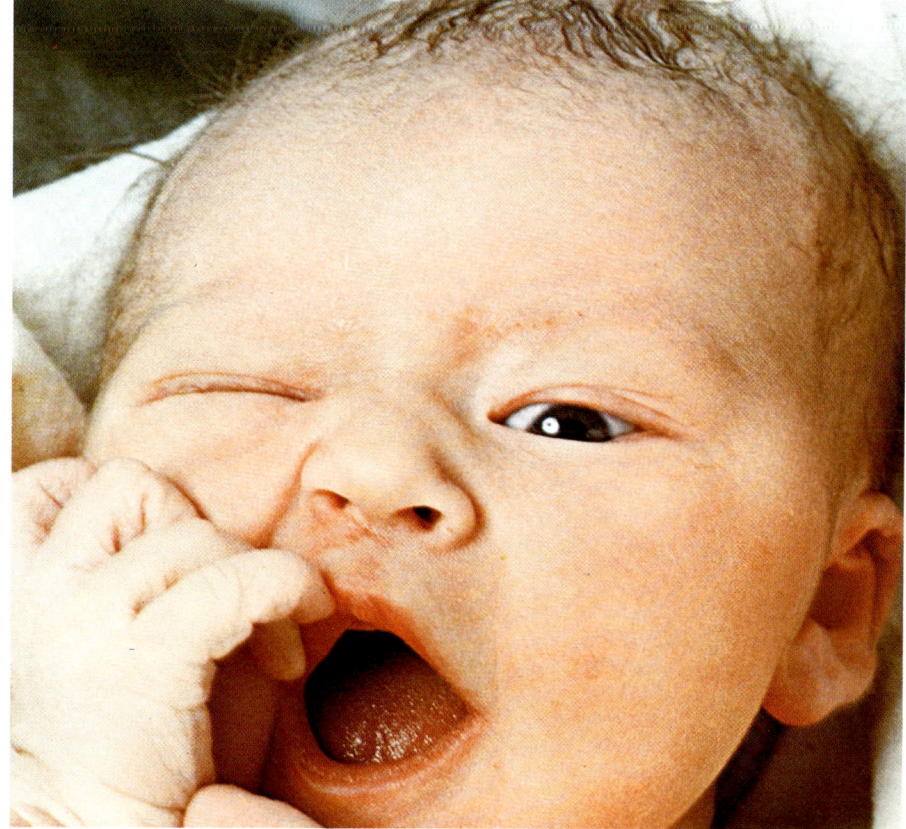

Die Augen des neugeborenen Kindes – können sie sehen? Ja, sie nehmen das Bild auf. Aber es dauert noch eine Zeitlang, bis das Gehirn gelernt hat, das Sehbild zu übertragen, und bis es versteht, was das Auge mitteilt.

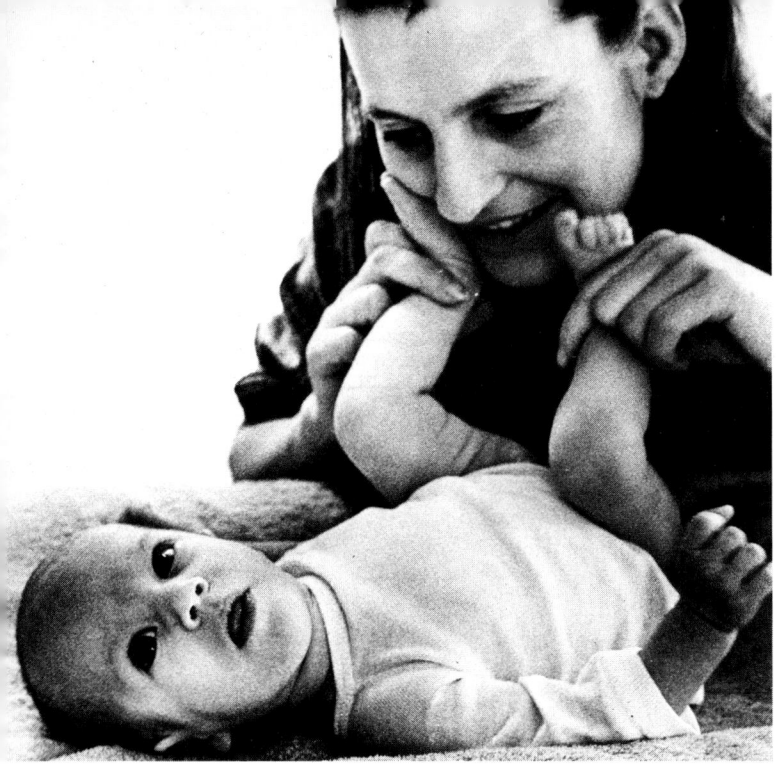

Das neugeborene Kind strampelt mit den Füßen und greift mit den Händen. Schon seit langem hat es diese Muskelfunktionen geübt. Daß die Frucht strampelt, konnte die Mutter schon viele Male spüren. Der Fetus kann den Daumen zum Mund führen und daran lutschen, s. Bild S. 125 und die Nabelschnur umfassen, s. Bild S. 118.

Hand und Fuß

In der vierten Woche nach der Befruchtung bildet sich ein Streifen an jeder Körperseite direkt vor dem Körpersegment und von der zukünftigen Schulter bis zur zukünftigen Hüfte. Der Streifen ist eine Verdickung des Bindegewebes im mittleren Keimblatt, aus dem sich Muskeln und Skelett entwickeln. Der größere Teil des Streifens hilft bei der Bildung der Brust- und Bauchmuskeln, doch an den beiden Enden geschieht noch mehr: Daraus entwickeln sich Arme und Beine.

Bereits in der fünften Woche wächst eine Arm- und eine Beinknospe, überzogen von der dünnen Embryohaut. Die Knospen sind etwas plattgedrückt und haben eine Kante. Vom Bindegewebe gehen chemische Signale an die Kante, die sich zu einer Randleiste verdicken soll. Die Randleiste ist wiederum verantwortlich für die Instruktionen zum Bindegewebe, das dann der Reihe nach Oberarme und Oberschenkel, Unterarme und Unterschenkel, Hände und Füße zu planen hat. Alles vollzieht sich nach einem bestimmten Zeitplan – die Hand liegt ein paar Tage vor dem Fuß – und in einem ständigen Zusammenspiel von Körper und Randleiste, genauso, wie das Gehirn und die Schläfenhaut das Auge bildeten.

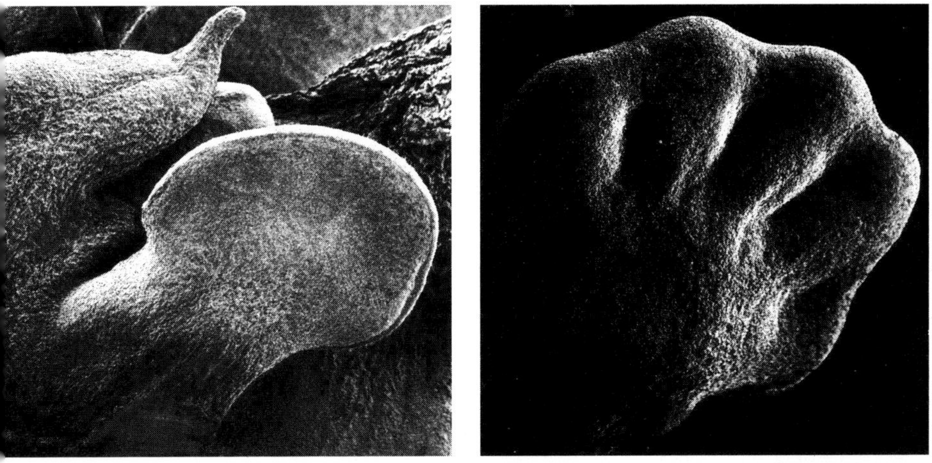

6 Wochen, 12–13 mm. Ganz links der Fuß mit der Randleiste, an der man schon die Andeutung der Zehen sehen kann. Auch der Schwanz, der sich jetzt schon zurückbildet, ist wie eine kleine Spitze zu sehen. Die Entwicklung der Hand ist schon etwas weiter fortgeschritten, man ahnt schon die Finger.

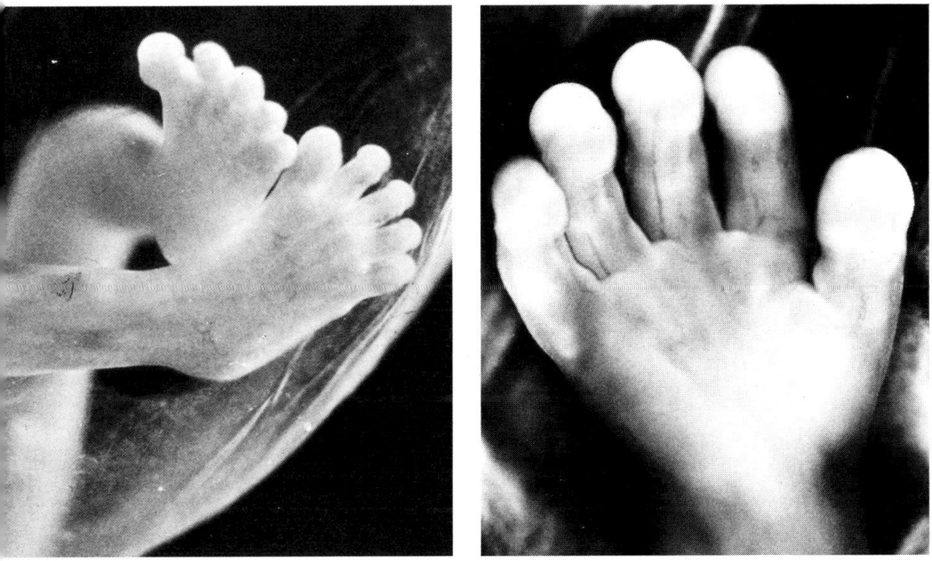

11 Wochen, 5 cm. Das Nagelbett an Zehen und Fingern wird angelegt. Die Muskeln üben fleißig.

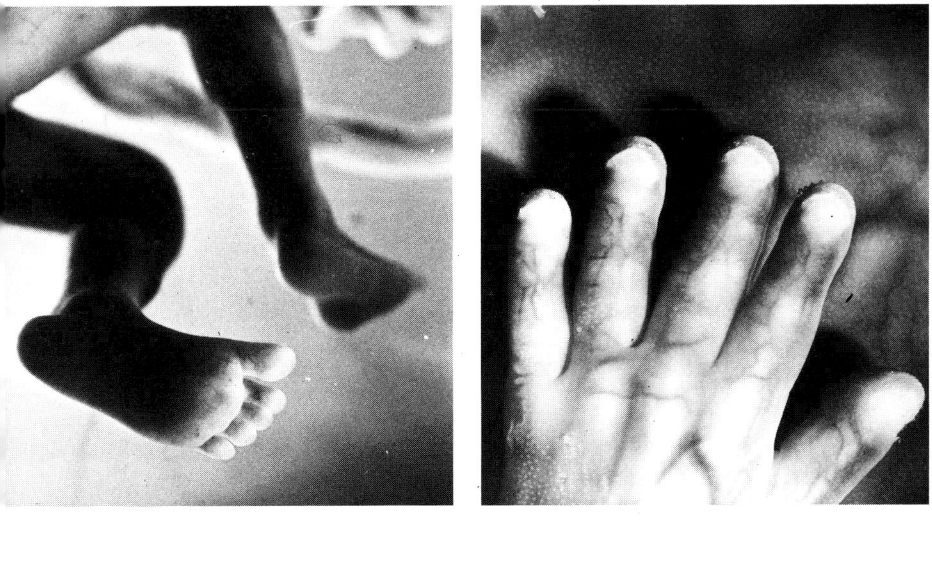

5 Monate, 25 cm. Hände und Füße sind schon lange fertig. Der Daumen fährt manchmal in den Mund.

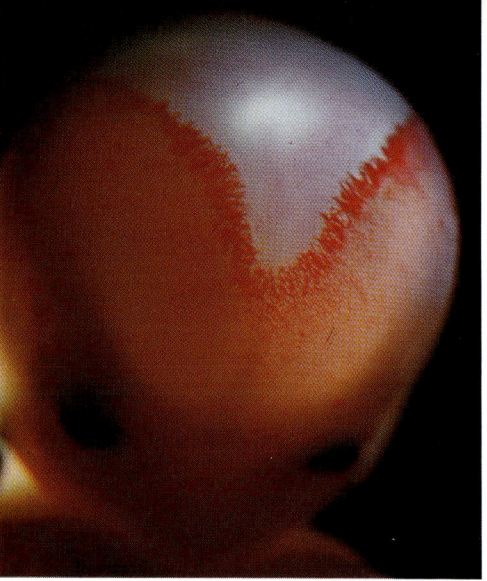

Am Ende der siebten Woche sieht man, wie sich eine breite Blutgefäßfront zum Scheitel hoch bewegt. Es bilden sich Gehirnhäute und zwischen ihnen befindet sich eine Flüssigkeit, die für das Gehirn die Funktion eines stoßdämpfenden Flüssigkeitsbades hat. An der Schädelbasis bilden sich Knochengewebskeime. Aus diesen Keimen wächst der Schädelknochen unter der Haut wie dünne Platten hinauf zum Scheitel. Bei der Entbindung müssen die Schädelknochen immer noch gegeneinander verschoben werden können. Die Schädeldecke schließt sich erst ganz, wenn das Kind etwa ein bis eineinhalb Jahre alt ist.

Auf den beiden obenstehenden Bildern sind Hand und Fuß ungefähr 8 Wochen alt. Durch das dünne Gewebe kann man die Knorpelmodelle der Finger- und Zehenglieder deutlich erkennen.

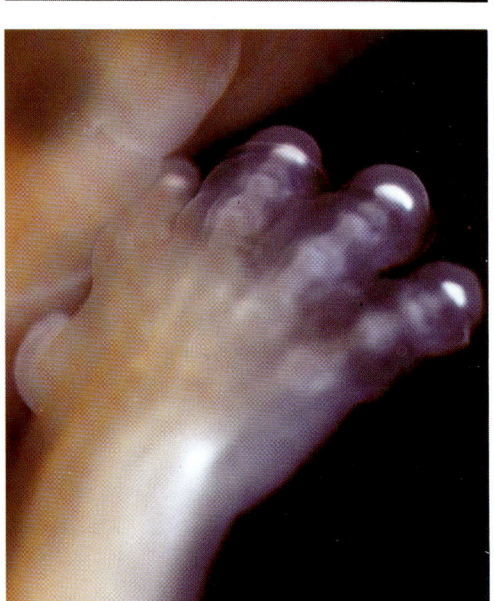

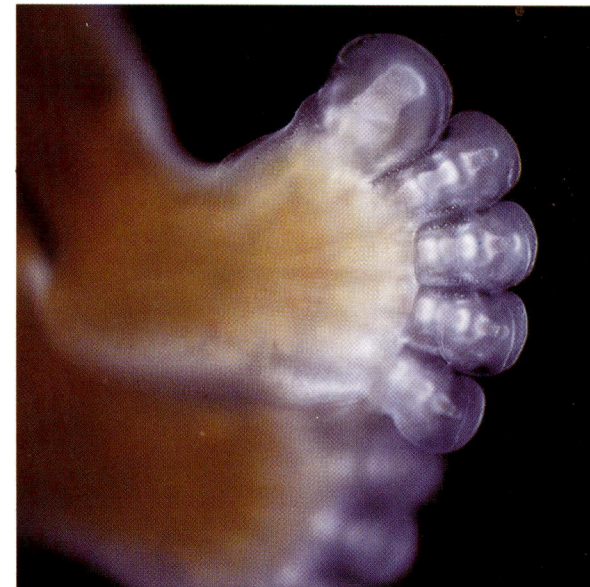

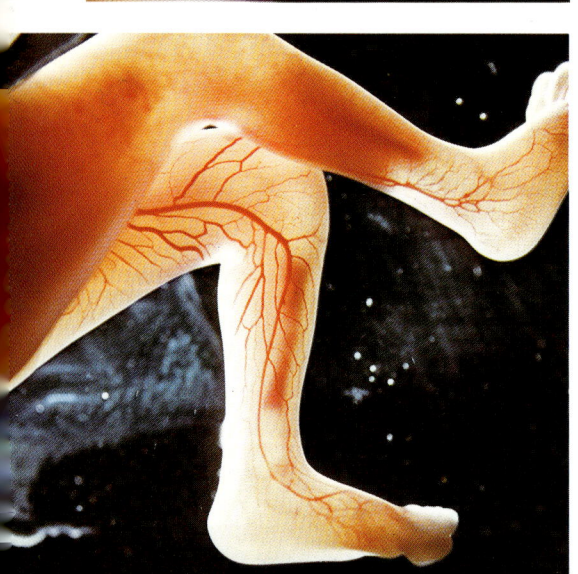

Links: 4 Monate, 16 cm. In der Mitte des Unterschenkels ist der Knochenkern im Knorpelmodell erkennbar. Die Knochenkerne wachsen in beide Richtungen und ersetzen die Knorpel, aber die Knorpel wachsen auch. So wachsen wir. Die Knorpel wachsen zuerst, dann folgen die Knochen und ersetzen die Knorpel. Irgendwann im Alter von 25 Jahren sind alle Knochen ausgewachsen. Dann ist das Skelett vollständig und das Wachstum hört auf.

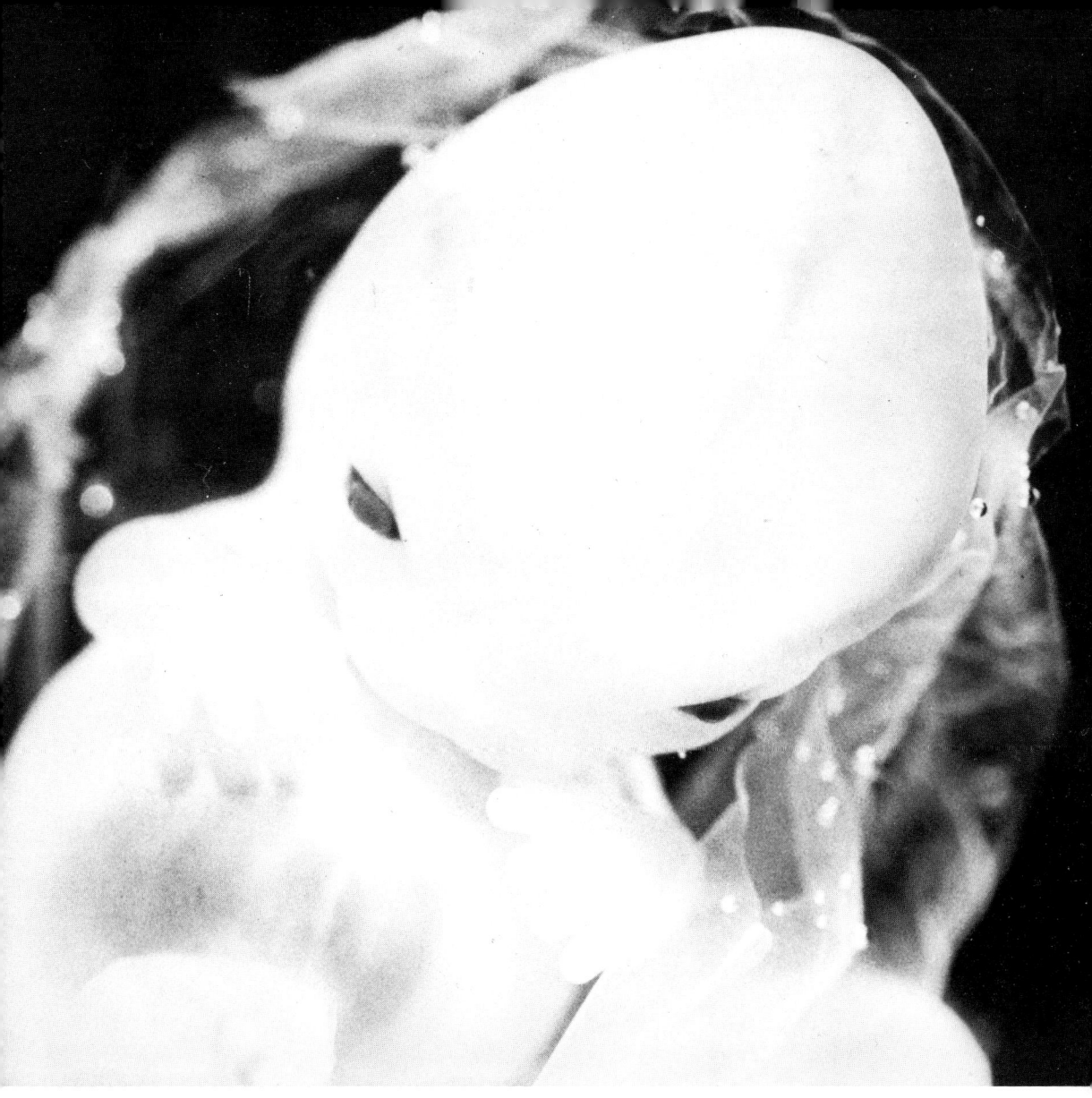

8 Wochen, ca. 2¹/₂ cm. Die Knorpelmodelle im Skelett sind entwickelt.

Das Skelett

Die Knochen des Skeletts können sich auf zwei verschiedene Arten entwickeln: entweder direkt, so bildet sich vor allem der Schädelknochen, oder durch ein Knorpelmodell, das später vom Knochengewebe ersetzt wird.

Das Skelett ist erst im Alter von 25 Jahren fertig – Knochenbrüche bei kleinen Kindern heilen ausgezeichnet, ohne auch nur die geringste Spur zu hinterlassen.

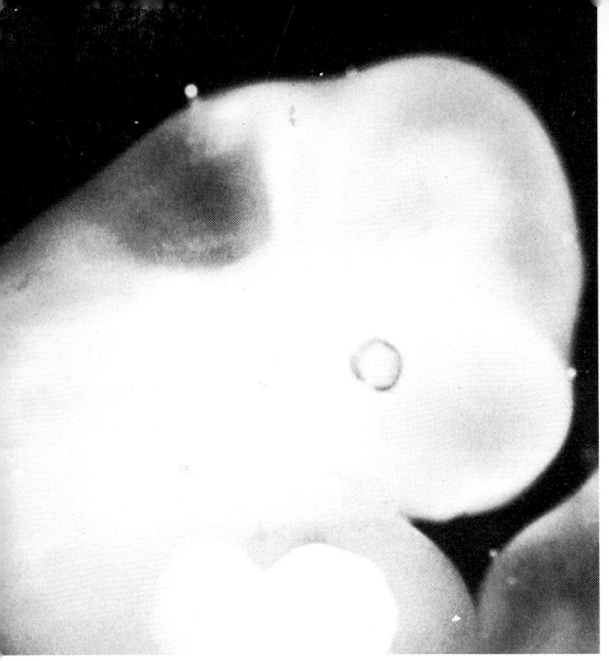

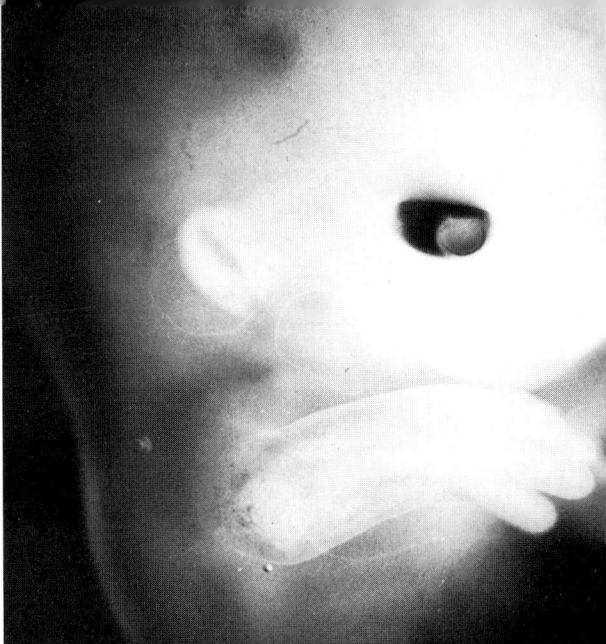

5 Wochen, ca. 1 cm. Die zukünftige Ohrmuschel sieht aus wie ein etwas verschrumpelter Mund direkt über der Schulter. Weiter oben schimmert eine helle, ovale Kontur zwischen der Ohrmuschel und der Mulde der hinteren Gehirnwandung: es ist die abgeschnürte Blase, die das innere Ohr wird.

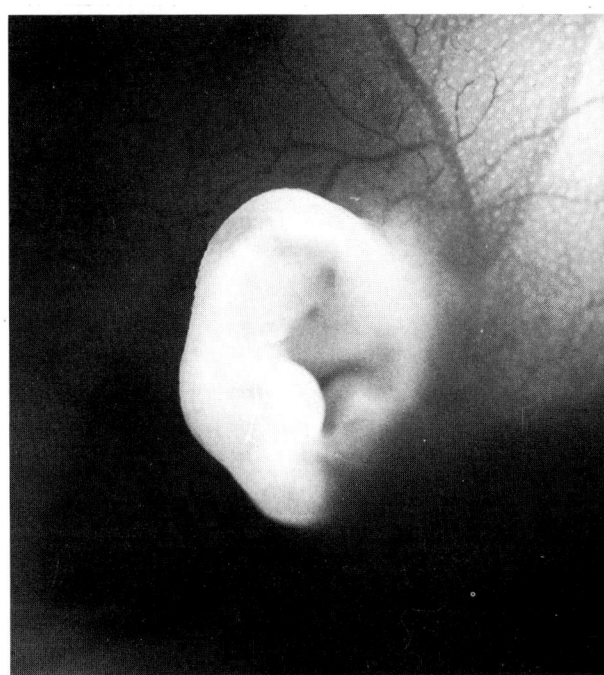

Auf den beiden oberen Bildern und dem großen Bild rechts sehen wir, wie das äußere Ohr Form annimmt, von der einfachen Hautfalte mit 8 Wochen zum »Blumenkohlohr« mit 4 Monaten und der im großen und ganzen fertigen Ohrmuschel einen knappen Monat später. Jetzt muß sich der Rand noch hübsch einrollen – die kleine Kerbe nach oben, die die meisten von uns haben, verrät, daß sich das Ohr auch nach der Geburt nicht ganz fertig eingerollt hat.

Das Ohr

Das Ohr besteht aus drei gleichen Teilen und bildet sich aus drei verschiedenen Richtungen. In der vierten Woche schnürt sich am hinteren Teil des Gehirns in der Haut auf jeder Seite eine Blase ab.

Die Blase formt sich zum inneren Ohr mit dem Gehör- und Gleichgewichtsorgan. In der fünften Woche wird das äußere Ohr mit dem Gehörgang und der Außenseite des Trommelfells am oberen Ende der ersten Kiemenfurche angelegt (der Rest wächst zu). Aus dem Rachen wächst eine Schleimhautbucht hoch, die sich zum Mittelohr formt, in der sich die Anlage des Gehörknöchelchens zum Hammer, Amboß und Steigbügel entwickelt. Das Mittelohr behält die Verbindung mit den Luftwegen durch die Ohrtrompete (Eustachische Röhre) bei.

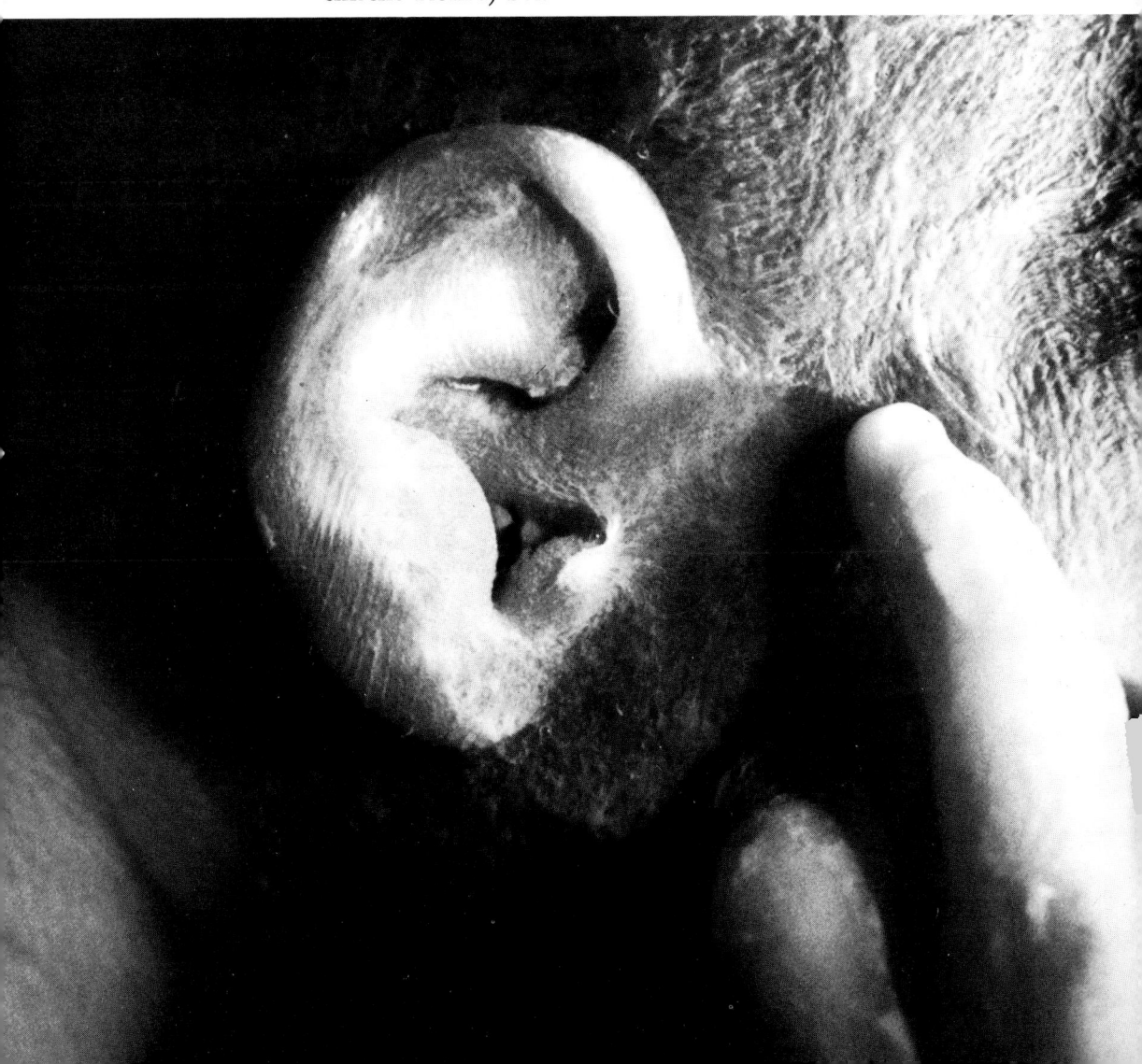

Die Hälfte der Wartezeit
Der Fetus in der Gebärmutter III

Mitten im fünften Monat ist die Hälfte der Wartezeit vorbei. Das Kind, das erwartet wird, ist inzwischen etwa 15 cm lang. Am Ende des Monats ist es bereits 25 cm lang – ungefähr die halbe Geburtslänge.

Bedenkt man, daß das Ganze mit einem Ei von knapp $1/10$ mm Durchmesser angefangen hat, ist man doch ziemlich beeindruckt von der Geschwindigkeit.

Danach verlangsamt sich das Wachstum – ein Kind von zwei Jahren hat seine halbe spätere Körperlänge bereits erreicht. Aber jetzt wird es eng: in der 17. bis 22. Woche – es ist sehr verschieden – spürt die Mutter die ersten Kindsbewegungen . . .

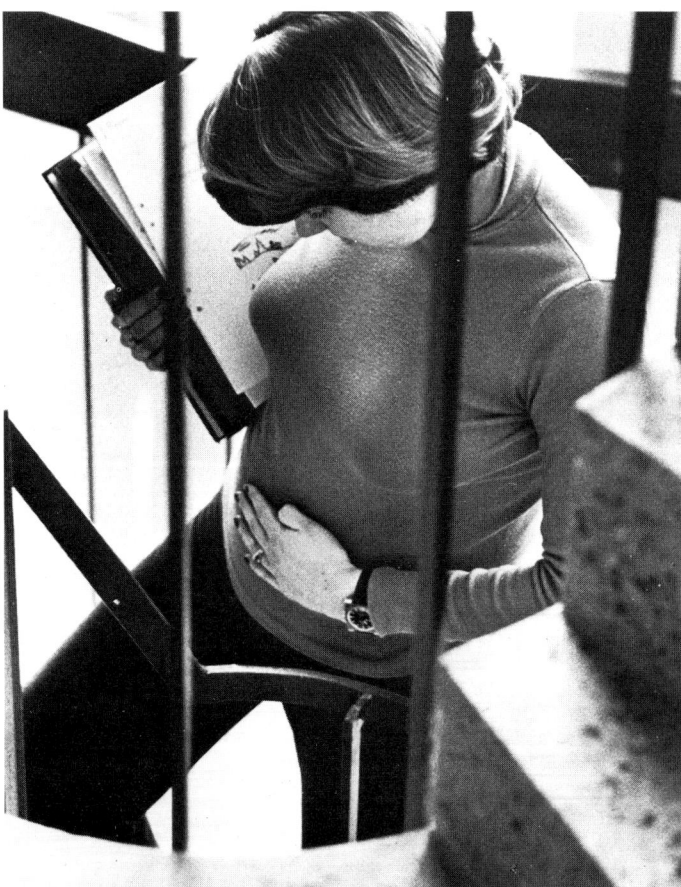

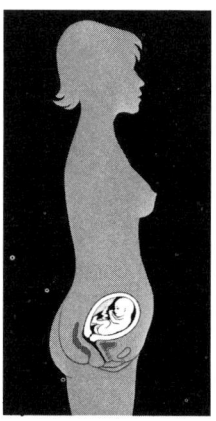

Die Gebärmutter erreicht die Nabelhöhe. Der Umfang des Leibes nimmt immer mehr zu. Auch die Brust wächst zur Vorbereitung auf das Stillen. Durch die gespannte Gebärmutterwand kann die Mutter die Bewegungen als kleine Zuckungen spüren, aber die Körperteile kann sie noch nicht unterscheiden.

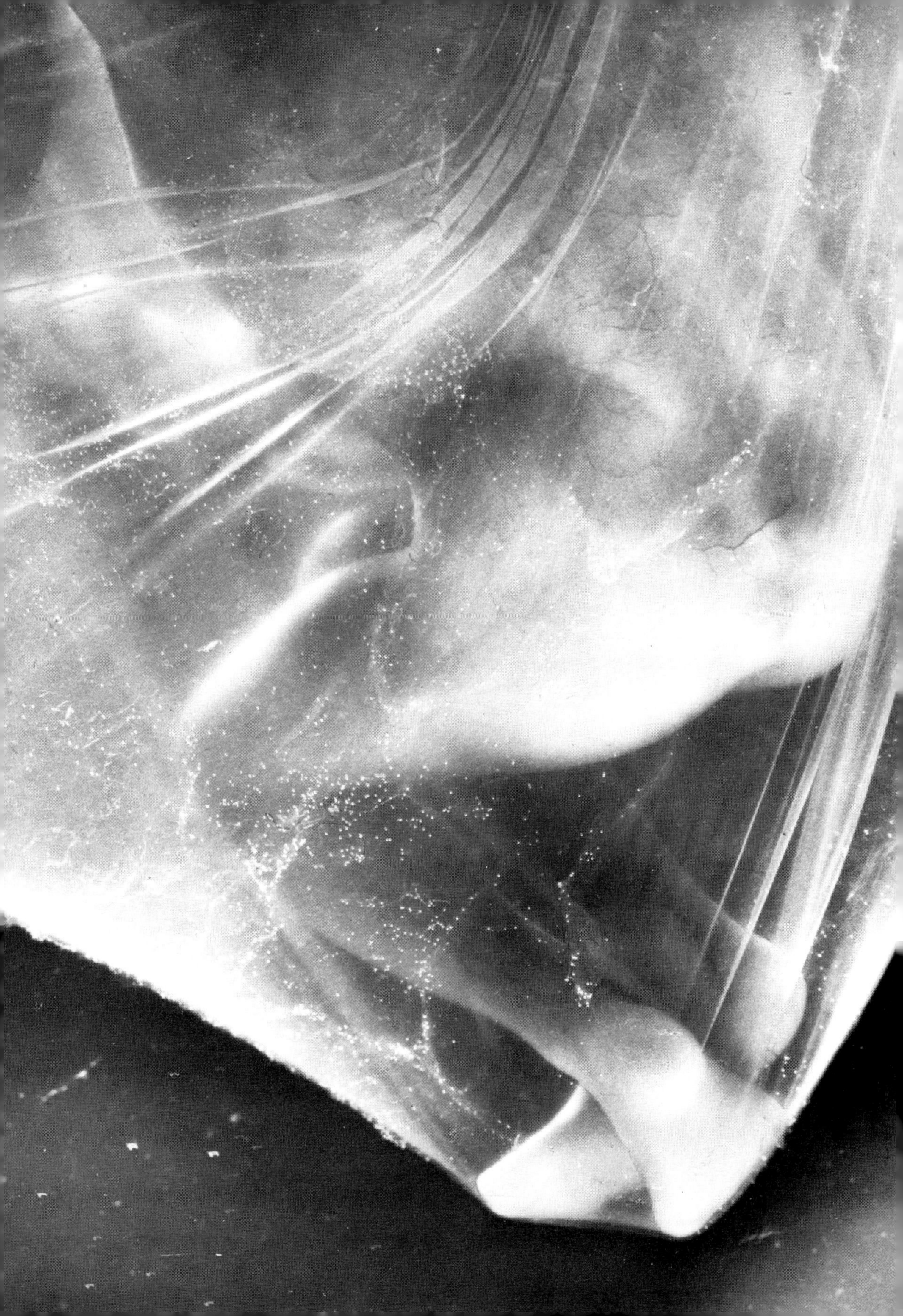

Die halbe Zeit ist um

Die ersten Kindsbewegungen spürt man wie Bewegungen eines Fischschwanzes, sagt Sigrid Undset in ihrem Roman »Kristin Lavranstochter«. Am Anfang ist es wie ein Blubbern im unteren Teil des Bauches. Zuerst ist es schwer von Darmbewegungen zu unterscheiden. Erstgebärende spüren die Kindsbewegungen gewöhnlich in der 20. Woche, erfahrene Mütter können sie schon etwas früher spüren. Tatsächlich hat sich die Frucht aber schon lange bewegt. Sie bewegt sich bereits, wenn sich die Arme und Beine entwickelt haben. Früher sagte man »Das Kind erwacht!«, wenn die Bewegungen so stark waren, daß die Mutter sie deutlich spüren konnte.

Die Übelkeit hört gewöhnlich auf, wenn die Mutter in die zehnte Woche kommt. Am Anfang können auch Depressionen auftreten. Auch sie schwinden dann. Die Mutter fühlt sich wohl und ist voller Zuversicht.

Jetzt wird auch der Leib etwas runder. Die Mutter merkt an der Reaktion derer, denen sie begegnet, daß man ihr jetzt die Schwangerschaft ansieht. Sie muß den Rock in der Taille etwas weiter machen und trägt die Bluse lieber darüber. Leichtere Kleider aus Baumwolle sind gut, oft fühlt man sich heiß, wenn man ein Kind erwartet. Die Mutter soll sich vor allem bequem kleiden, so daß sie sich wohl fühlt. Heute wollen sich die Mütter nicht mehr so anziehen, daß »man es nicht sieht«.

Jetzt freut man sich darüber und will nichts verbergen. So empfindet es auch die Umwelt, und das gibt der Mutter die Freiheit, sich so anzuziehen, wie es ihr Spaß macht. Das »gewöhnliche« Leben, das die Mutter bis jetzt gelebt hat, wird nach und nach verdrängt von der immer größeren Hinwendung auf das, was in ihr vorgeht.

Meistens dauert die Untersuchung beim Arzt in dieser Zeit nicht lange. Die Mutter geht ja jede zweite Woche zur Kontrolle. Urin- und Blutproben werden regelmäßig untersucht. Das Gewicht wird genau bestimmt, die Waage ist unbestechlich und zeigt an, ob man zuviel Kuchen gegessen hat.

Ein Umstandsgürtel ist nur den Frauen zu empfehlen, die schon mehrere Kinder ausgetragen haben. So können sie die Last des wachsenden Leibes besser tragen. Man sollte aber auch dem Körper jederzeit die Möglichkeit geben, seine Bauchmuskulatur durch Bewegung und Gymnastik maßvoll zu stärken.

Untersuchung der Gebärmutter. Zwillinge?

Ein Ausfluß aus der Scheide, der durch vermehrte Sekretion aus Gebärmutter und Scheide entsteht, ist nichts Krankhaftes, sondern ein ganz natürlicher Vorgang. Manchmal entsteht ein Juckreiz, der oft auf einen Pilz, namens Monilia, zurückzuführen ist. Durch eine Behandlung verschwindet er wieder. Der Arzt sieht nach, ob der Gebärmutterhalskanal geschlossen ist. In Einzelfällen kann er so schwach sein, daß er den verstärkten Druck der sich vergrößernden Frucht nicht aushält und sich dann zu früh öffnet. Um dem vorzubeugen, pflegt man ein Ringband (Cerclage) anzulegen. Man bindet den Gebärmutterhalskanal mit einem besonderen Verschluß, einer Art Band zusammen.

Der Arzt kontrolliert das Wachsen der Gebärmutter laufend. Zu diesem Zeitpunkt sollte sie ungefähr bis zum Nabel reichen.

Mit einem Stethoskop sind die Herzgeräusche des Fetus zu hören. Viele fragen sich, ob sie Zwillinge erwarten. In diesem Stadium kann man das mit Ultraschall genau feststellen.

Wenn die Gebärmutter größer als gewöhnlich ist und besonders in der Breite zugenommen hat, ist unter Umständen mit Zwillingen zu rechnen.

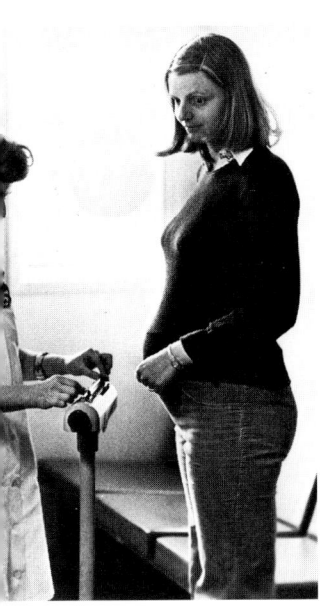

Wieder auf der Waage. Diese Mutter ist im siebten Monat.

Enges Becken

Mit Hilfe der modernen Ultraschalltechnik oder durch Röntgen kann man das innere Beckenmaß genau feststellen. Durch den steigenden Lebensstandard, zu dem u. a. auch eine gute Ernährung gehört, sind enge Becken in unserem Land selten. Früher war ein enges Becken eine große Gefahr für Mutter und Kind, heute führt es kaum noch zu Schwierigkeiten bei der Entbindung. Sollte das Becken zu eng sein, erfolgt die Entbindung durch Kaiserschnitt, wobei das Kind durch die eröffnete Bauchwand herausgeholt wird. Bei einer guten Operationstechnik ist die Operation nur ein geringfügiges Risiko für die Mutter im Vergleich zu einer normalen Geburt. Das gilt auch für nachfolgende Schwangerschaften.

Krampfadern

Krampfadern entwickeln sich während der Schwangerschaft leider recht oft. Gewöhnlich wartet man mit der Behandlung bis ein paar Monate nach der Geburt des Kindes, falls sie bis dahin nicht von selbst zurückgegangen sind. Sobald sich Krampfadern zeigen, sollte die werdende Mutter Spezialstrümpfe tragen. Dadurch wird eine Vergrößerung der Krampfadern verhindert und die Blutzirkulation erleichtert. Sogenannte Stützstrümpfe reichen nicht aus. Die Spezialstrümpfe sollten bereits morgens beim Aufstehen angezogen werden. Man massiert zunächst die Beine zum Körper hin, daß alle Schwellungen zurückgehen. Der Strumpf, mit Ausnahme des Fußteils, wird nach links gewendet und dann übergezogen. Für sogenannte doppelelastische Strümpfe gibt es besondere Hilfsmittel zum Anziehen.

Hämmorhoiden

Sie gehören zu den kleineren Beschwerden, die in dieser Zeit oft auftreten. Es sind Krampfadern in der Mastdarmöffnung. Die wachsende Gebärmutter drückt nach unten und erschwert den Rückfluß des Blutes aus den Beckenvenen, deshalb erweitern sich die Blutadern.

Auch wenn der Magen träge ist und eine Verstopfung vorliegt, treten solche Beschwerden leicht auf. Bewegung und regelmäßiger Gang zur Toilette wirken dem Entstehen von Hämorrhoiden entgegen und lindern die Beschwerden.

Man kann sich vom Arzt eine kühlende und schmerzlindernde Salbe oder sogenannte Stuhlzäpfchen, die in den Mastdarm eingeführt werden, verschreiben lassen.

Krämpfe, Sodbrennen und Verstopfung

Wir haben schon früher erwähnt, daß die Mutter Vitamin B benötigt, auch gegen Krämpfe in den Beinen. Schmerzen in den Muskeln können abwechselnd durch Gymnastik und Entspannung gelindert werden.

Auch Sodbrennen gehört zu den Beschwerden, die in der Mitte der Schwangerschaft auftreten können. Es kann ziemlich unangenehm sein. Dagegen gibt es rezeptfreie Medikamente in der Apotheke. Gewöhnliches Bikarbonat sollte man nicht einnehmen, es begünstigt Schwellungen, da es Natrium enthält.

Gegen Verstopfung hilft richtige Ernährung, wie z. B. Knäkebrot, Obst und Gemüse. Außerdem sollte man ausreichend trinken, besonders am Morgen, auch Bewegung ist wichtig. Abführmittel sollte man nach Möglichkeit nicht einnehmen.

Solange es ihr nicht zuviel wird, ist die weitere Ausübung der Berufstätigkeit eigentlich immer gut für die Gesundheit und die Geduld der werdenden Mutter.

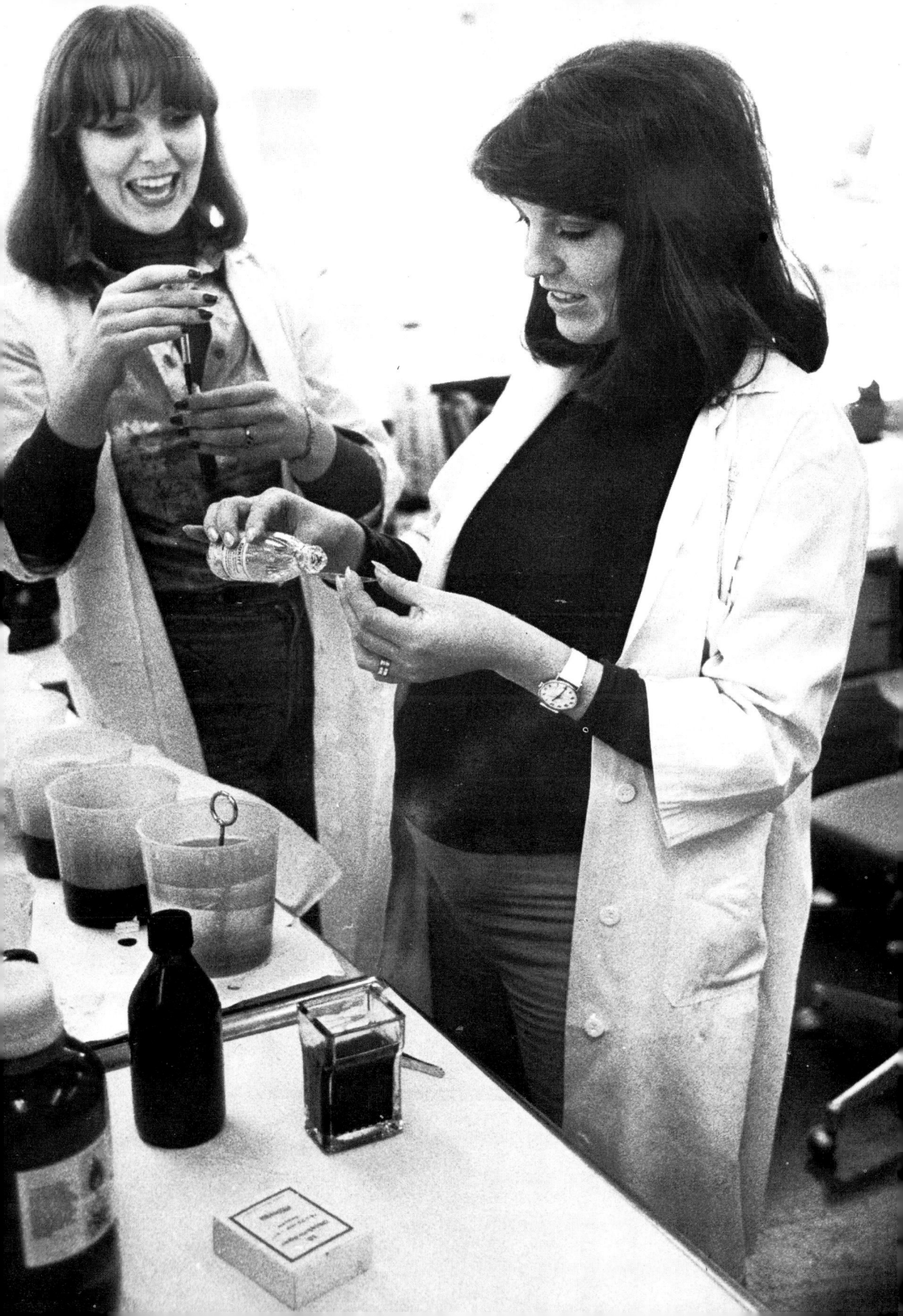

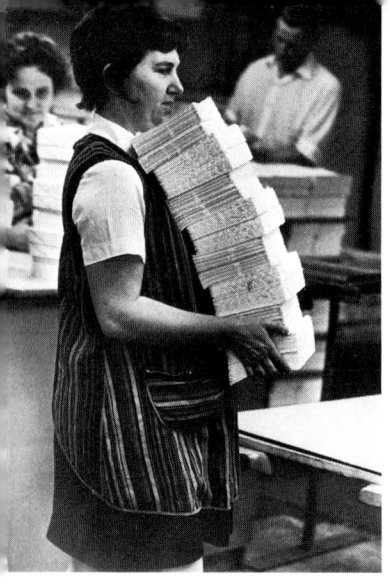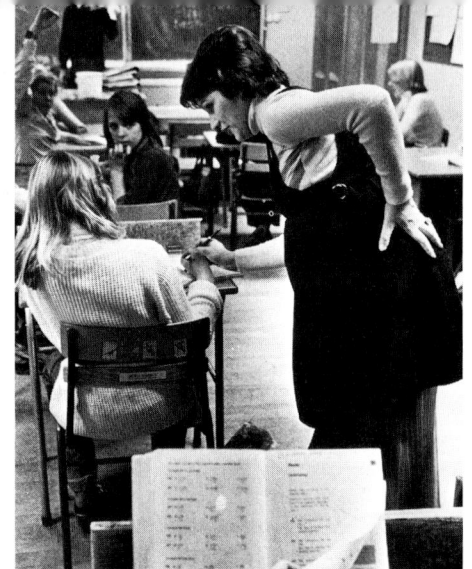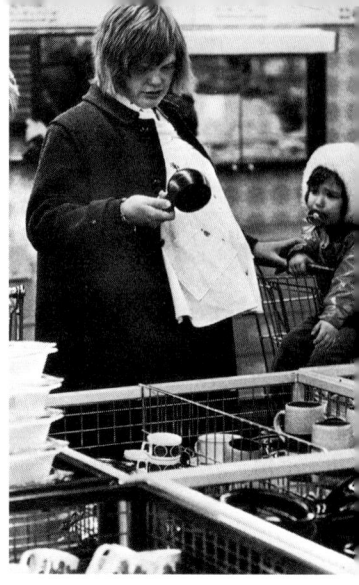

Die »gewöhnliche« Arbeit kann ganz unterschiedlich sein. Dazu gehören oft auch die Führung des Haushalts und das Einkaufen. Man sollte sich Mühe geben und sich genau wie vorher um die schon vorhandenen Kinder kümmern. Sie dürfen sich nicht verdrängt fühlen.

Brustwarzen

Auch die Brustwarzen sollte man von der Mitte der Schwangerschaft an besonders gründlich pflegen. In der Brust bildet sich jetzt eine Flüssigkeit, die heraustropft, und wenn sie trocknet, bildet sich eine Kruste. Die Brust soll täglich mit lauwarmem Wasser gewaschen und dann mit Fettcreme eingecremt werden, damit sie geschmeidig bleibt.

Eingezogene Brustwarzen soll man versuchen vorzuziehen und sie massieren. Das Kind wird ja mehrere Monate lang daran trinken, deshalb müssen sie geschmeidig sein, sonst springen sie auf und verursachen Schmerzen. Verletzungen an den Brustwarzen sind unangenehm und können zu Entzündungen führen.

Schwangerschaftsvergiftung

Die Schwangerschaftsvergiftung ist eine der häufigsten Komplikationen während der Schwangerschaft. Die Ursache ist eine Störung bei der Mutter im Abbau von kindlichen Stoffwechselprodukten. Die Schwangerschaftsvergiftung hat mehrere Symptome, die sich darin äußern, daß Hände, Füße und Gesicht anschwellen, das Gewicht sich ungewöhnlich rasch erhöht, Eiweiß im Urin auftritt und der Blutdruck steigt. Das sind die Warnzeichen.

Krampfanfälle können plötzlich auftreten, sie sind für Mutter und Kind gefährlich. Durch vorbeugende Gesundheitspflege lassen sich diese Komplikationen weitgehend verhindern. Je besser in einem Land das System der Gesundheitskontrollen für werdende Mütter ist, desto seltener treten fortgeschrittene Schwangerschaftsvergiftungen auf. Die Mütter sind oft durch Doppelarbeit überanstrengt. Viel Ruhe, eventuell eine Unterbrechung der Berufstätigkeit und Hilfe im Haushalt können in vielen Fällen helfen.

Treten zwei der genannten Symptome auf, Schwellungen am Körper, Eiweiß im Urin oder erhöhter Blutdruck, sollte die Mutter zur Untersuchung und Behandlung ins Krankenhaus gehen.

Das Auftreten von Eiweiß im Urin kann man selbst kontrollieren. Man besorge sich Reagenzpapier in einer Apotheke, das sind weiße Löschpapierstreifen, die an einem Ende gelb gefärbt sind. Taucht man das Gelbe in Urin, der Eiweiß enthält, verfärbt es sich dunkelgrün. Der Urin ist mit der gleichen Menge lauwarmem Wassers zu verdünnen. Stellt man Eiweiß fest, sollte man sofort einen Arzt aufsuchen.

Infektionen

Einer Ansteckung mit Erkältungskrankheiten sollte man sich nicht unnötig aussetzen. Oft steckt man sich durch Nachlässigkeit oder Unachtsamkeit an. Eine sonst harmlose Infektion kann im Zusammenhang mit der Entbindung gefährlich werden. Hat man sich trotzdem eine Erkältung geholt, sollte man versuchen, sie möglichst noch vor der Entbindung auszukurieren. Dies gilt im übrigen für alle Infektionskrankheiten, besonders für Geschlechtskrankheiten, aber auch für Mandelentzündung, Scharlach und Röteln. Sie können zu ernsthaften Komplikationen führen, wenn sie nicht behandelt werden.

Schwangerschaftsgymnastik

Zur Stärkung der Bauchmuskeln und des Rückens und zur Erhaltung des allgemeinen Wohlbefindens ist die Schwangerschaftsgymnastik ein ausgezeichnetes Hilfsmittel. Der Arzt informiert im allgemeinen über Zeit und Ort der Kurse. Bei der Gymnastik trifft man andere Mütter, man tauscht Erfahrungen aus, bekommt Tips für zweckmäßige Umstandskleidung und Strickmuster für Babysachen usw. Man darf nicht davon ausge-

Schwangerschaftsgymnastik zu treiben ist wichtig sowohl mit anderen als auch allein. Zur Stärkung des Rückens steht man auf allen vieren und krümmt den Rücken abwechselnd nach oben und unten, wie wir auf der nächsten Seite sehen!

Es ist schön, andere zu treffen und zu sehen, daß auch sie dicker werden. Jetzt hat man viele Schwestern . . .

Die Gymnastik kann auf viele Arten durchgeführt werden. Es ist wichtig, den Körper elastisch zu halten und regelmäßig und fleißig zu üben, ohne sich aber zu überanstrengen. Der Lehrer zeigt und erklärt die Übungen. Die meisten kann man dann auch daheim nachmachen.

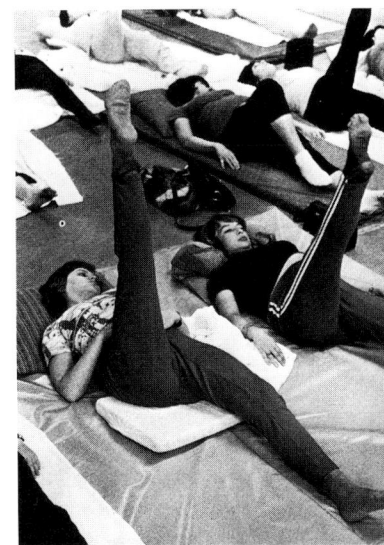

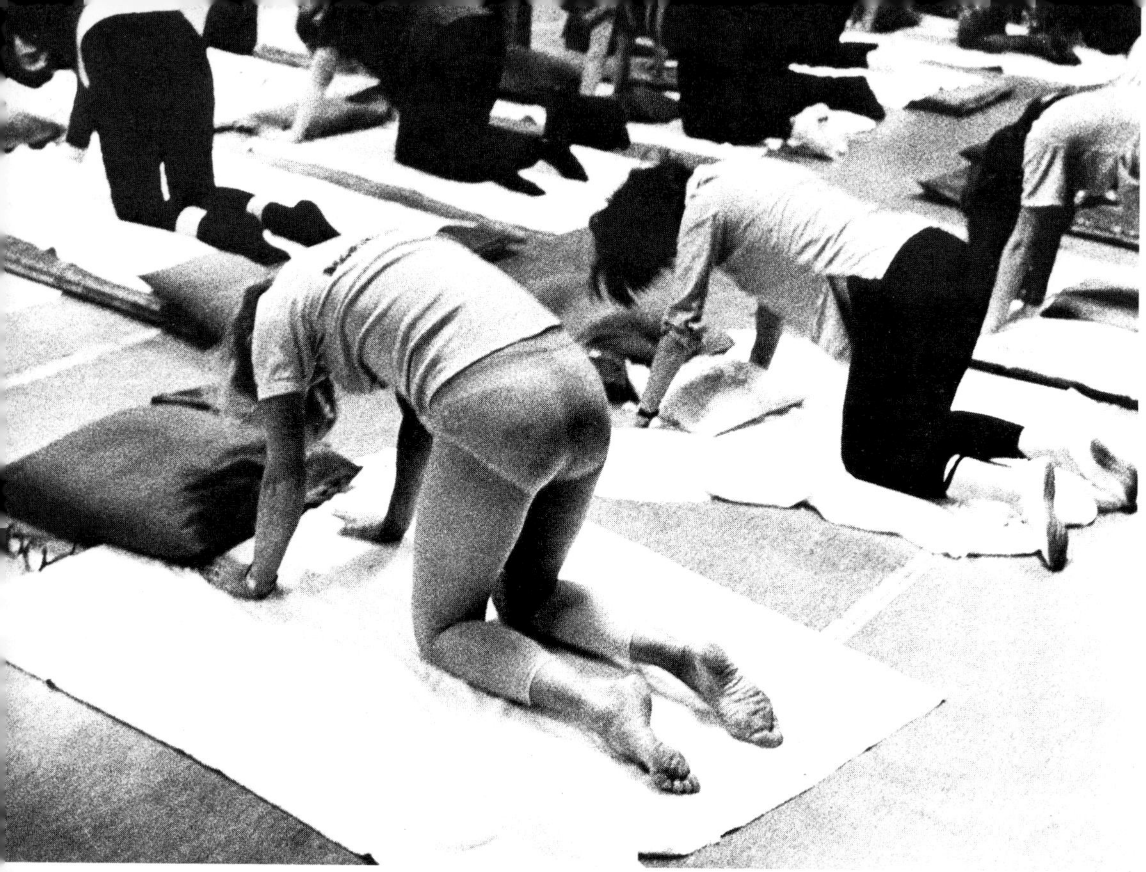

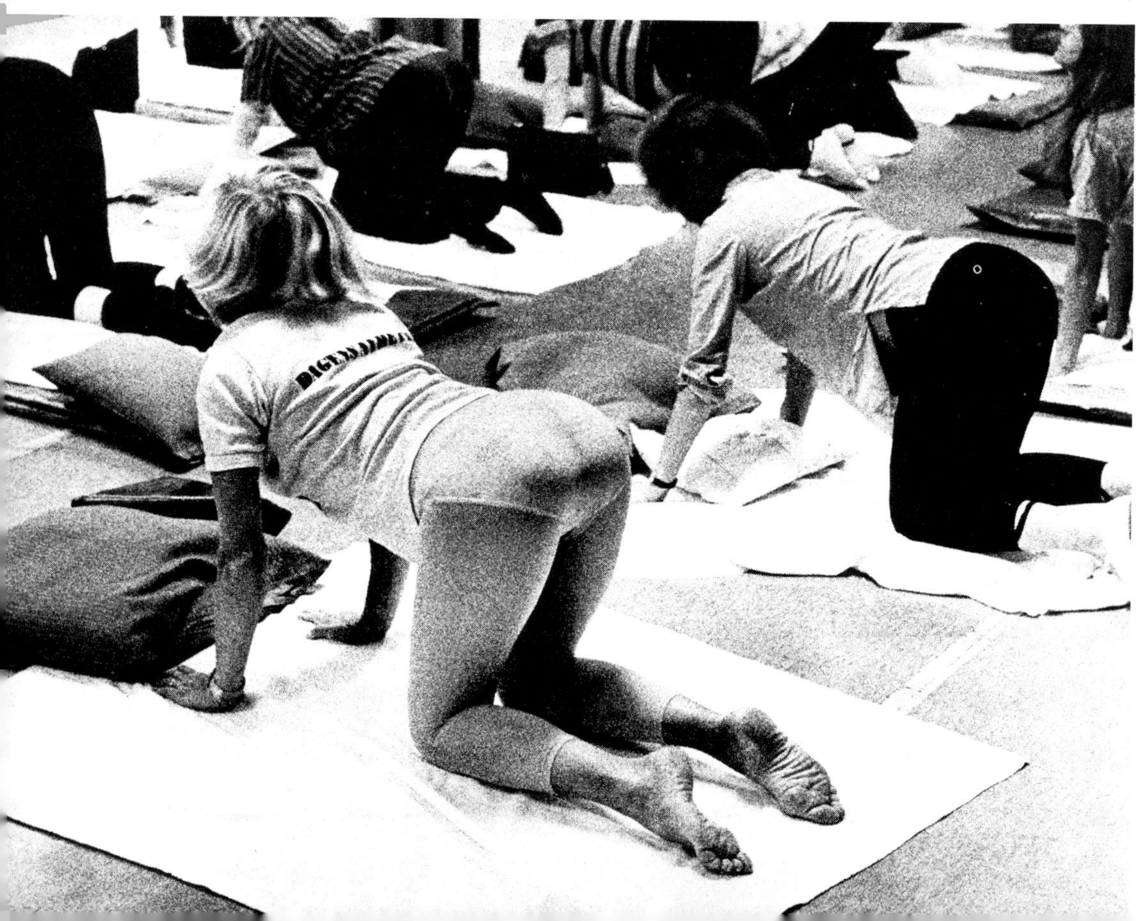

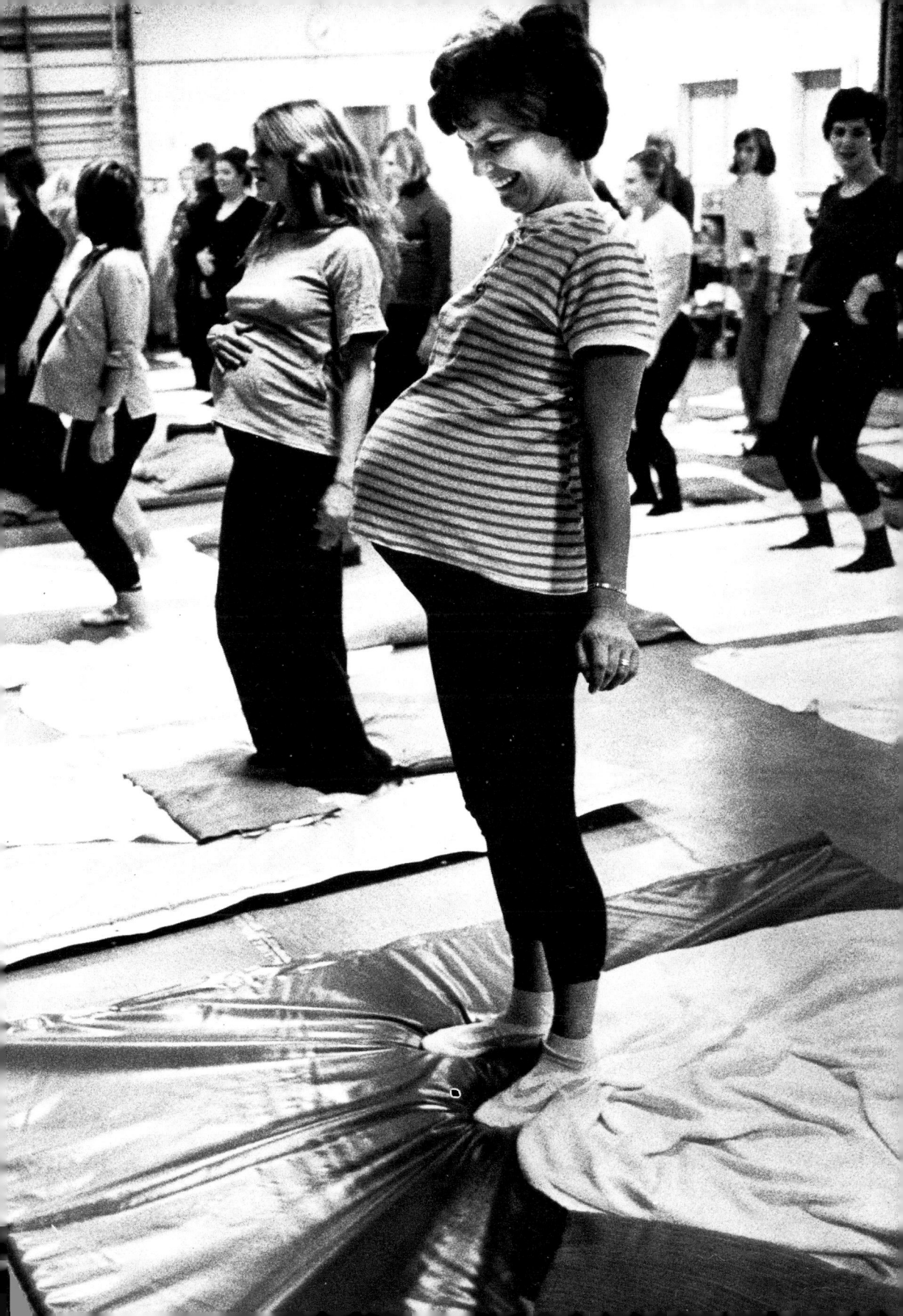

hen, daß man durch die Schwangerschaftsgymnastik eine vollkommen schmerzfreie Entbindung erreicht. Aber die Entbindung kann dadurch leichter werden. Außerdem fühlt man sich wesentlich wohler während der Schwangerschaft.

Noch wichtiger ist, daß die Frau lernt, sich zu entspannen, das ersetzt aber die Schwangerschaftsgymnastik auf keine Weise. Die Kontraktionen der Gebärmutter, die man gewöhnlich Wehen nennt und die das Kind langsam aus der Gebärmutter pressen, sind schmerzhaft. Sie sind leichter zu ertragen, wenn man gelernt hat, sich zwischen den Kontraktionen zu entspannen. Aus Angst vor Schmerzen verkrampfen sich viele Frauen. Man sollte sich ausruhen zwischen den Wehen. Außerdem verstärkt eine Verkrampfung die Schmerzen. Auch wenn man müde ist, empfindet man die Schmerzen wesentlich stärker. Während der Geburt soll die Mutter mit dem Zwerchfell atmen, daß sie dann in der letzten Phase besser pressen kann. Deshalb lernt man auch die Bauchatmung in der Schwangerschaftsgymnastik.

Die Gymnastik hat auch große Bedeutung für die Verminderung der Beschwerden, die infolge der wachsenden Schwere des Leibes auftreten. Die Rückenmuskeln werden von dem immer größeren Übergewicht belastet. Diese Belastung kann unnötige Spannungen bewirken, denen durch Bewegungen in der Schwangerschaftsgymnastik entgegengewirkt wird. Selbstverständlich soll man auch zu Hause Gymnastik treiben und wiederholen, was man gelernt hat.

Besonders wichtig sind auch die Übungen, die einer Erschlaffung der Beckenmuskulatur entgegenwirken sollen. Man kneift die Beckenmuskeln so zusammen, als ob man Angst vor einem Urinausfluß hat. Die Muskeln, die das Gesäß zusammenziehen, die Scheidenschließmuskeln und die Schließmuskeln im Beckenboden, die dagegen arbeiten, wenn man auf die Toilette muß, kneift man zusammen, so fest man kann. Zu Hause kann die Mutter das Zusammenkneifen um zwei Finger, die sie in die Scheide einführt, üben. Wenn ihr klar ist, wie die Bewegung vor sich geht, kann sie die Kneifübungen ohne die Kontrolle mit den Fingern machen. Diese Übungen sollen mehrmals am Tage durchgeführt werden. Nichts kann besser einen Gebärmuttervorfall vorbeugen. Manche Mütter haben auch nach der Entbindung Schwierigkeiten, den Urin zu halten. Der Beckenboden erschlafft nicht selten, und dann geht beim Husten, Niesen oder bei anderen Beanspruchungen der Muskeln unfreiwillig Urin ab. Die Kneifübungen, die man während der Schwangerschaft gelernt hat, sind ein wirksames Mittel, um diesen späteren Beschwerden entgegenzuwirken. Deshalb sollte man mit diesen Übungen, nachdem man sich von der Entbindung erholt hat, wieder beginnen.

Erleichterung der Geburt

Heute bereiten sich die Mütter im allgemeinen viel bewußter und systematischer als früher auf die Entbindung vor. Die Entbindung ist auch weniger anstrengend, wenn man vorbereitet und über das weitere Geschehen unterrichtet ist.

In der modernen Gesellschaft ist die Berufstätigkeit beider Eltern üblich und die werdende Mutter, die sich dadurch ja meistens außerhalb ihrer Wohnung aufhält, kann angestrengt und nervös werden. Andererseits ist eine Fortsetzung der Berufstätigkeit für die meisten selbstverständlich und besser als das Warten zu Hause. Der Zusammenhalt der Generationen in der Familie ist auch nicht mehr so stark wie früher, manchmal bestehen sogar Gegensätze, die Kindern verwehren, Hilfe bei den Eltern zu suchen.

Ein Kind zu bekommen, ist nicht mehr so selbstverständlich. Das Sexualleben ist jetzt eher auf einen Genuß als zur Sicherung des Fortbestandes der Geschlechter ausgerichtet.

Die Frauen, die in der Zeit psychisch angestrengt sind, erhalten Hilfe bei Fürsorgern und Psychologen.

Dieser Teil der Beratung wird in Schweden gerade ausgebaut.

In Rußland und Frankreich und auch bei uns (in Schweden) gibt es verschiedene Systeme zur Verringerung der sowohl physischen wie auch psychischen Anstrengungen bei der Entbindung.

Alle diese Systeme gehen auf den russischen Physiologen Pavlov zurück, auf seine Entdeckung der bedingten Reflexe. Dank dieser Entdeckung kann man durch Übung dahinkommen, daß man in bestimmten Situationen automatisch richtig handelt, ohne eigentlich darüber nachzudenken. Auf diese Art können durch Übung Verhaltensweisen trainiert werden, die die Entbindung für Mutter und Kind erleichtern. Diese Übungen werden im Anschluß an die Schwangerschaftsgymnastik durchgeführt. Ein System ist die Entspannung, ein anderes die sogenannte Psychoprophylaxe. Durch die Prophylaxe versucht man herauszufinden, wie die Kontraktionen der Gebärmutter während der Geburt durch aktive Atemübungen nach einem genau ausgearbeiteten Schema günstig beeinflußt werden können.

Am Ende der Schwangerschaft besichtigen die Mütter oft zusammen mit den Vätern die Entbindungsabteilung, um zu erfahren, wie sie eingerichtet ist. Sie sehen das Bett, auf dem sie entbinden, probieren den Lachgasapparat aus und hören und fragen, was alles bei einer Entbindung geschieht.

Mit das Wichtigste in den Kursen über Psychoprophylaxe sind die Atemübungen. Die Hebamme kontrolliert mit der Stoppuhr, ob man im richtigen Rhythmus arbeitet. Der Vater oder jemand anders sollte dabei sein und lernen, der Mutter zu helfen.

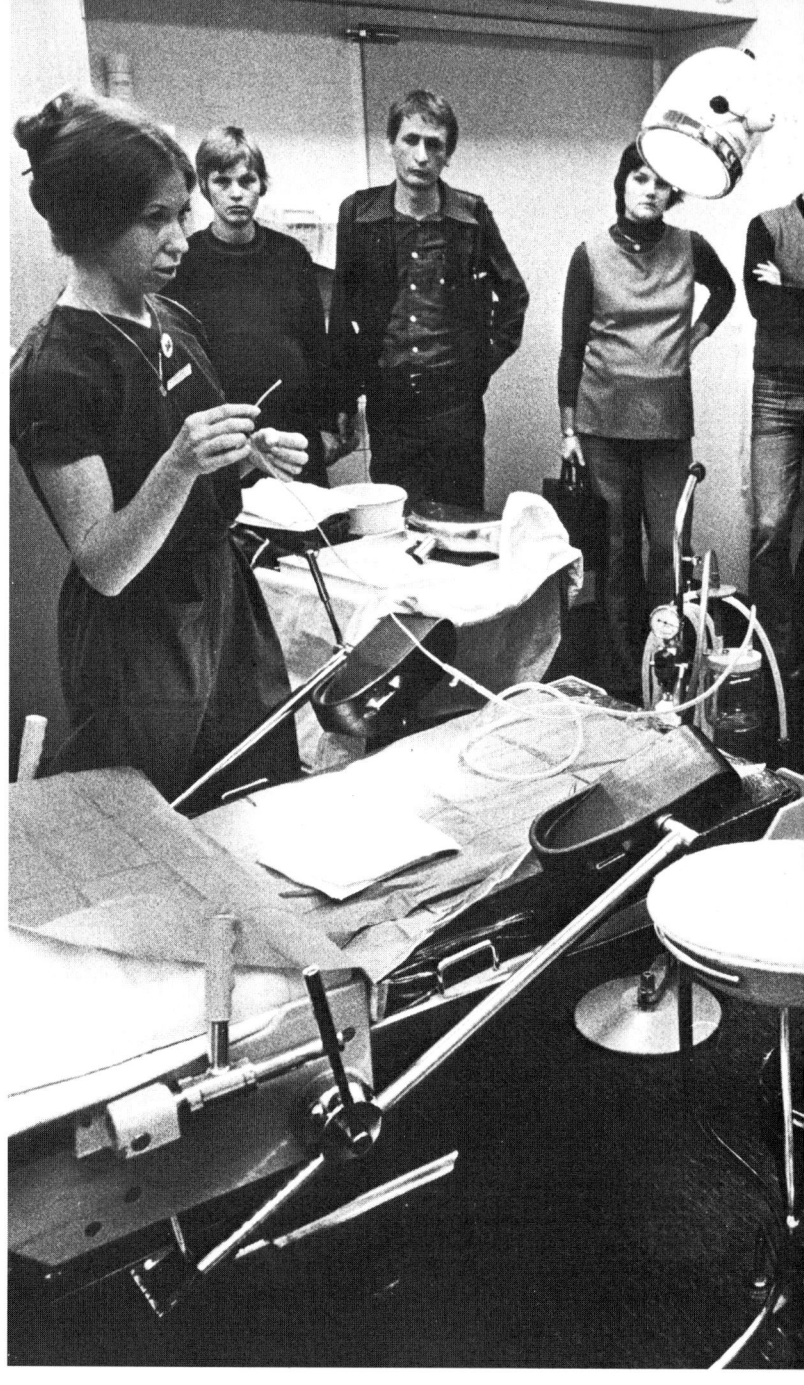

In vielen Fällen hat dieses System dazu geführt, daß die Mutter die ganze Entbindung ohne besondere Narkose erlebt, was an und für sich ja natürlich ist und was viele Frauen als eines der größten Erlebnisse ihres Lebens ansehen. Beide Methoden können auf Wunsch der Mutter mit den üblichen Methoden zur

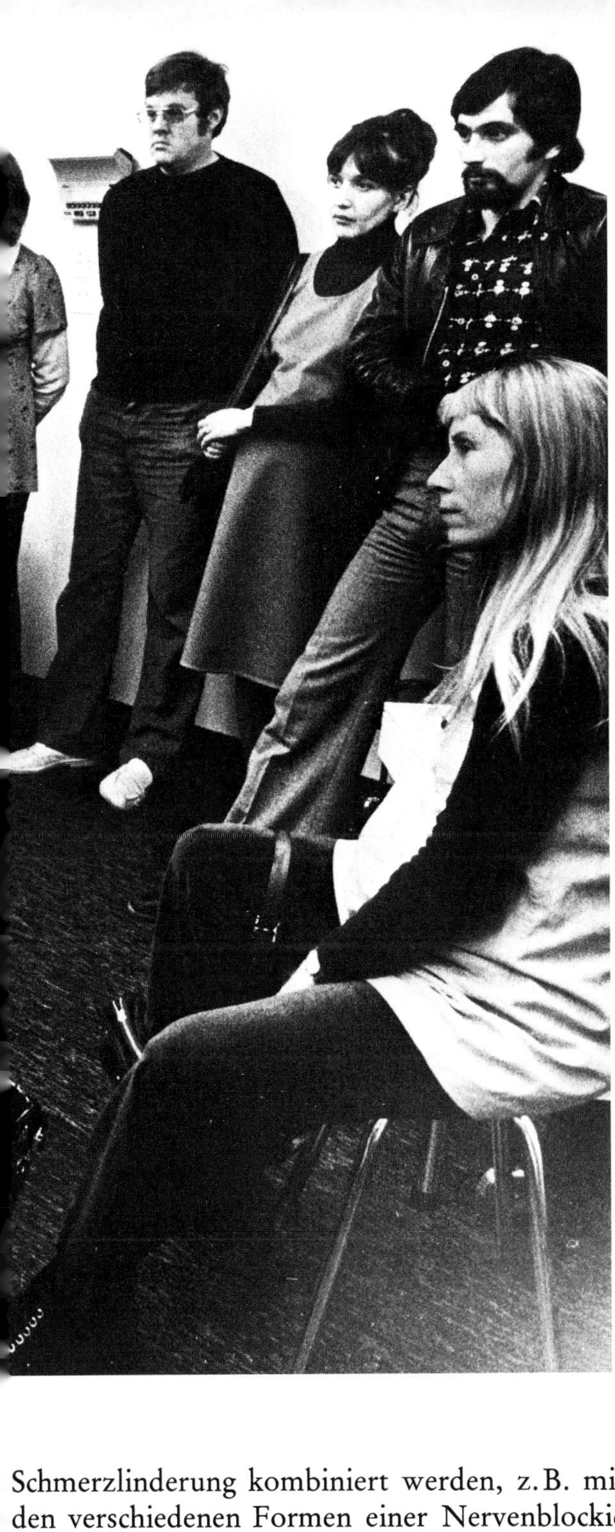

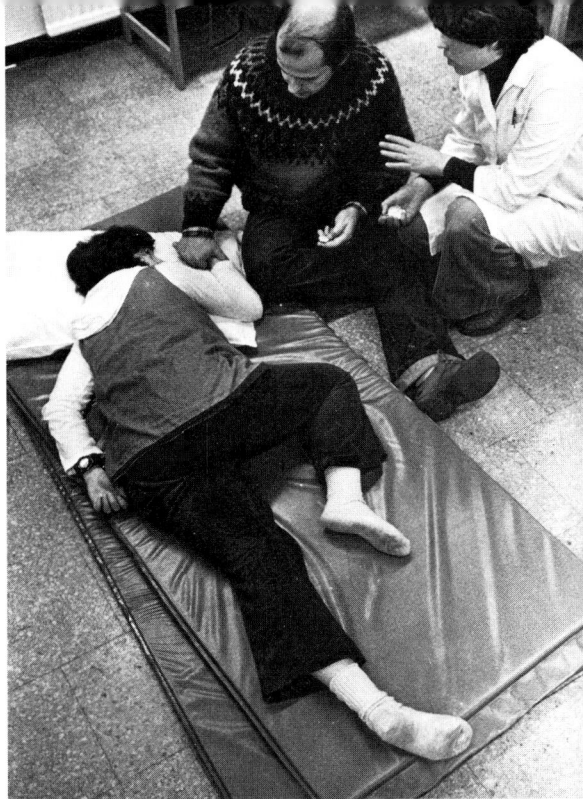

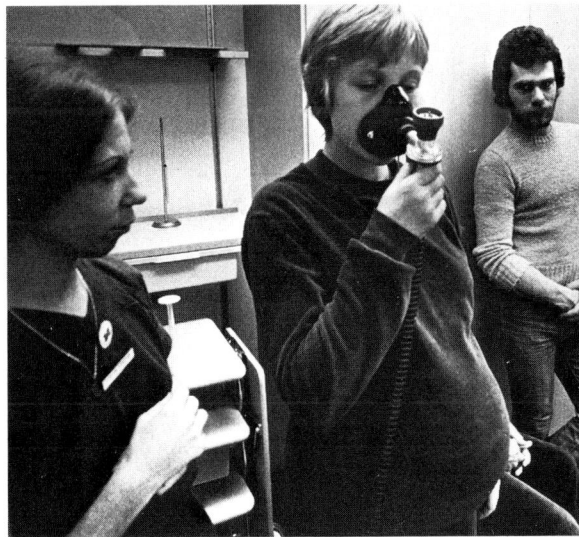

Schmerzlinderung kombiniert werden, z. B. mit Lachgas und den verschiedenen Formen einer Nervenblockierung. Sowohl die Frau wie auch der Mann sollten im einzelnen lernen, wie eine Geburt vor sich geht. Das vermindert die Nervosität und führt zu einem natürlicheren Verlauf der Geburt.

Der Arzt vermittelt den Kontakt zu den Leitern der Kurse über Psychoprophylaxe. Erfahrungsgemäß ist zum Lernen dieser Technik unbedingt eine Anleitung notwendig. Die Mutter braucht gewöhnlich eine Hilfestellung, am besten vom Vater, der dann auch dabei sein sollte, wenn das Kind geboren wird.

Atemübungen gehören mit zu der wichtigsten Psychoprophylaxe (das Wort entstand aus dem Wort Psyche – Seele und Prophylaxe – Vorbeugung). Die Lehrerin, die die Anweisungen gibt, kontrolliert mit einer Stoppuhr, daß der richtige Rhythmus eingeübt wird. Der Vater ist im allgemeinen genauso begeistert und von dem, was vor sich geht, in Anspruch genommen wie die Mutter.

Er oder jemand anders stützt die Mutter und hilft ihr bei der Durchführung ihrer Atmungskontrolle.

Die Psychoprophylaxe zielt auch darauf hin, die Mutter (und

Hier sind Übungen in der Psychoprophylaxe und die Wirklichkeit in Bildern gegenübergestellt.

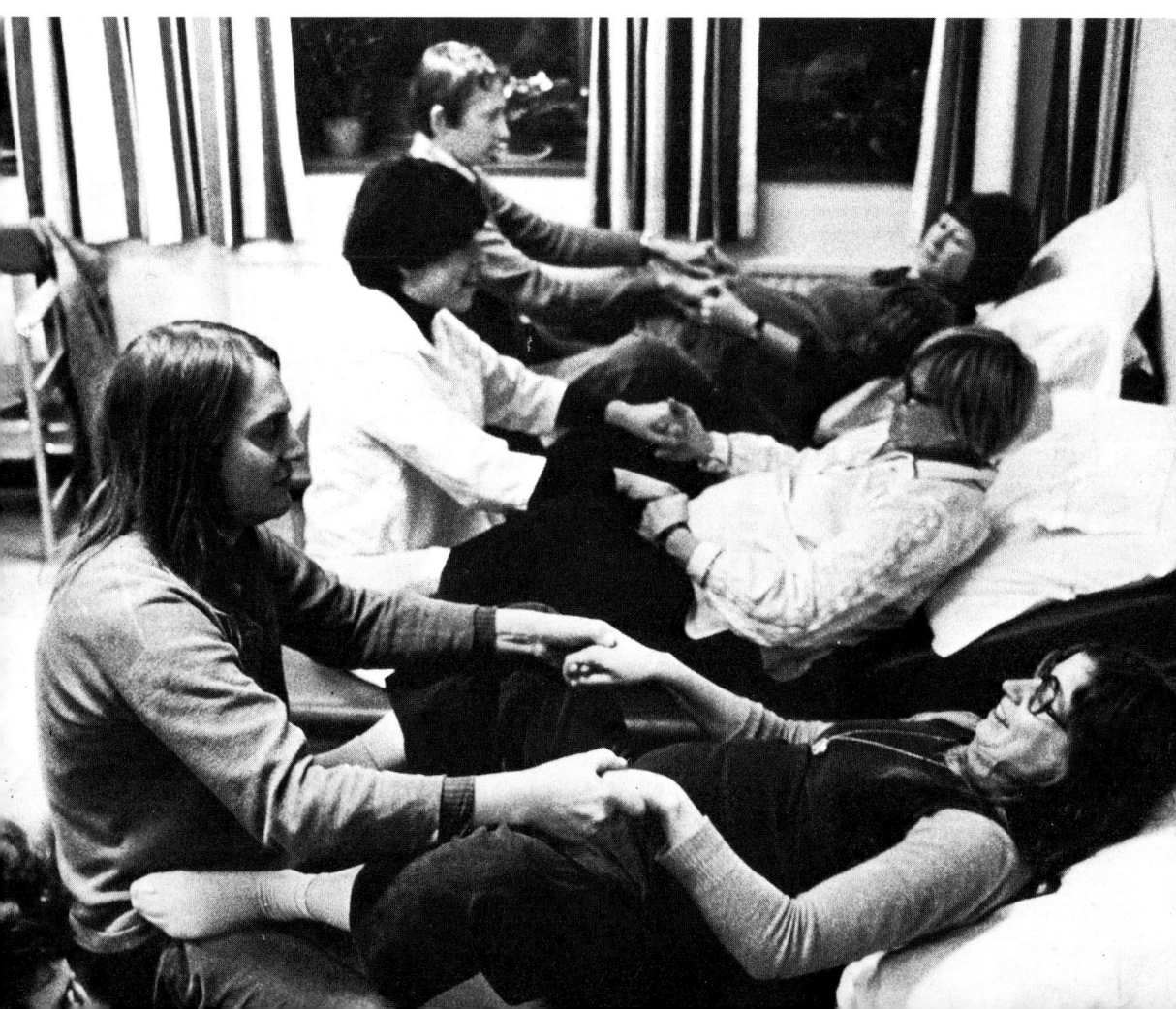

den Vater) genau aufzuklären, wie die Entbindung in allen Einzelheiten vor sich geht. Die Hebamme gibt die Informationen und Instruktionen.

Bei den Übungen ahmt man die Wirklichkeit so genau wie möglich nach. Auf diese Art verliert man das Gefühl des Ausgeliefertseins an etwas Unbekanntes, an einen Krankenhausapparat.

Der Vater sitzt ja die meiste Zeit während der Entbindung am Kopfende, und oft hält er den Kopf der Mutter. Er hilft auch bei den anderen Übungen, ist dabei, wenn die Mutter lernt, wie man beim Pressen mithilft und vor allem, wie man sich zwischen den Kontraktionen entspannt.

Durch immerwährendes Üben von Atemkontrolle, Pressen und Entspannung ist es für die Mutter leichter, während der Entbindung automatisch das Richtige zu tun.

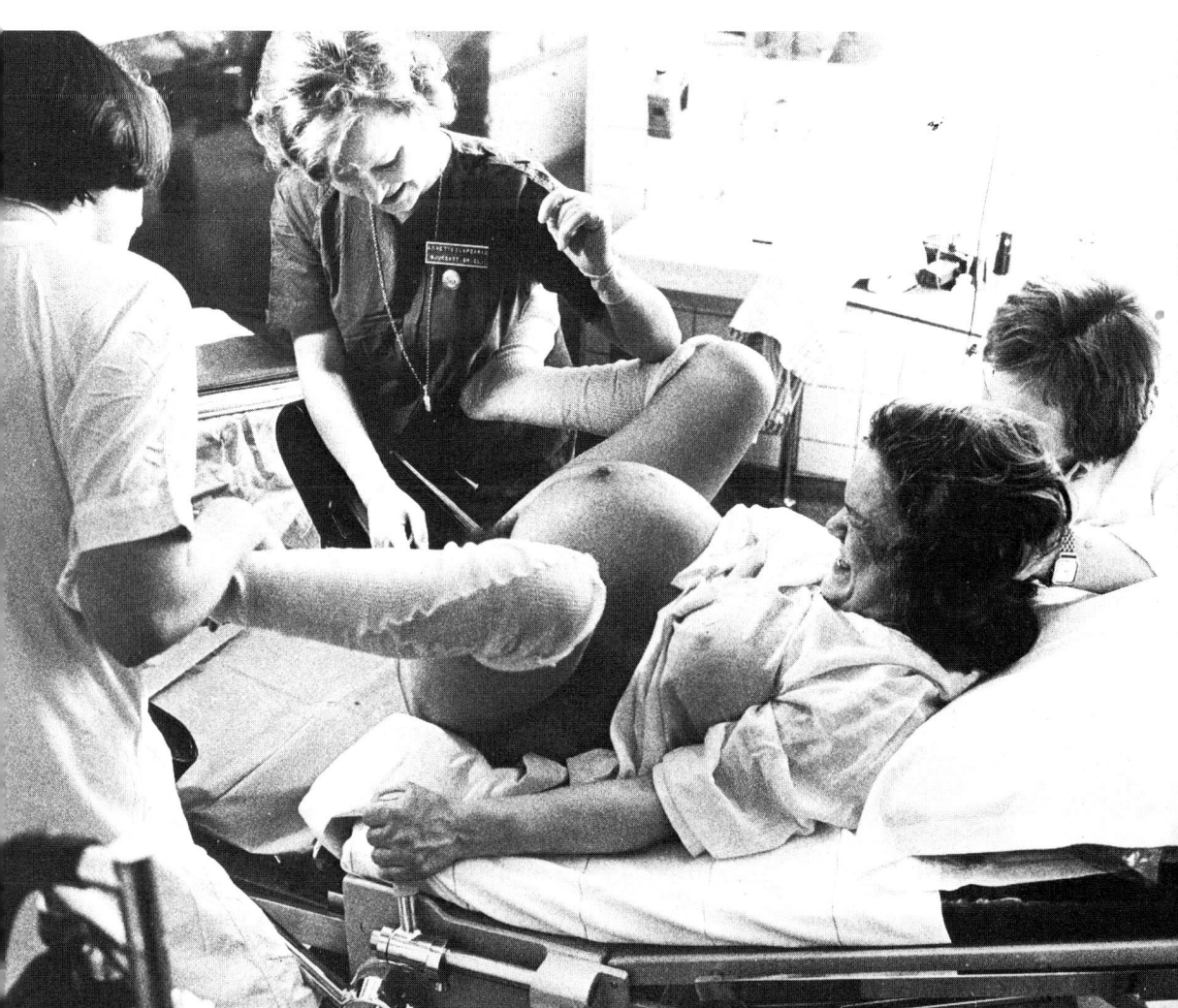

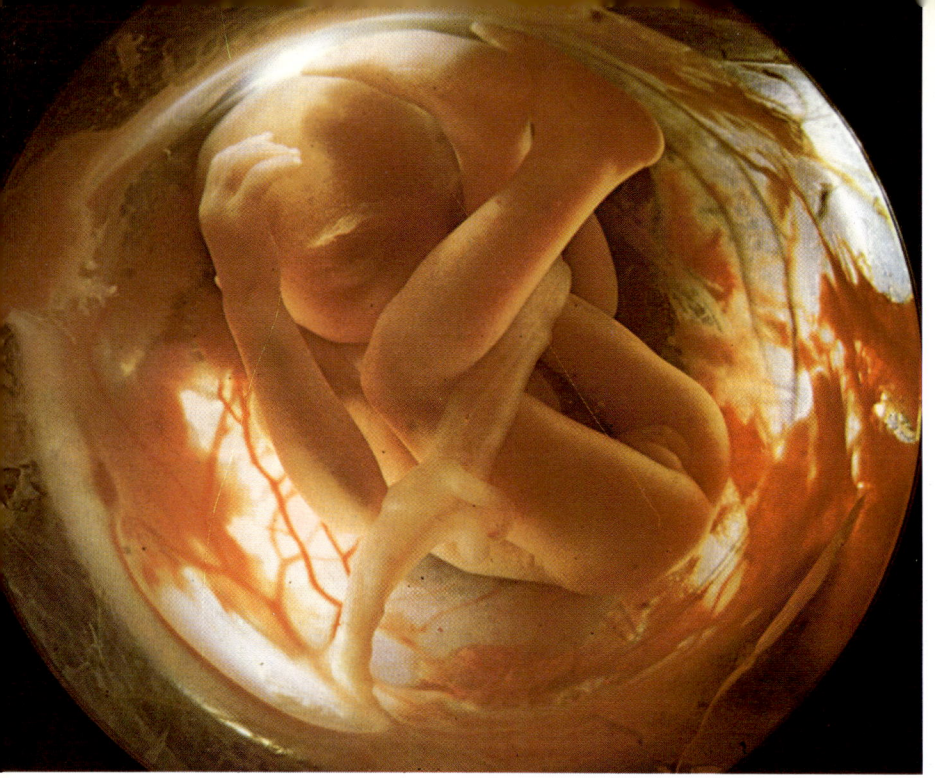
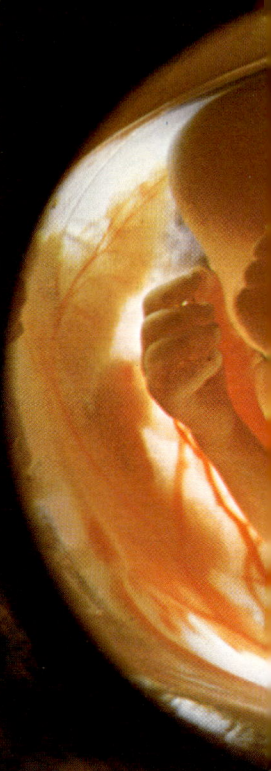

Knapp fünf Monate, ca. 25 cm lang. Das Kind bewegt und dreht sich ziemlich oft, während es im Fruchtwas-ser liegt. Das Fruchtwasser ist eine Lösung, die sich schnell erneuert. Außer dem Urin des Fetus und ande-

Kann das Kind im Mutterleib schon hören?

Man spricht oft von dem weichen, warmen, leisen Raum, in dem sich das Kind aufhält, bevor es geboren wird. Aber leise kann es da nicht sein. Der Fetus hat bereits im vierten Monat voll entwik-kelte Gehörorgane und eigentlich spricht nichts dagegen, daß er damit hört. Der Einwand, daß man beim Tauchen in der Bade-wanne unter Wasser nur gedämpft hört, wenn man angespro-chen wird, ist richtig. Man hört nur gedämpft. Der Laut wird ge-dämpft von dem Luftkissen, das im Gehörgang vor dem Trommelfell liegt.

Auch im inneren Ohr ist Luft. Aber das Kind, das im Frucht-wasser lebt, hat keine dämpfenden Luftkissen um das Trommel-fell. Es (das Trommelfell) liegt direkt im Fruchtwasser, sowohl auf der Innen- wie auch auf der Außenseite. Und Wasser leitet

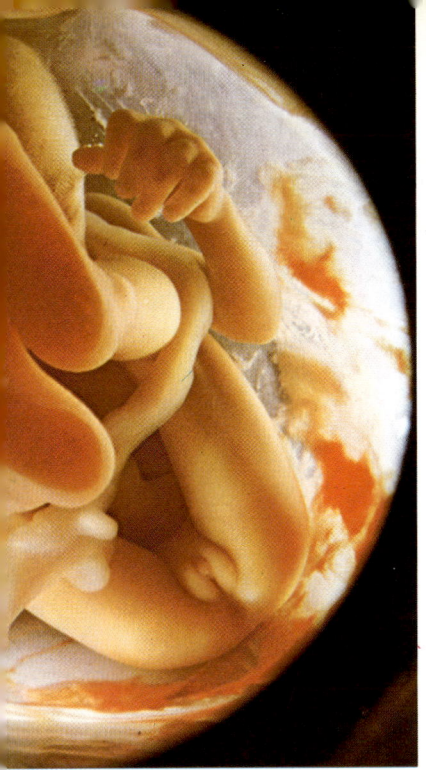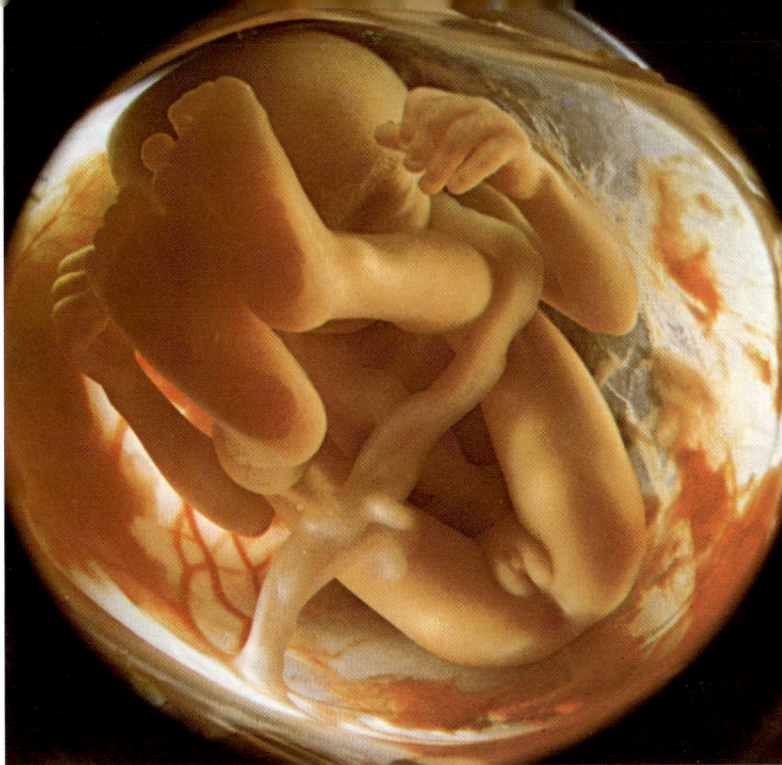

ren Abfallprodukten, z. B. abgeschilferten Zellen vom Fetus und den Fruchtblasen, enthält es auch Produkte, die für die zukünftige Lungenfunktion notwendig sind. Außerdem dient es auch als Stoßdämpfer.

den Schall besser als Luft. Die stille Welt unter der Meeresoberfläche ist eine reine Erfindung der Menschen, eine Erfindung, die sich schlecht mit der Wirklichkeit deckt. Die Frucht erlebt sicher genau, wie die Mutter spricht, wie ihr Magen knurrt, wie sie ißt und trinkt. Sicher nimmt sie auch die Geräusche um die Mutter auf. Streit, das Geschrei der Geschwister, Reden, Radio, Fernsehen, Musik, Verkehrslärm, alles hört das Kind und ist dadurch bestimmt schon Lärm gewöhnt.

Daraus können wir folgern, daß man sein Kind einerseits vor starkem, plötzlichem Lärm bewahren soll, andererseits, daß Kinder das Schreien der anderen Babys im Kreißsaal absolut vertragen. Und wenn das Kind schlafen soll, braucht man auch nicht übermäßig leise zu sein.

Das neugeborene Kind ist von Anfang an kein besonders ruhiges soziales Milieu gewöhnt.

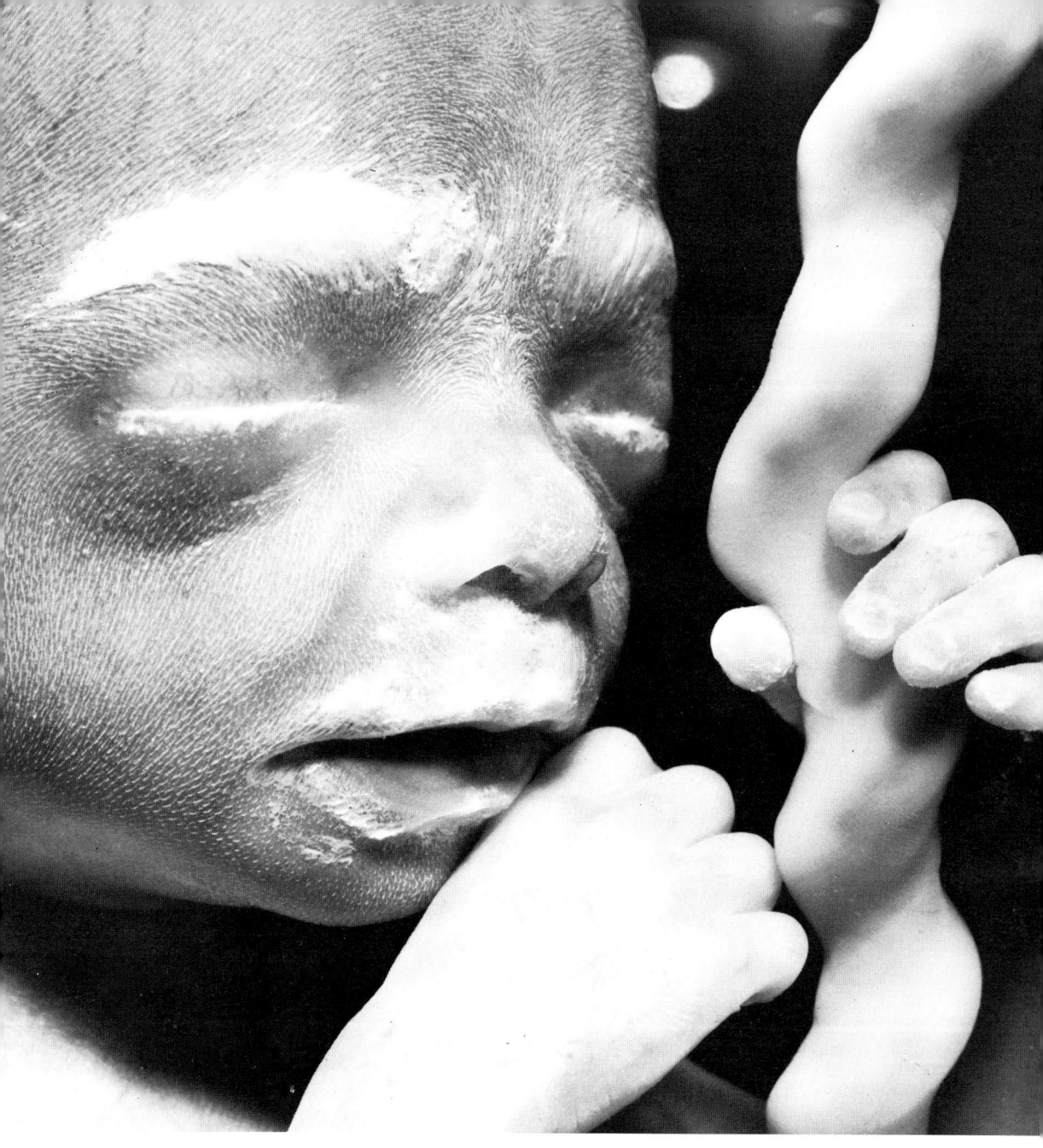

5 1/2 Monate, 30 cm

Die Nabelschnur

Die Nabelschnur, von der Hand umfaßt, kann ziemlich heftigen Druck ertragen. Die zwei Arterien und die Vene, die sie durchlaufen, sind in eine feste gallertartige Masse eingebettet. Der Druck des kräftigen Blutstroms hält die Wand der Nabelschnur – das Amnion – so ausgeweitet, daß sich normalerweise keine Schleifen und Knoten bilden können, sosehr sich das Kind auch bei seinen Schwimmübungen drehen und bewegen mag.

Durch die Länge der Nabelschnur kann sich das Kind so frei bewegen, wie es der Raum zuläßt – bei der Geburt ist die Nabelschnur gewöhnlich mindestens so lang wie das Kind, ungefähr 50 Zentimeter.

Die spiralförmigen Windungen der Blutgefäße entstehen dadurch, daß die Blutgefäße schneller wachsen als die Nabelschnur selbst. So besteht keine Gefahr, daß sie überdehnt werden.

5 Monate, knapp 25 cm

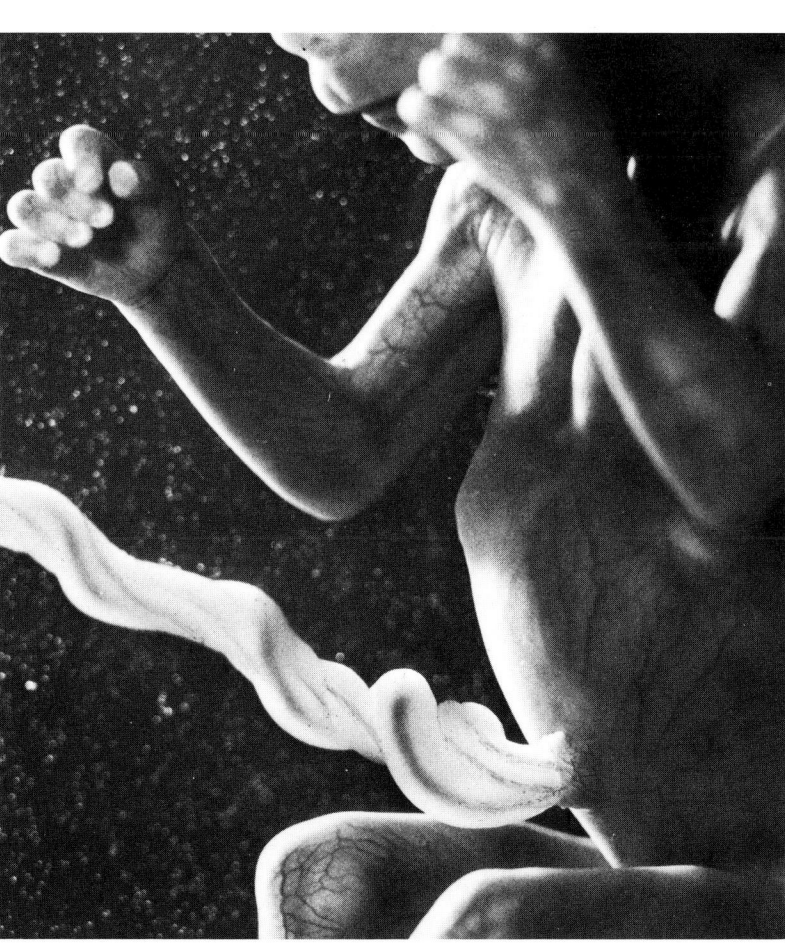

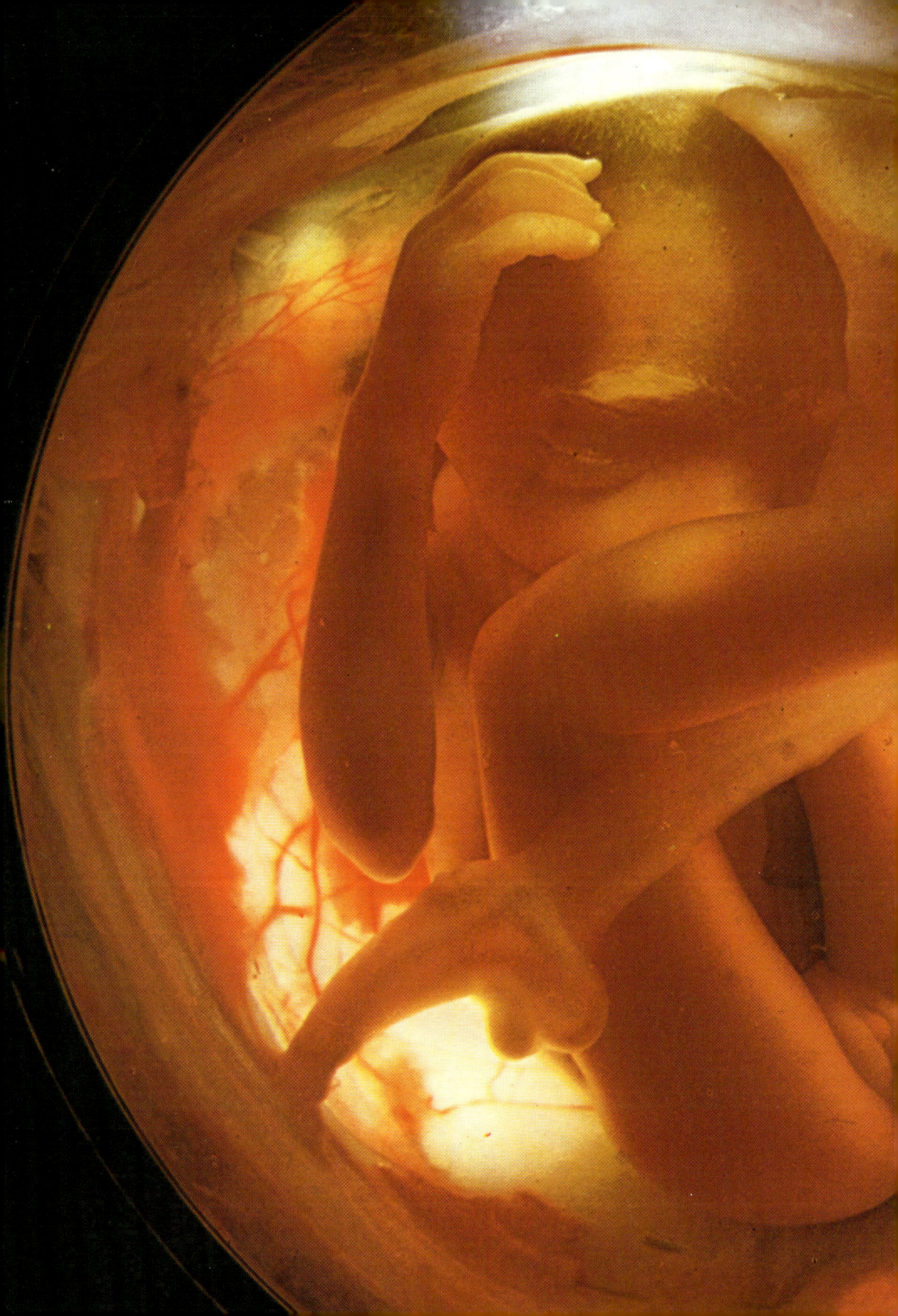

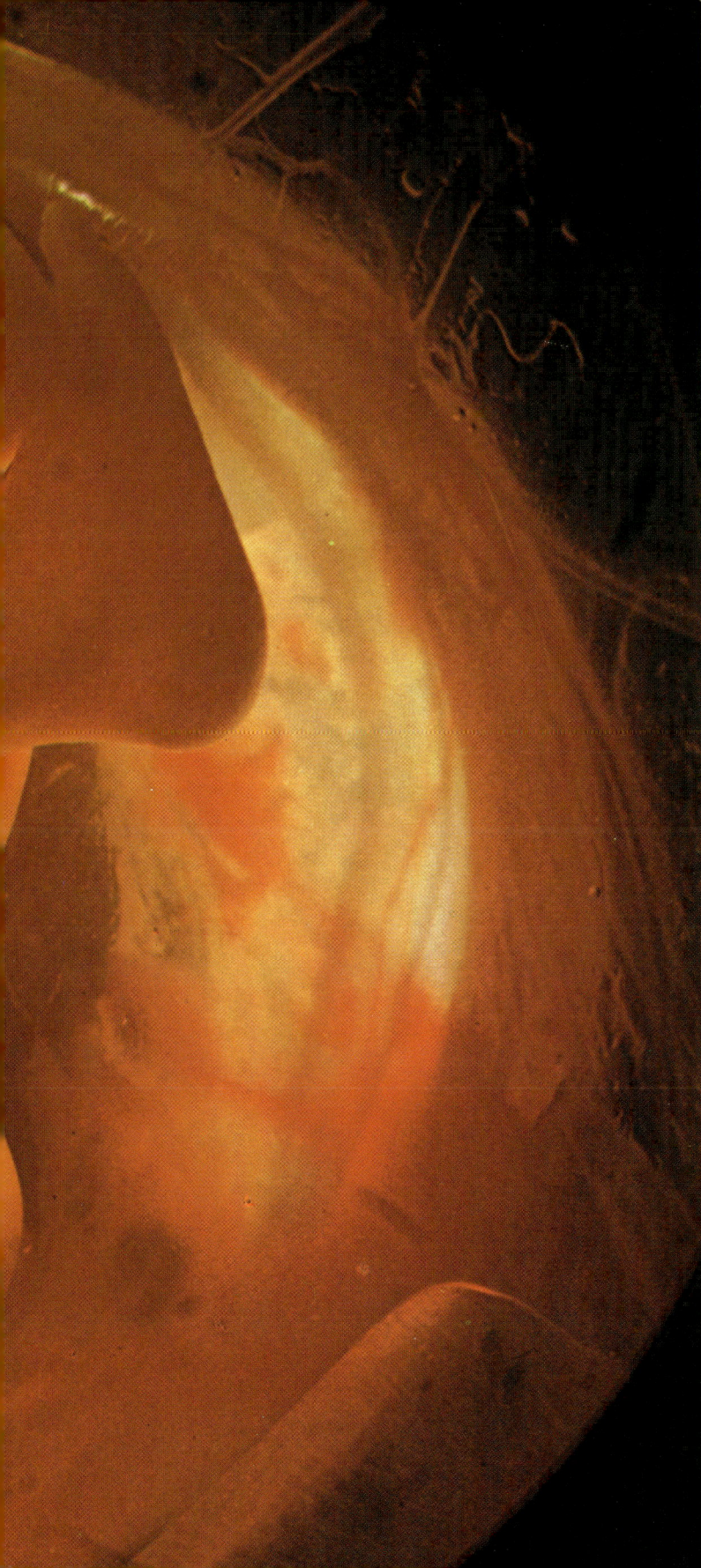

Mit einer Spezialoptik, einem
Superweitwinkelobjektiv mit
ultrakurzer Brennweite, ist das
ganze Kind in der Fruchtblase
wiedergegeben. Dieses kleine
Mädchen, das Geschlechtsorgan
ist deutlich zu erkennen, ist
etwas mehr als fünf Monate alt
und ca. 25 cm lang.

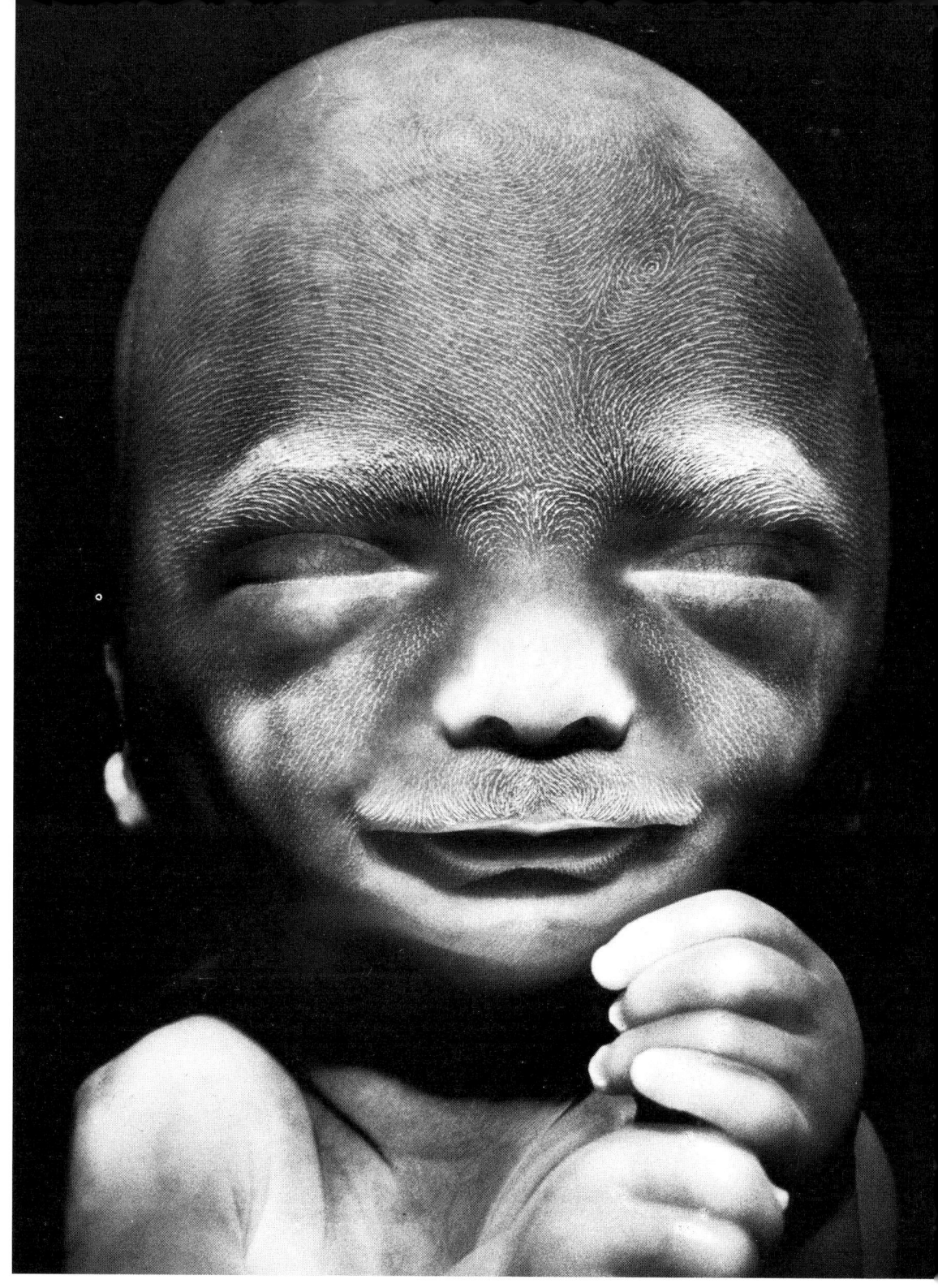

4$^{1}/_{2}$ Monate, 25 cm. Die Lanugo-Behaarung zeichnet ein lineares Muster auf der Stirnhaut. Die Augenbrauen sind nur andeutungsweise zu sehen.

Die Haare

Die erste Haaranlage zeigt sich schon zu Beginn des dritten Monats. Es sieht fast aus wie eine Andeutung von Nasen- oder Barthaaren auf der Oberlippe, den Augenbrauen und – seltsamerweise – auch an Handflächen und Fußsohlen. Allmählich verschwinden jedoch diese Haare und werden von der Wollbehaarung ersetzt, der Lanugo-Behaarung, die wie ein flaumiges Fell den gesamten Körper bedeckt. Die Haarbälge liegen schräg in der Haut und folgen dem linearen Muster in den bindegewebigen Fasern der Lederhaut. Im vierten Monat zu dem Zeitpunkt, wo die feste Endbehaarung zu wachsen beginnt, zeigen sich die Augenbrauen und die Kopfbehaarung deutlich. Bei den Kindern, die eine erbliche Veranlagung zu schwarzem Haar haben, sondern die Pigmentzellen der Haarfollikel ihr schwarzes Pigment ab. Nahezu die gesamte Lanugo-Behaarung wird vor der Geburt abgestoßen. Kopfhaar, Augenbrauen und Wimpern wachsen ziemlich langsam; das Haar sieht zu diesem frühen Zeitpunkt wie ein gut gestutzter Schnitt aus.

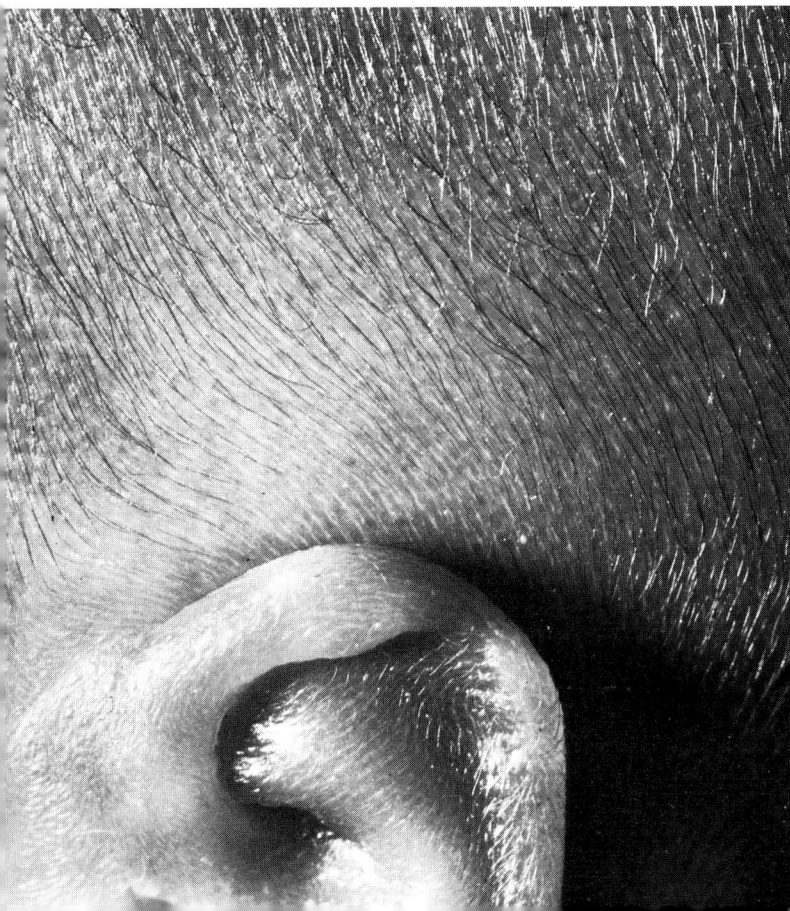

5 1/2 Monate, 30 cm. Der Lanugo-Behaarung folgt jetzt das stärkere dunkelpigmentierte Kopfhaar.

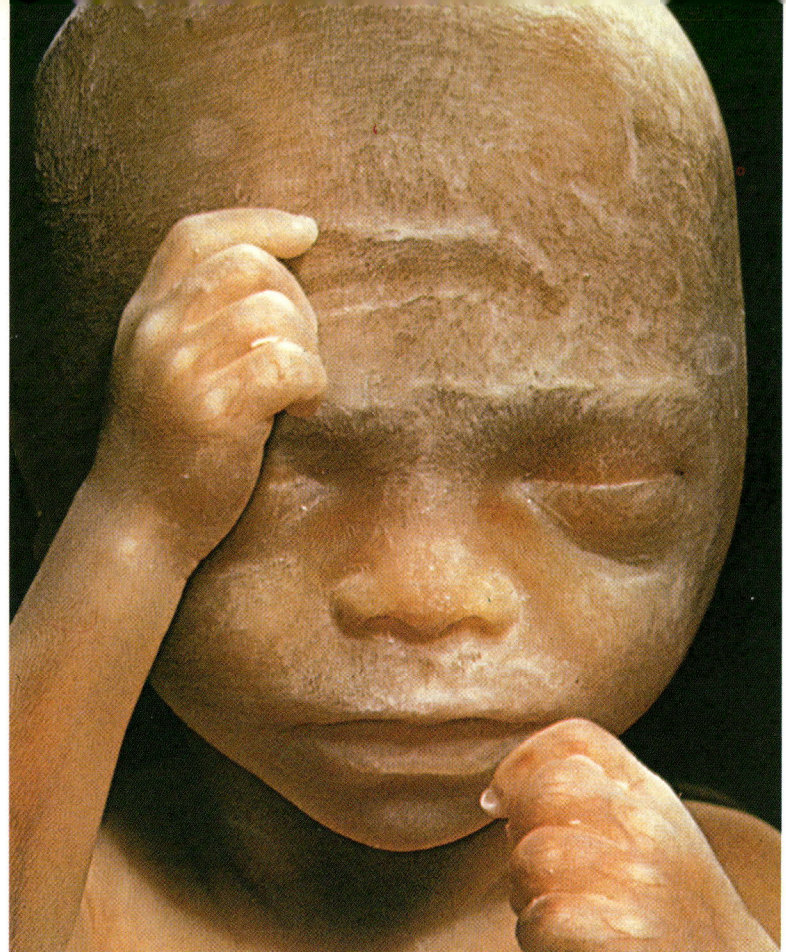

5½ Monate, 30 cm.
Die Finger haben eine Spur in
dem schützenden Hautfett hinterlassen. Es besteht kein Risiko
für eine Verletzung – die Nägel
sind ganz kurz.

4½ Monate, ca. 18 cm. Sobald
der Daumen in die Nähe des
Mundes kommt, dreht das Kind
den Kopf, und Lippen und
Zunge beginnen mit ihren Saug-
bewegungen – einem Reflex zum
Überleben. ▶

Übung für das Leben

Saugen, Greifen, Klammern – diese Fähigkeiten müssen er-
lernt sein beim Eintritt in die Welt, wenn man bestehen
will.

Bereits im frühesten Fruchtstadium, sobald die Nerven
Kontakt zu den sich entwickelnden Muskeln haben, beginnen
die Bewegungsübungen. Die wichtigen Saug- und Greifre-
flexe werden ständig geübt. Das Kind strampelt mit den Beinen und bewegt die Arme. Die Kräfte nehmen zu und das
Muster der Nervenimpulse verfeinert sich.

Den Daumen zum Trost – ja, warum eigentlich nicht? Die
Gebärmutter ist kein leiser und ruhiger Raum. Der Puls der
Mutter klopft dauernd, die Plazenta braust und brodelt,
manchmal bewegt sich die Mutter heftig, auch ihre Stimme
und aller Lärm wird ausgezeichnet durch das Fruchtwasser
übertragen.

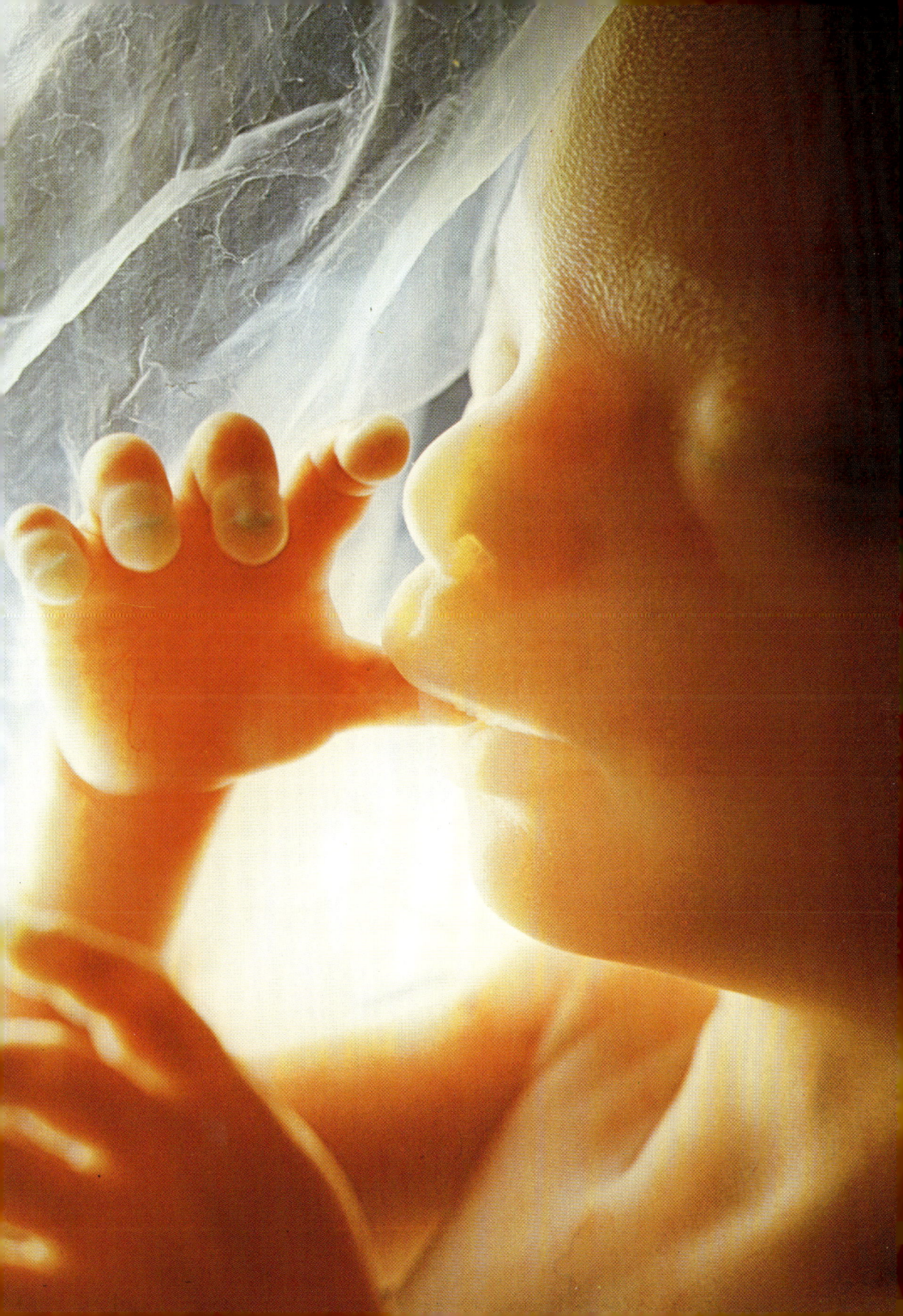

Wirbel in
Haut und Haaren

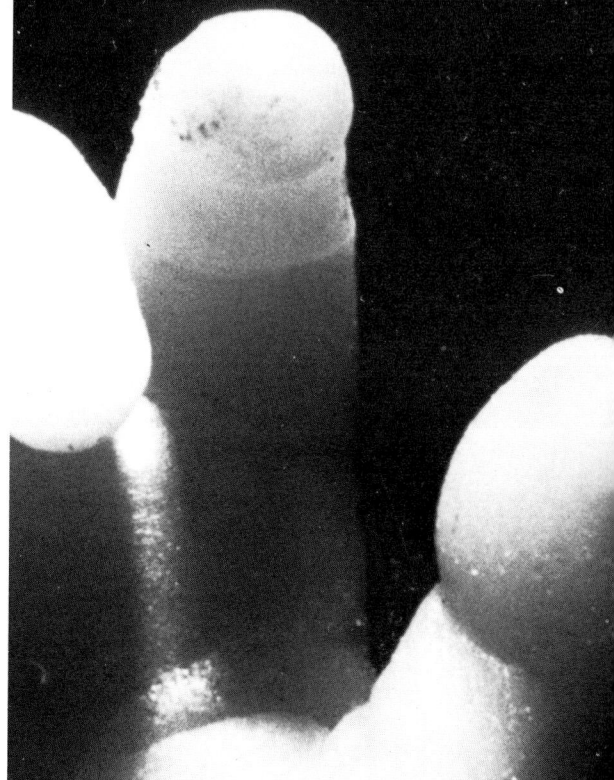

Irgendwann im dritten Monat beginnt die Erbmasse eine ganz charakteristische Prägung der haarlosen Haut in Handflächen und Fußsohlen, an Fingerspitzen und Zehenballen zu vollziehen. Die Lederhaut wächst hoch wie Bergrücken, zwischen denen Furchen liegen. Für jedes Individuum bildet sich ein Muster besonderer Art, das sich ein ganzes Leben lang nicht verändert. Auch die Furchen und Linien in der Handfläche sind individuell, sie sagen vielleicht nichts über unsere Zukunft aus, aber ganz sicher etwas über uns selbst.

Ähnliche Muster sind im allgemeinen auch an der Körperhaut zu sehen und spiegeln sich im Haarwuchs wider, wenn auch nicht so eindeutig wie in den Fingerabdrücken.

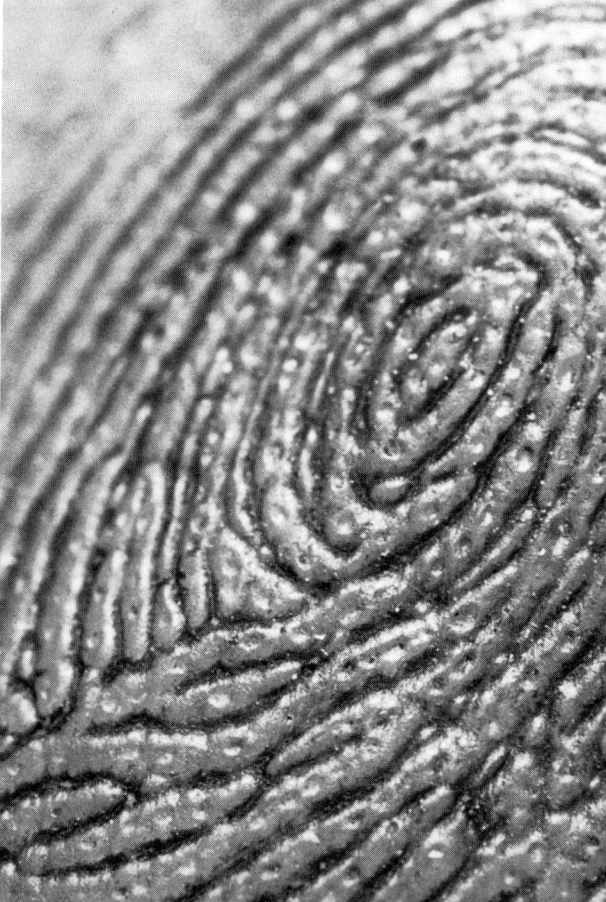

Großaufnahme der Wirbel an der Fingerkuppe eines Erwachsenen. Es gibt bestimmte Hauttypen des linearen Musters, aber die Einzelheiten haben immer nur einen Besitzer.

126

Die Fingerknospen sehen scheinbar gleich und glatt aus, doch unter der Oberfläche ist das Muster bereits unwiderruflich geprägt.

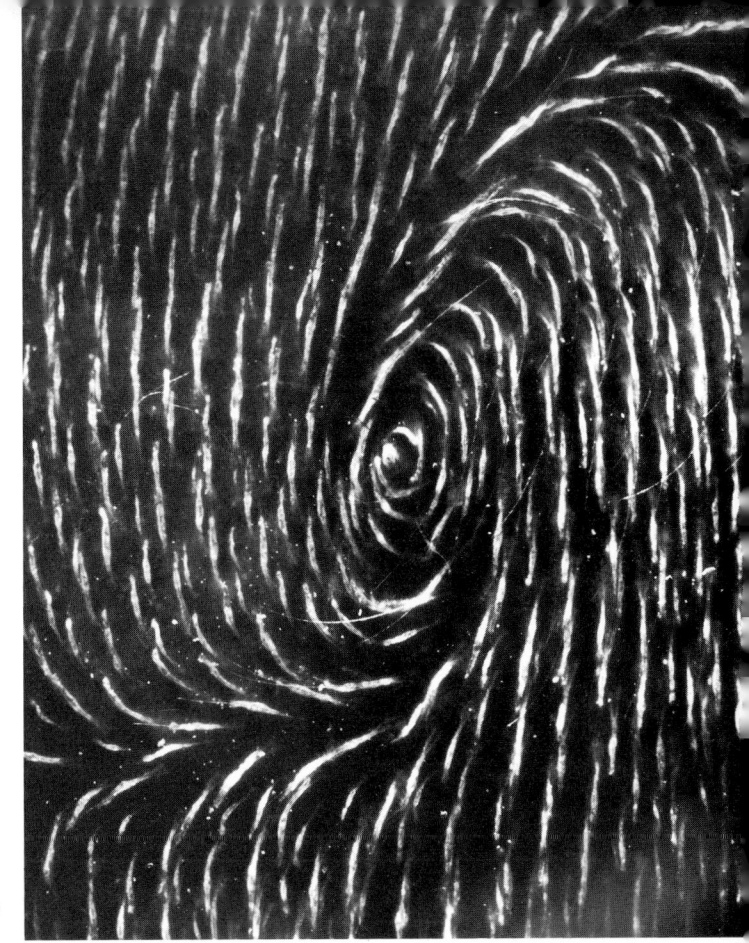

Wirbel in der Lanugo-Behaarung auf der Stirn mit Monaten.

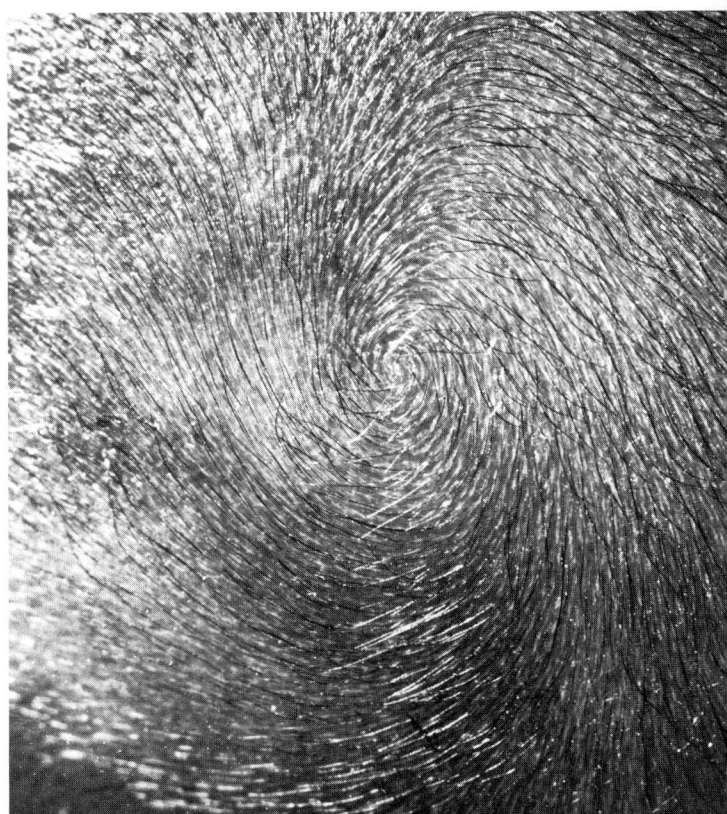

¹/₂ Monate.
Der für unseren Schädel typische Haarwirbel.

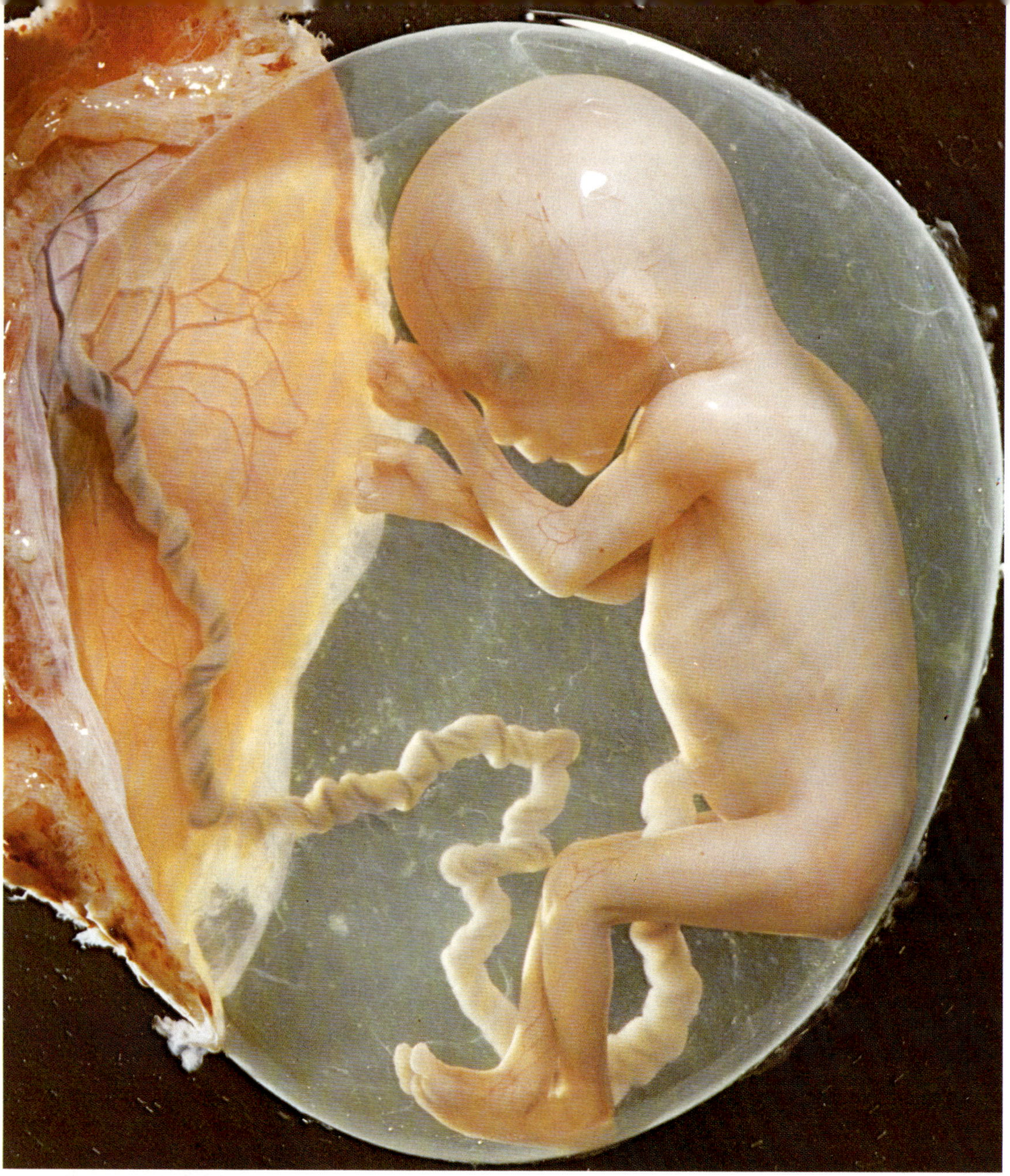

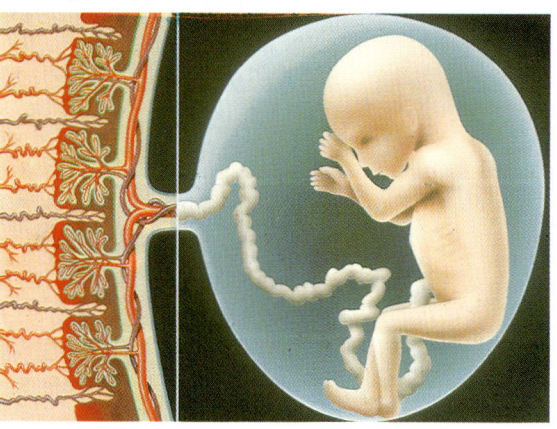

16 Wochen, 16 cm. Durch die beiden Nabelarterien wird das Blut der Frucht in die feinsten Verästelungen der Plazenta, die Zotten, gepumpt, wo Kohlendioxyd und Schlackenstoffe ausgeschieden werden. An den Spitzen der Zotten nimmt es Sauerstoff und Nährstoffe aus dem frischen Arterienblut der Mutter und dann strömt das kindliche Blut wieder zur Nabelschnur zurück. In der Nabelschnurvene wird das Zurückfließen des Blutes noch beschleunigt durch den Puls der Arterienspirale, der wie eine Hilfspumpe wirkt.

Der Mutterkuchen —
Halt, Nährstoffe und Schutz

Der voll ausgebildete Mutterkuchen ist so groß wie ein Suppenteller, er wiegt ca. 500 Gramm und enthält ungefähr 100 Kubikzentimeter des fetalen Blutes. Er hat die Form eines abgedeckten Beckens mit Unterteilungen, in dem weit verzweigte Wurzelfasern nach unten, auf den Grund, hängen. Dieses Becken ist mit mütterlichem Blut aus den Arterien der Gebärmutterschleimhaut gefüllt und entleert sich durch die großen Venen. Durch die dünnen Zellschichten in den feinsten Wurzelfaserverästelungen strömen Kohlendioxyd und Schlackenstoffe aus dem fetalen Blutkreislauf, und Sauerstoff und Nährstoffe aus dem Blutkreislauf der Mutter werden aufgenommen. Die Zellschicht bildet auch einen Schutz gegen viele Infektionen und schädliche Mittel.

Seit dem dritten Monat, seit die Gelbkörper geschrumpft sind, hat der Mutterkuchen auch ihre Hormonproduktion übernommen, um die Gebärmutterschleimhaut in der Gebärmutter zu halten.

Normalerweise liegt der Mutterkuchen so weit oben an der Gebärmutterwand, das er nicht abgeht, wenn das Kind herauskommt. In Zweifelsfällen kann seine Lage vor der Entbindung mit Ultraschall festgestellt werden.

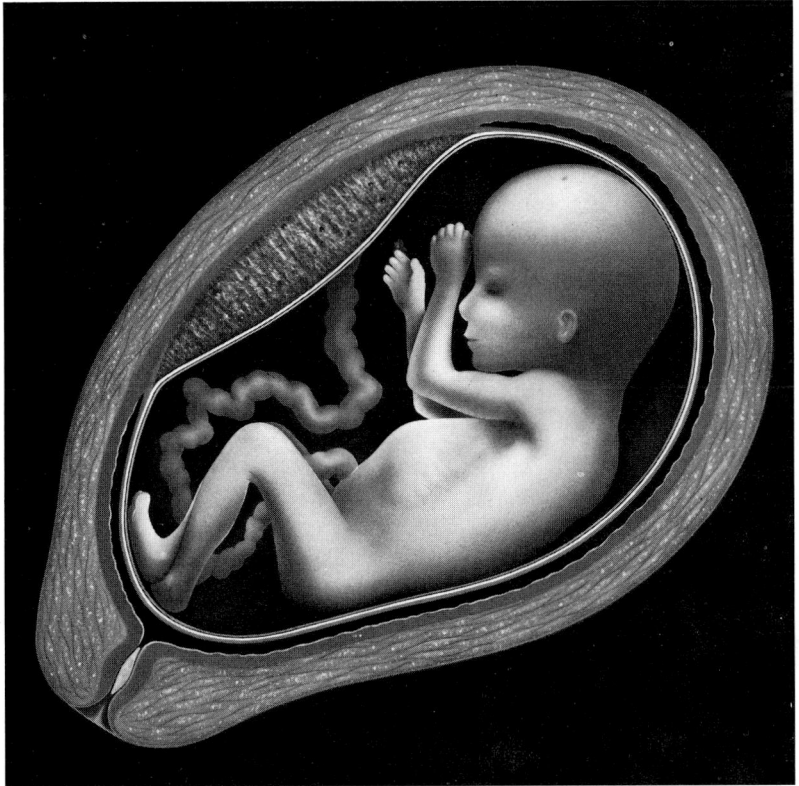

Die schützende Salbe

Zu jedem Haar gehören einige oder mehrere Talgdrüsen, die dem Haar Glanz geben und die Haut zart und geschmeidig machen. Aus dem Talg der Talgdrüsen und den abgeschilferten Hautzellen bildet sich vom fünften Monat an eine schützende Hautsalbe, die auf lateinisch Vernix caseosa heißt. Die Lanugo-Haare tragen dazu bei, daß diese Vernix caseosa an der Oberfläche der Haut haftenbleibt. Daher sieht man erhebliche Mengen an den behaarten Stellen, wie Augenbrauen, Kopfhaut und Oberlippe. Bei der Entbindung ist das Fruchtwasser gewöhnlich durch die abgesonderte Vernix caseosa getrübt, und das neugeborene Kind sieht wie mit einer Fettschicht überzogen aus. Es hat sich gezeigt, daß diese Schicht ein guter Schutz gegen Hautinfektionen ist. Wenn das neugeborene Kind in die Arme der Mutter gelegt wird, macht die eben entbundene Frau auf der ganzen Welt die gleiche Geste: sie streicht vorsichtig, vielleicht etwas zögernd, mit dem Daumen über die schmierige Haut des Kindes und prüft die Vernix caseosa eine Weile zwischen den Fingern. Dann kommt die erste Liebkosung mit der ganzen Hand der Mutter.

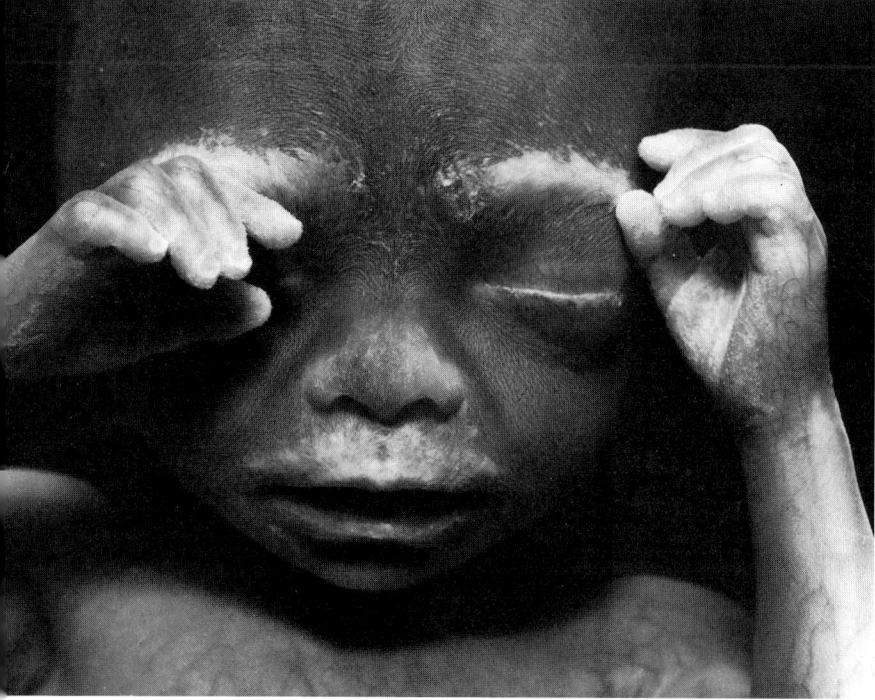

5 1/2 Monate, 30 cm

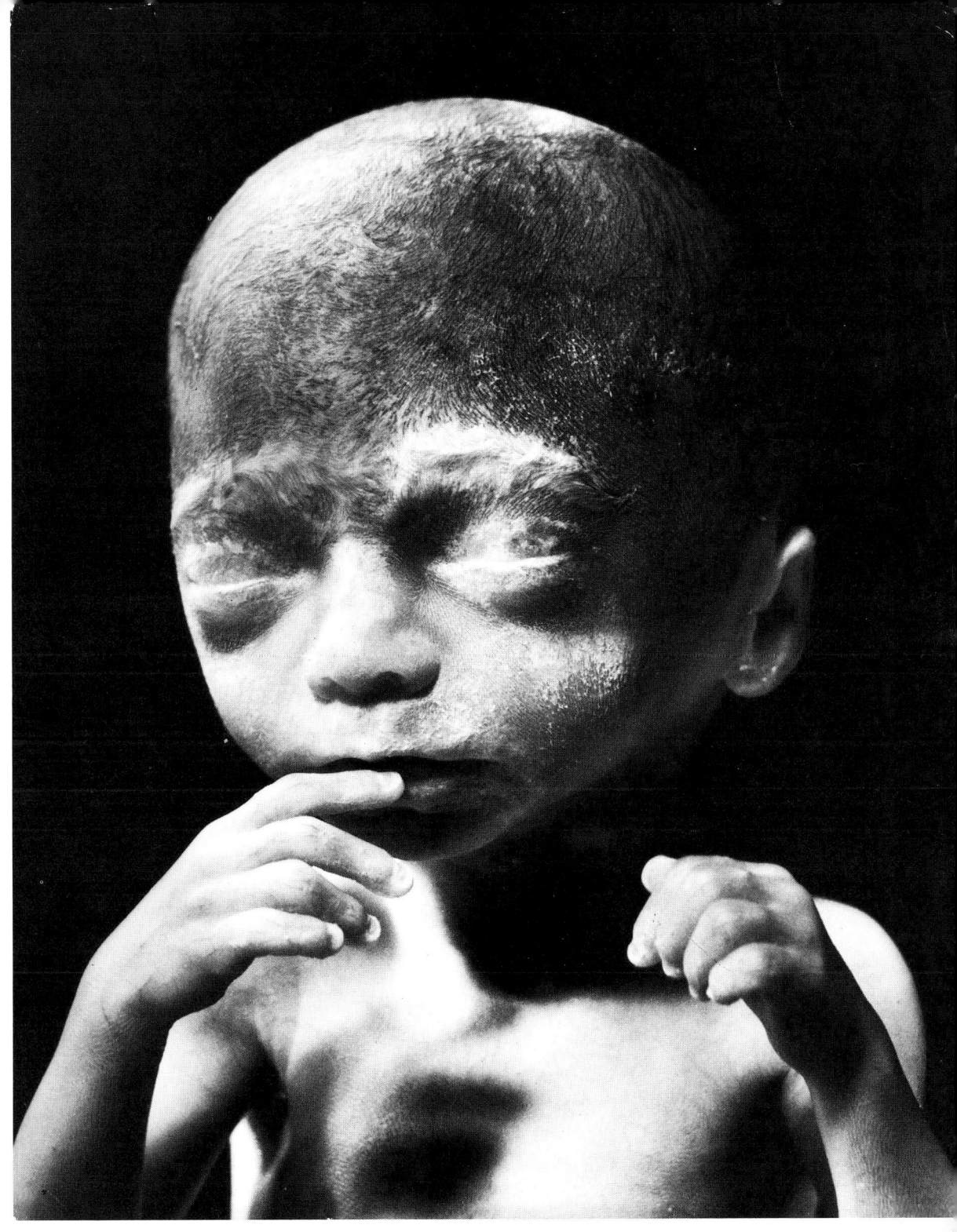

5¹/₂–6 Monate

Beschwerlich, aber nicht mehr lang bis zur Geburt

Die letzten Monate der Schwangerschaft scheinen endlos. Man kann die Zeit, bis man es endlich hinter sich hat, kaum noch erwarten, und man möchte endlich wissen, wie das Kind aussieht. Auch wenn man so lange wie nur möglich berufstätig ist, vergeht die Zeit trotzdem langsam.

Am Ende der Schwangerschaft geht die Mutter einmal in der Woche zum Arzt. Obwohl alle Proben in Ordnung sind, hat die Mutter viele kleine Beschwerden. Sie spürt einen Druck nach unten, bekommt schlecht Luft, gerät leicht außer Atem und das ewige Sodbrennen ist lästig, die Beine sind abends geschwollen, sie kann schlecht schlafen und kann sich schlecht im Bett umdrehen. Sie braucht ein bißchen Anteilnahme.

Es ist verständlich, daß man sich jetzt nicht mehr so bewegen kann; in diesem Stadium entstehen gewisse »mechanische« Beschwerden, weil die Gebärmutter soviel Platz in der Bauchhöhle beansprucht. Der Rückfluß des Blutes aus den Beinen zum Herzen wird etwas erschwert. Deshalb schwellen die Beine am Abend an, besonders wenn die Mutter viel gestanden und gelaufen ist.

Diese Schwellung hat also nichts mit der bleibenden Schwellung zu tun, die durch eine Schwangerschaftsvergiftung entsteht. Man kann die Beine im Bett hochlegen, man braucht nur ein Kissen unter die Matratze zu legen. Dann fließt das Blut aus den Beinen. Die Atembeschwerden in dieser Zeit erklären sich aus der Ausdehnung der Gebärmutter in der Bauchhöhle, es sticht und spannt und die Gebärmutter drückt und kneift.

Eine Stunde Ruhe am Tag ist gut für Mutter und Kind, das fördert auch die Durchblutung.

Die Kindslage

Die Hebamme und der Arzt stellen die Lage des Kindes fest. Nach der 32.–33. Woche ist es so groß, daß es sich nicht mehr ohne weiteres herumdrehen kann. Wenn der Kopf zuerst kommt, ist die Entbindung am leichtesten für die Mutter und am besten für das Kind. Aber auch wenn der Steiß nach unten liegt, geht die Entbindung gut, wenn das Becken nicht zu eng ist. Komplikationen erfordern einen Kaiserschnitt.

Gegen Ende der Schwangerschaft wird der Bauch sehr dick. Manchmal ist einem alles über, das Kind, der Bauch und die Schwerfälligkeit. Zuspruch ist nötig...

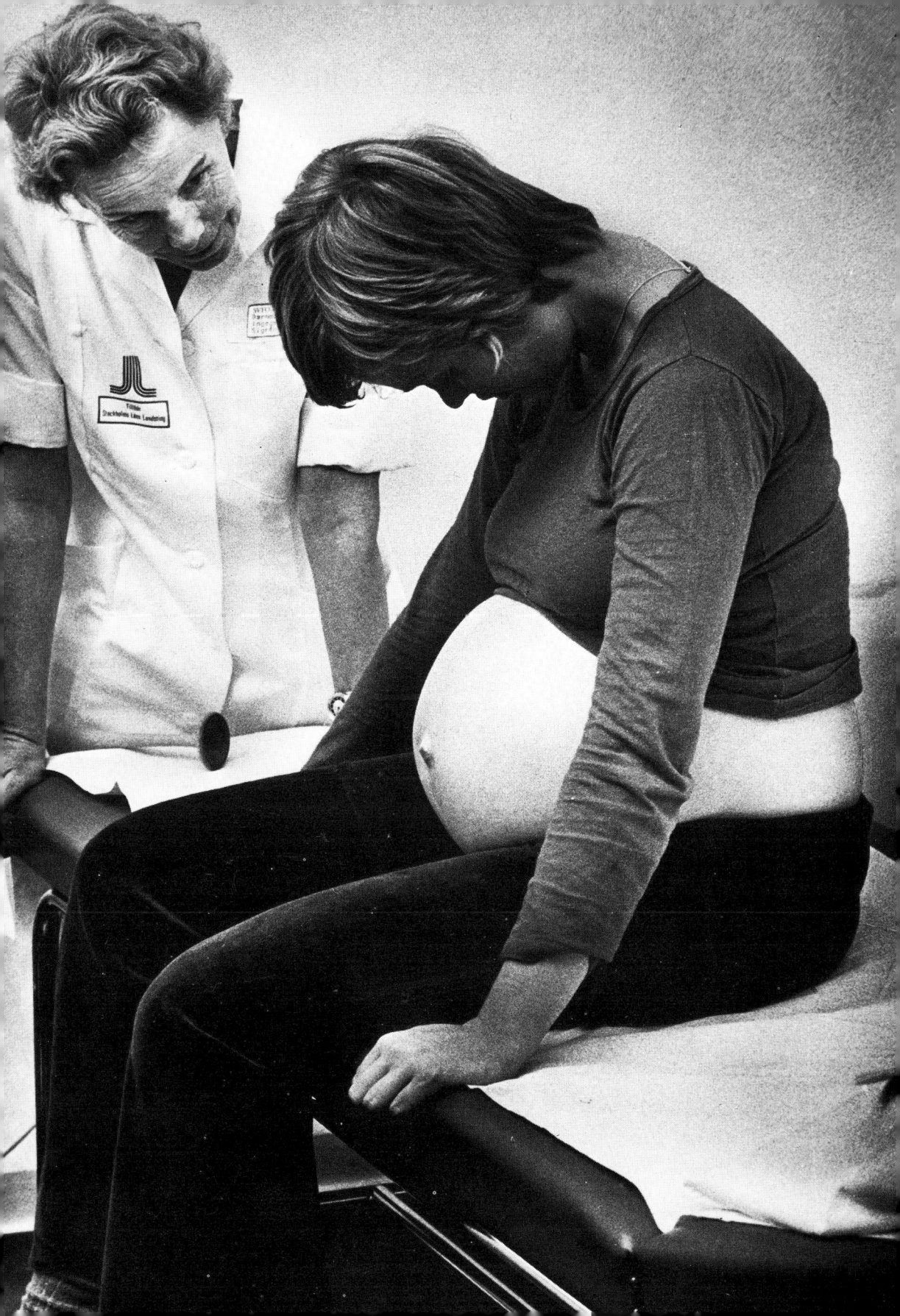

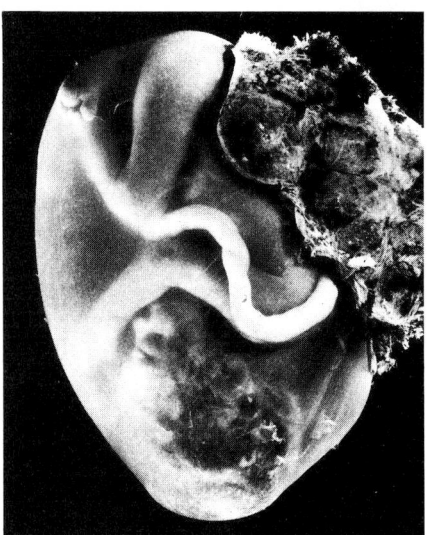

Es wird richtig eng um die 36. Woche, auch
wenn es noch ungefähr 4 Wochen bis zur
Geburt dauert. Und wenn das Kind jetzt
schon auf die Welt kommt, geht es fast immer gut, obwohl es natürlich besser ist,
wenn es voll ausgetragen wird (40 Wochen). Es kann auch gutgehen, wenn ein
Kind schon in der 28. Woche geboren wird,
und von der 32. Woche an verläuft die Geburt sowohl für Mutter wie auch für Kind
ohne Komplikationen. Zu früh geborene
Kinder müssen mit größter Sorgfalt behandelt werden. Sie liegen am Anfang in einem
Brutkasten, das ist ein besonderes, abge-
schlossenes Bett, in dem man eine kon-
stante Temperatur und Luftfeuchtigkeit
halten kann.

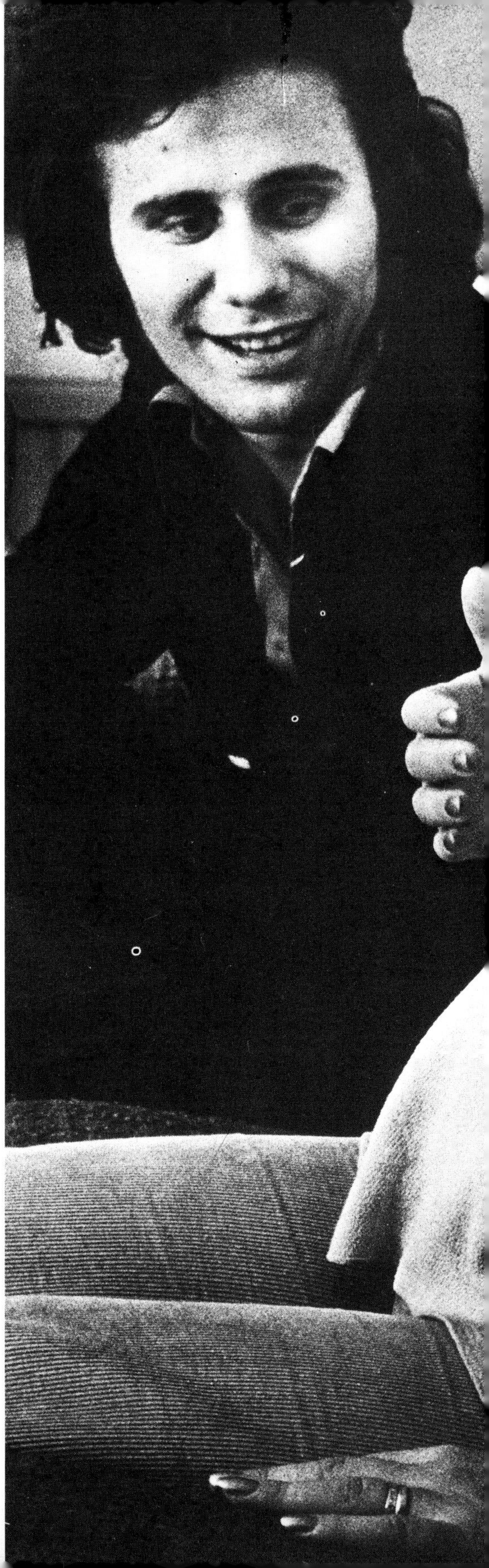

Das Kind strampelt so, daß man es sehen
und auch spüren kann.

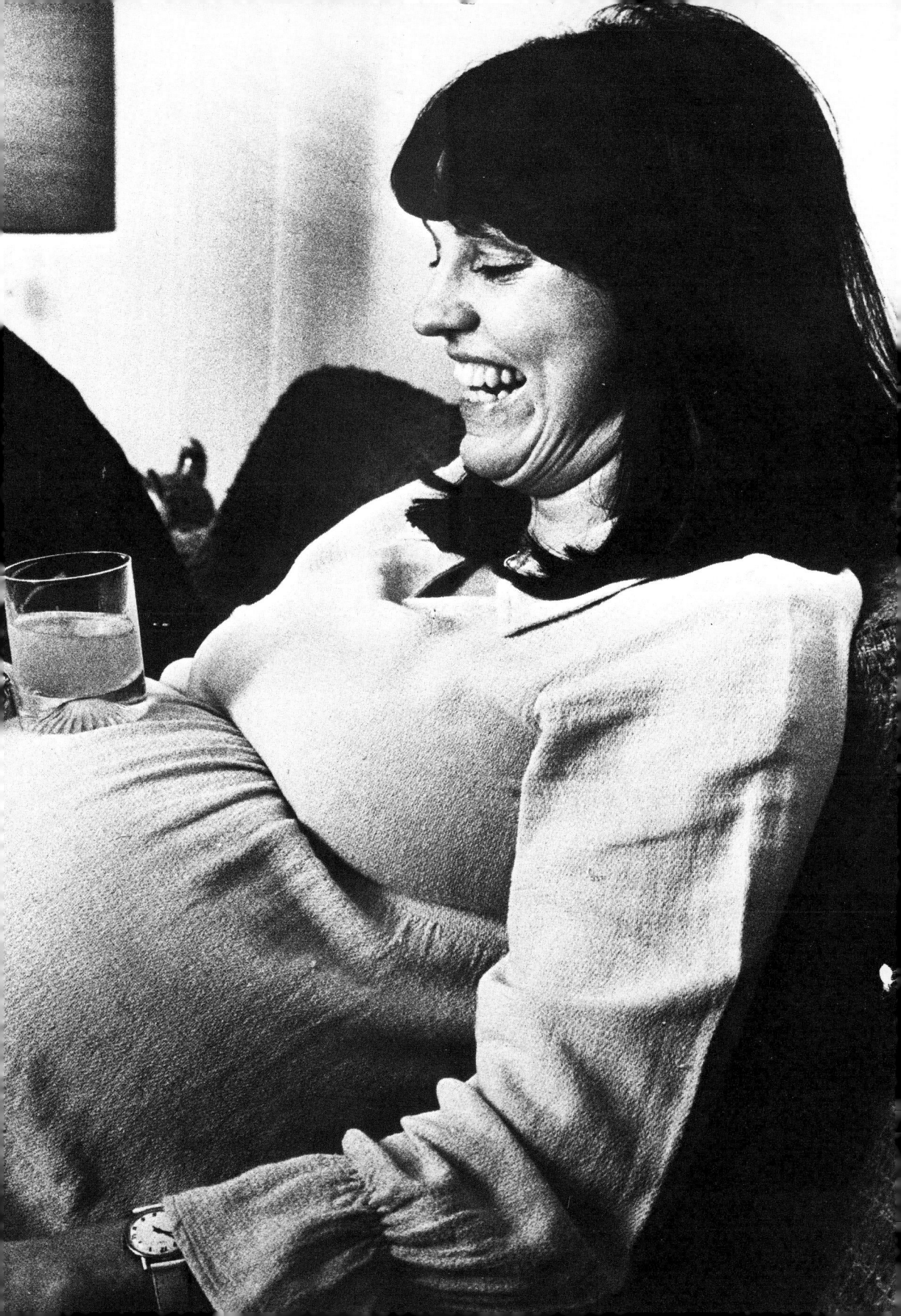

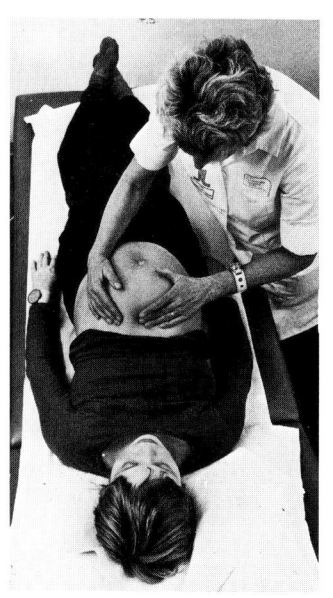

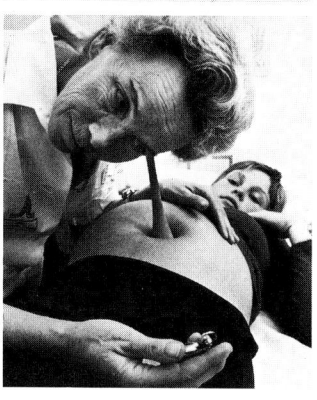

Die behutsamen, geübten und feinfühligen Hände der Hebamme ertasten die Kindslage. Die Hebamme spürt, ob alles in Ordnung ist. Sie hört auch mit einem Stethoskop die Herztöne ab. Das Herz des Kindes ist meistens deutlich zu hören.

Zu diesem Zeitpunkt kann der Arzt im allgemeinen feststellen, ob es sich um ein oder mehrere Kinder handelt. Wenn die Gebärmutter größer und breiter als normal ist, besteht die Möglichkeit. Im günstigsten Falle kann der Arzt gewöhnlich drei große Kindesteile von außen fühlen, zwei Köpfe und einen Steiß oder umgekehrt. Er kann auch die kindlichen Herztöne an zwei verschiedenen Stellen der Gebärmutter hören, zwischen denen eine Zone ohne Geräusche liegt.

Ist der Arzt sich nicht sicher, im Hinblick auf Kindslage oder Anzahl der Kinder, kann eine Untersuchung mit Ultraschall gemacht werden. Sollte sie keine zufriedenstellende Aufklärung geben, kann eine Röntgenaufnahme gemacht werden.

Blutungen

Wenn es zu einer Unterleibsblutung kommt, muß der Arzt sofort benachrichtigt werden. Es kann eine ganz harmlose Sache sein. Der Gebärmutterpfropfen ist während des letzten Teiles der Schwangerschaft sehr weich und mit Blut gefüllt. Eine Anstrengung oder Berührung, z. B. beim Geschlechtsverkehr, kann zu einer Blutung daraus führen. Doch ist möglicherweise eine Blutung auch ein Zeichen für eine Komplikation, die sofortige Krankenhausbehandlung nötig macht. Es kann sich um einen vorliegenden Mutterkuchen oder um eine zu frühe Ablösung desselben handeln. Wenn die Wehen beginnen, tritt zuweilen ein vollkommen ungefährlicher, schleimig-blutiger Ausfluß auf. Die werdende Mutter ist meist nicht in der Lage, zu unterscheiden, worum es sich handelt. Deshalb muß sie wissen, daß sie auf einer Entbindungsstation zu jeder Tages- und Nachtzeit aufgenommen und untersucht werden kann, falls sich etwas Unvorhergesehenes ereignen sollte.

Übelkeit und Juckreiz

Manchmal klagt die werdende Mutter über leichte Übelkeit und Schmerzen auf der rechten Seite unter den Rippen. Das sind dann vermutlich Gallenbeschwerden. In solchen Fällen ist eine leichte Diät am besten, und man sollte vor allem auf Fett und schwerverdauliche Speisen verzichten. Bei manchen Frauen tritt auch ein starker Juckreiz am ganzen Körper auf. Er ist auf eine Störung der Leberfunktion zurückzuführen und kann als eine Art

Schwangerschaftsvergiftung angesehen werden, die schwer zu behandeln ist. Sie verschwindet wieder, sobald das Kind geboren ist.

Man kann es mit Antihistamintabletten dagegen versuchen, manchmal helfen sie. Hatte man während der Schwangerschaft unter Juckreiz zu leiden, sollte man danach die Pille möglichst nicht nehmen.

Wann kommt das Kind zur Welt?

Alle Mütter hoffen insgeheim, es möge ein wenig früher als berechnet kommen. Die letzten vier Wochen sind anstrengend und ziehen sich lange hin. Das Entbindungsdatum, das der Arzt festgelegt hat, ist ja nur ein ungefähres Datum, dem die durchschnittliche Länge der Schwangerschaft einer sehr großen Zahl von Frauen zugrunde gelegt wurde. Das Kind kann sehr gut auch zwei Wochen vor oder nach dem errechneten Zeitpunkt kommen.

Wenn man jedoch 14 Tage über der Zeit ist, sollte man sich an den Arzt wenden. Oft kommt es vor, daß man sich in der Zeit verrechnet hat, aber manchmal kann auch eine Veränderung vorliegen, die den Beginn der Geburt verhindert.

In solchen Fällen wird die Entbindung künstlich eingeleitet. Die Entbindungen jedoch, die normal beginnen, verlaufen im allgemeinen am besten. Durch Messen des Hormongehaltes im Blut und Urin der Mutter kann die Funktion des Mutterkuchens kontrolliert werden. Solange die Werte normal sind, besteht kein Grund, die Entbindung einzuleiten.

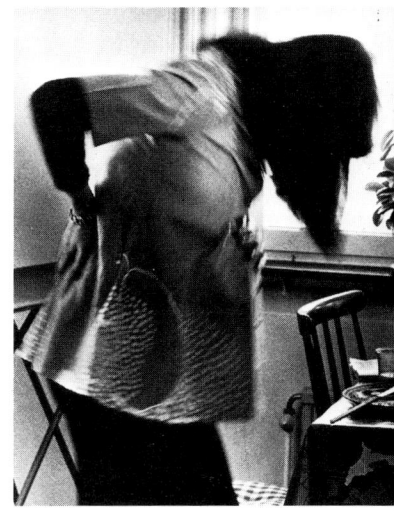

Wenn die Gebärmutter sich zusammenzieht und die Kontraktionen, die Wehen, stark und regelmäßig kommen, ist die Entbindung nahe.

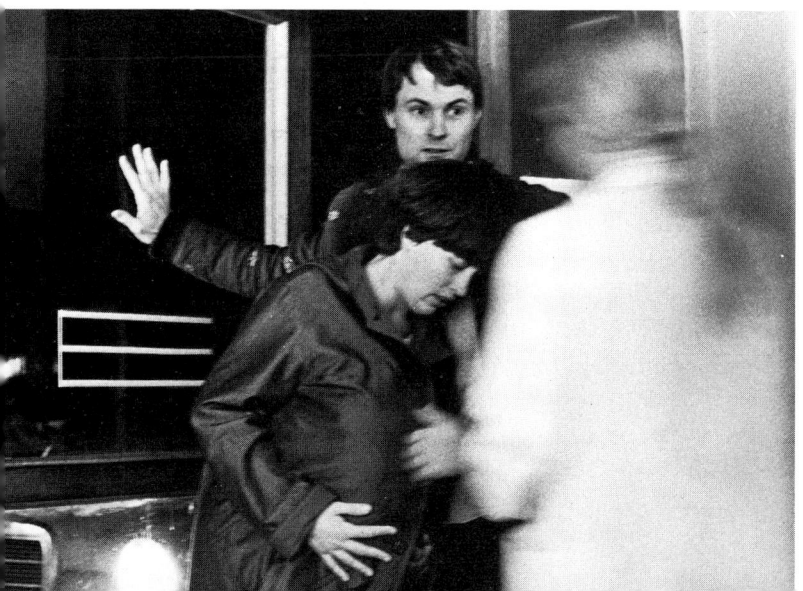

Die Entbindungsstation ist Tag und Nacht immer bereit. Das ist beruhigend für die werdende Mutter.

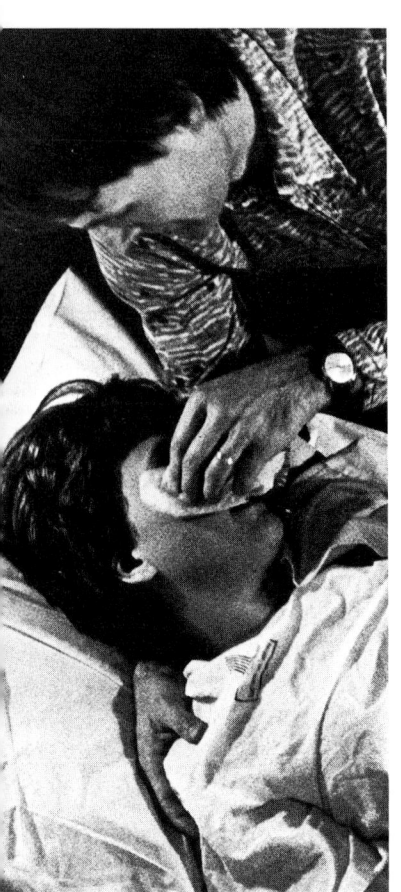

Die Entbindung ist eine anstrengende »Körperarbeit«, und es tut gut, wenn das Gesicht abgetrocknet wird. Hier hilft der Vater mit.

Die Kontraktionen der Gebärmutter »Die Wehen«

Die Kontraktionen der Gebärmutter während der Geburt sind meistens schmerzhaft, und diese Schmerzen werden von verschiedenen Frauen verschieden stark empfunden. Deshalb werden diese Kontraktionen »Wehen« genannt, ein Wort, das vielen Frauen unnötig angst macht, weil sie die Bedeutung des Wortes nicht kennen. Wenn bei einer Erstgebärenden der Kopf sich im Beckeneingang einstellt und dadurch die Gebärmutter tiefer sinkt, ist das ein ziemlich sicheres Zeichen, daß die Entbindung in etwa vier Wochen stattfindet. Bei Frauen, die schon geboren haben, trifft das jedoch nicht mehr sicher zu.

Viele Frauen haben sogenannte Vorwehen bereits lange vor der Geburt. Die Gebärmutter zieht sich nämlich während der ganzen Schwangerschaft gelegentlich zusammen und zur Geburt hin immer häufiger. Wenn die Mutter müde und blutarm ist, können diese Kontraktionen manchmal schmerzhaft sein. Doch die Vorwehen unterscheiden sich in ihrer Art von den richtigen Wehen. Sie sind unregelmäßig und selten schmerzhaft.

Man weiß noch nicht genau, was die Wehen in Gang bringt. Wenn sie einsetzen, beginnt sich der Gebärmutterhalskanal zu öffnen. Dann löst sich auch der Schleimpfropfen, der dort den Gebärmutterhals während der ganzen Schwangerschaft abschließt und das Eindringen von Infektionen verhindert. Der Schleimpfropfen ist zäh, klebrig und oft mit Blut vermischt. Wenn er abgeht, ist es das Anzeichen, daß die Geburt tatsächlich beginnt. Manchmal »geht das Wasser ab«, d. h., das Fruchtwasser fließt vor Beginn der Wehen ab. Bei manchen Frauen fließt eine ganze Menge ab, bei anderen sehr wenig. Dann sollte jedoch die Klinik aufgesucht werden. Dort wird untersucht, ob der Kopf des Kindes sich im Beckeneingang eingestellt hat. Ist er noch beweglich und hoch, darf die Mutter nicht aufstehen, denn dann besteht ein gewisses Risiko, daß die Nabelschnur nach vorn fällt und eingeklemmt wird.

Auf dem Weg zur Entbindungsstation

Wenn bei Erstgebärenden die Wehen mit ungefähr fünf Minuten Zwischenraum in regelmäßigen Abständen auftreten, ist es Zeit, sich auf den Weg in die Klinik zu machen. Selbstverständlich sollte die Mutter vorher anrufen, mit der Hebamme oder dem Arzt sprechen und ihre Ankunft anmelden. Für Frauen, die schon Kinder geboren haben, ist es schwer vorauszusagen, wie nahe die Entbindung bevorsteht. Der Kontakt mit der Entbindungsstation oder ein Gespräch mit der Hebamme und dem Arzt erleichtern die Entscheidung. Der Koffer sollte schon gepackt sein, daß man auch nichts von dem vergißt, was man gerne mitnehmen möchte. Gewöhnlich nimmt man einen Morgenrock, Nachthemden und Hausschuhe mit. Toilettensachen, eine Handarbeit und Lesestoff, die Überweisung des Arztes, den Paß und das Familienstammbuch. Heute ist es nicht ungewöhnlich, daß der Vater bei der Entbindung anwesend ist. Hat man Atemübungen nach der psychoprophylaktischen Methode gemacht, dann wünscht man die Anwesenheit des Partners, mit dem man geübt hat und der etwas trösten kann.

Die Schmerzen lindern?

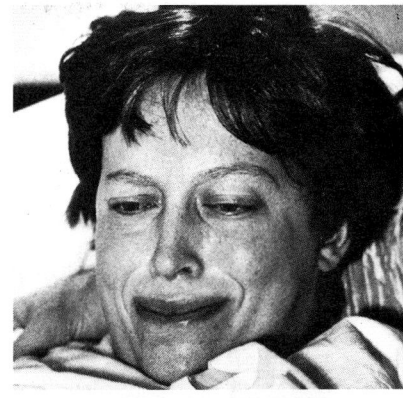

Jede Frau erlebt die Schmerzen anders, die einen erleben sie stärker, die anderen schwächer. Heute gibt es verschiedene gute Methoden zur Schmerzlinderung.

Lokale Betäubung der Haut, verschiedene Formen von Nervenblockierungen und die Narkose, d. h. die leichte bis tiefe Betäubung wie bei einer Operation. Die Nervenblockierung schaltet die Schmerzen auf einer bestimmten Körperstelle aus (ungefähr wie beim Zahnarzt). Die Mutter ist aber bei Bewußtsein.

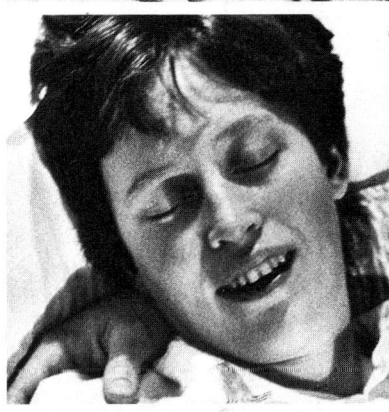

Immer mehr Mütter nehmen an einer psychologischen Vorbereitung und Schwangerschaftsgymnastik teil. Dadurch erfahren sie, was während der Geburt geschieht, und wollen sehr selten irgendeine Form der Narkose, die ihr Bewußtsein teilweise ausschaltet. Sie wollen wach sein und das wunderbare Ereignis miterleben.

Bei den Frauen, die im frühen Stadium der Geburt irgendeine Form einer leichten Narkose haben möchten, verwenden wir in Schweden meistens eine Mischung von Lachgas und Sauerstoff zum Einatmen. Je nach Schmerzen und dem Zustand des Kindes kann die Lachgasmenge im Verhältnis zur Sauerstoffmenge reguliert werden. Leidet das Kind an Sauerstoffmangel, gibt man nur Sauerstoff.

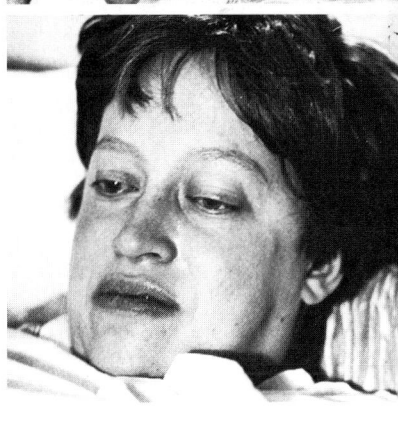

Wenn nötig, hilft man mit, aber dazwischen soll man sich entspannen.

Ist die Mutter sehr unruhig, kann ein Beruhigungsmittel in Tablettenform oder eine Injektion mit einem schmerzstillenden und entspannenden Mittel gegeben werden.

Manchmal macht man eine Lokalbetäubung des Gebärmutterhalses, besonders wenn er sich auf Grund eines Krampfes schwer öffnet.

Die Narkose wird in den schwedischen Massenmedien gewöhnlich »Västerviksmethode« genannt. Ihr Nachteil ist, daß sie sich auf das Kind auswirken kann, deshalb erfordert sie eine gründliche Überwachung.

Wenn der Kopf des Kindes in Höhe des Beckenausganges steht, kann der Pudendusnerv lokal betäubt werden. Das ist die gebräuchlichste Methode zur Schmerzbetäubung in der Schlußphase einer Entbindung. Die Betäubung wird von der Hebamme vorgenommen, die ihre Hand in die Scheide einführt. Sie legt die Betäubung mit einer Injektionsnadel im Sitzbein an.

Der Pudendusnerv steuert die Schmerzempfindung im unteren Teil der Scheide, im Harnleiter, in den Schamlippen, im Gebiet um den Mastdarm und zwischen dem Mastdarm und der Scheide. Dieses Gebiet wird also betäubt, und durch diese Betäubung wird eine sichtbare Linderung der Schmerzen erreicht, die auftreten, wenn das Kind heraustritt. Man kann auch die Nerven dieses ganzen Gebietes zentral betäuben, indem man die Narkose dort anlegt, wo die Nerven aus dem Rückenmarkkanal herausgehen, also eine sogenannte Epiduralbetäubung. Eine Betäubung dieser Art wird nur von Narkoseärzten durchgeführt und kann also nur in den Krankenhäusern angewandt werden, in denen Narkoseärzte sind. Die Narkose kann zu einem Abfall des Blutdruckes führen und erfordert eine Überwachung durch einen Narkosearzt und eine Narkoseschwester. Bei dieser Methode kann die Mutter nur sehr schlecht feststellen, wann und wie sie pressen muß und deshalb nicht viel mithelfen. Zur Beendigung der Geburt muß dann manchmal eine Zange angelegt oder mit einer Saugglocke, die am Kopf des Kindes angesetzt wird, nachgeholfen werden.

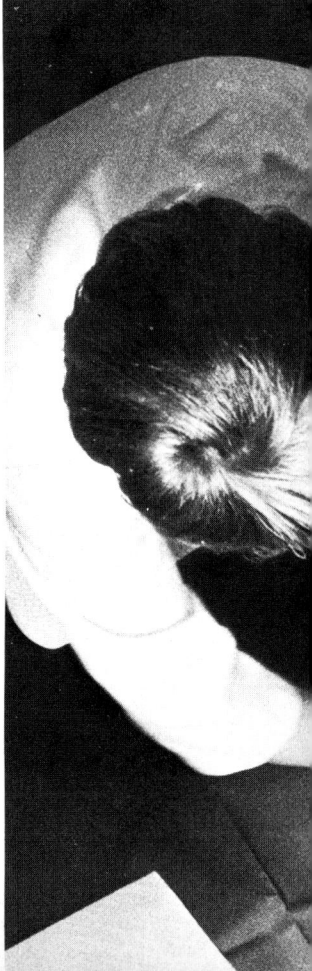

Die Geburt

Während der Geburt sollte man solange wie möglich aufbleiben oder wenigstens in einem Stuhl sitzen. Der Druck des Kindes auf den unteren Teil der Gebärmutter beschleunigt die Geburt.

Wenn die Mutter sich hinlegt, sollte sie sich am besten auf die Seite legen. Die Blutzirkulation zum Kind ist dann besser, als wenn sie auf dem Rücken liegt.

Die Hebamme horcht mit einem Stethoskop oder registriert

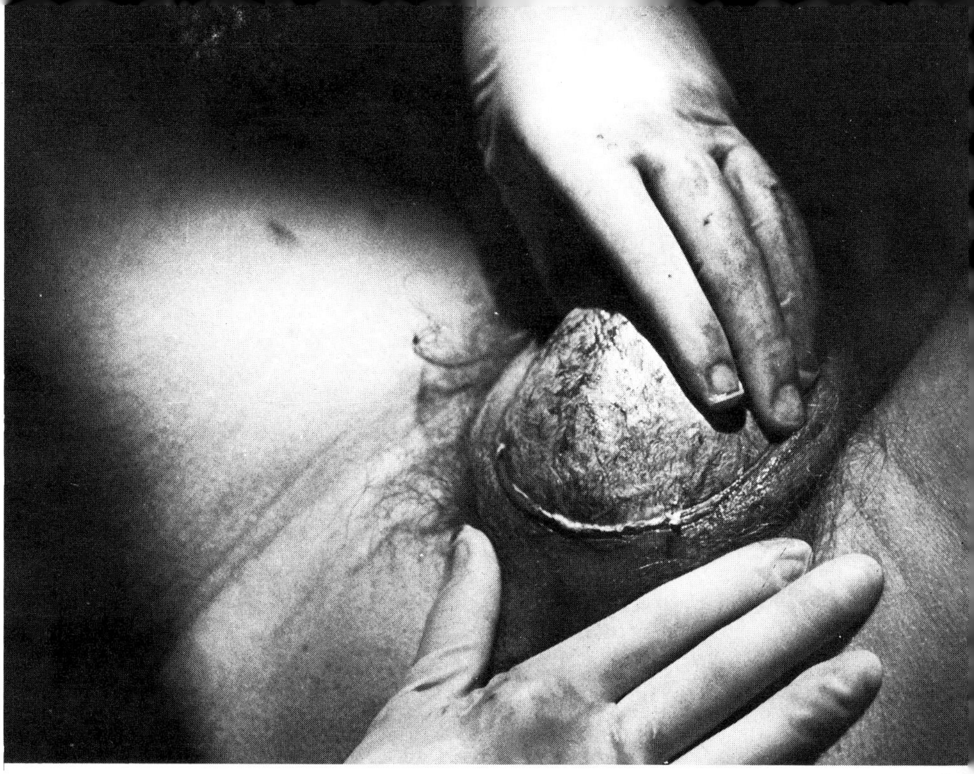

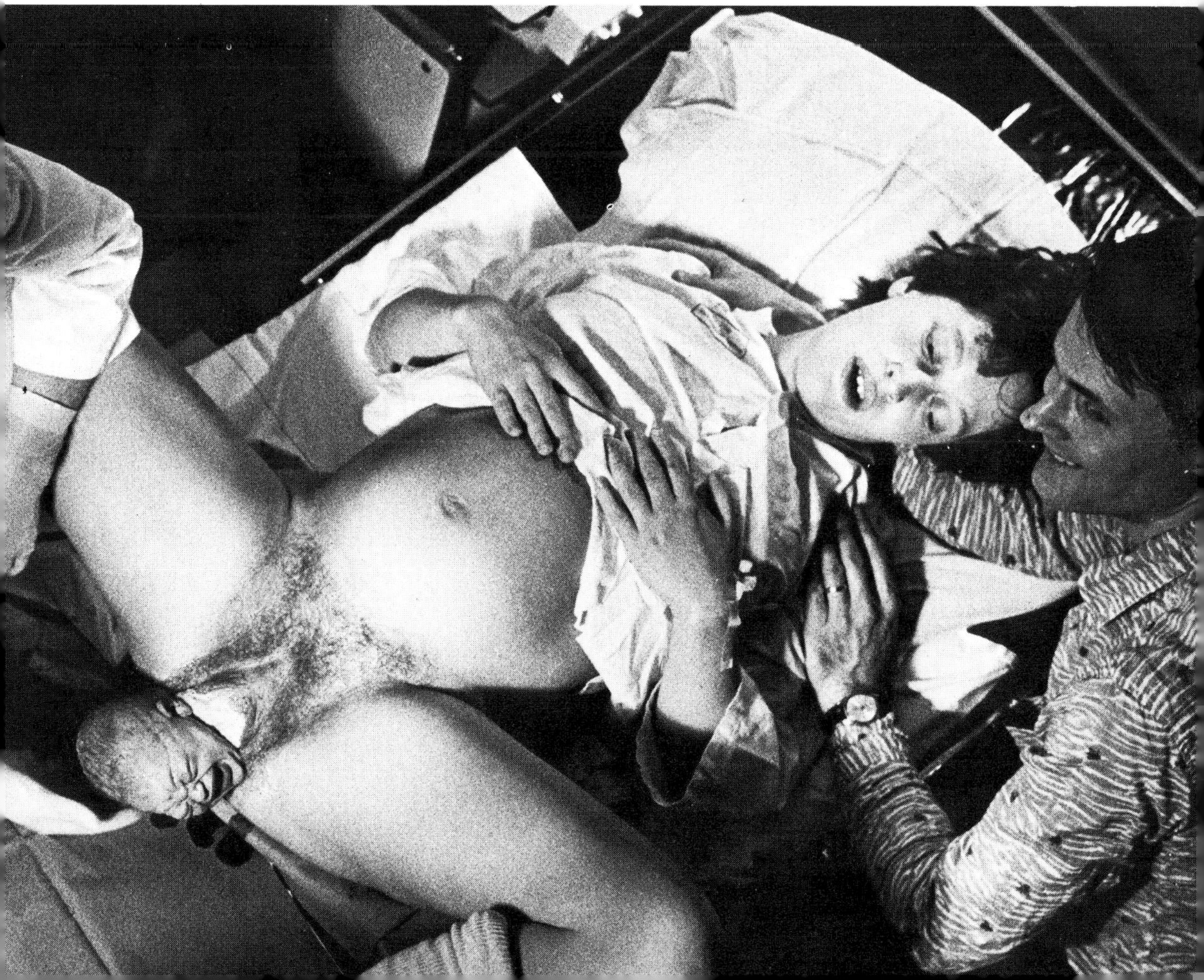

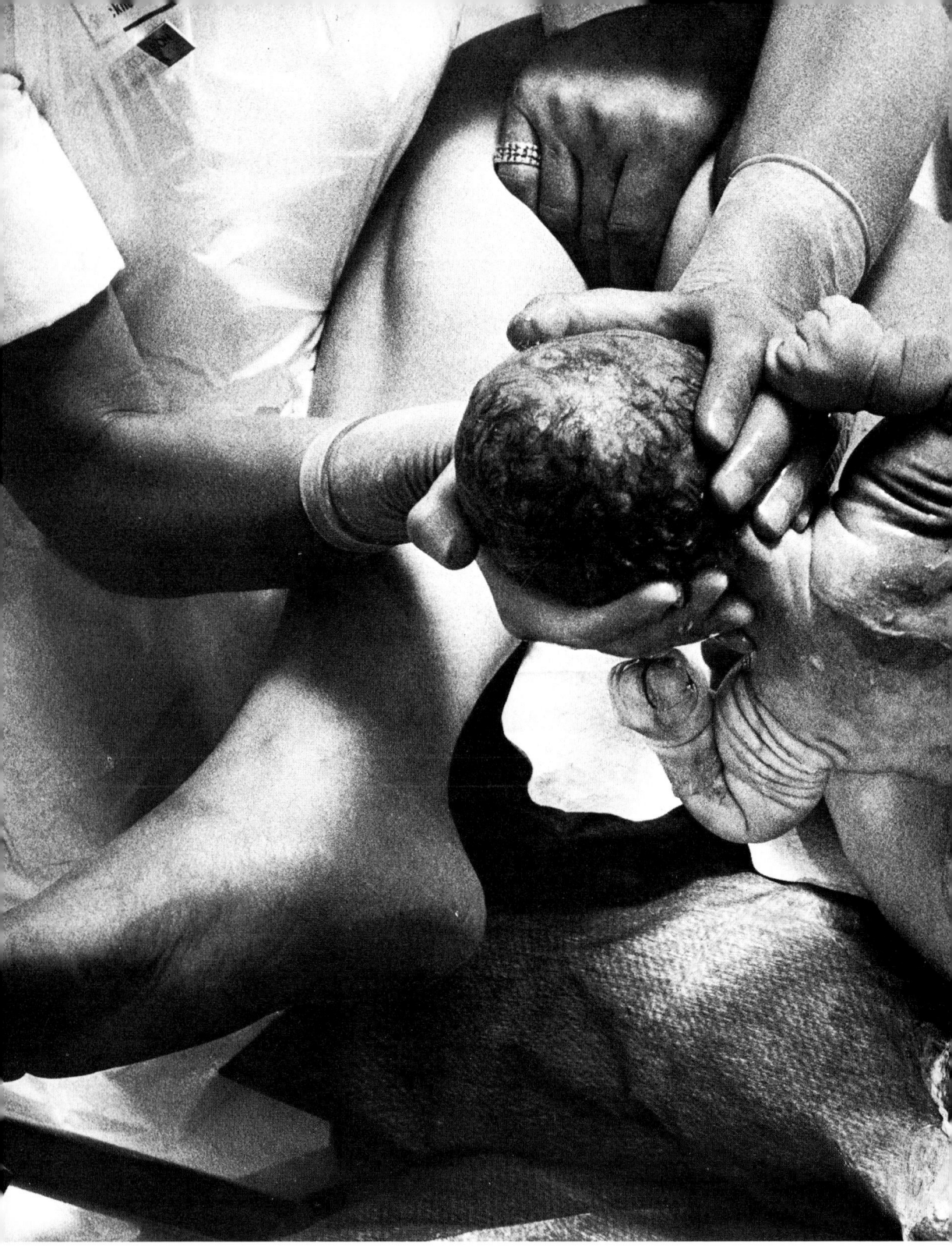

In ein paar Sekunden ist das Kind geboren

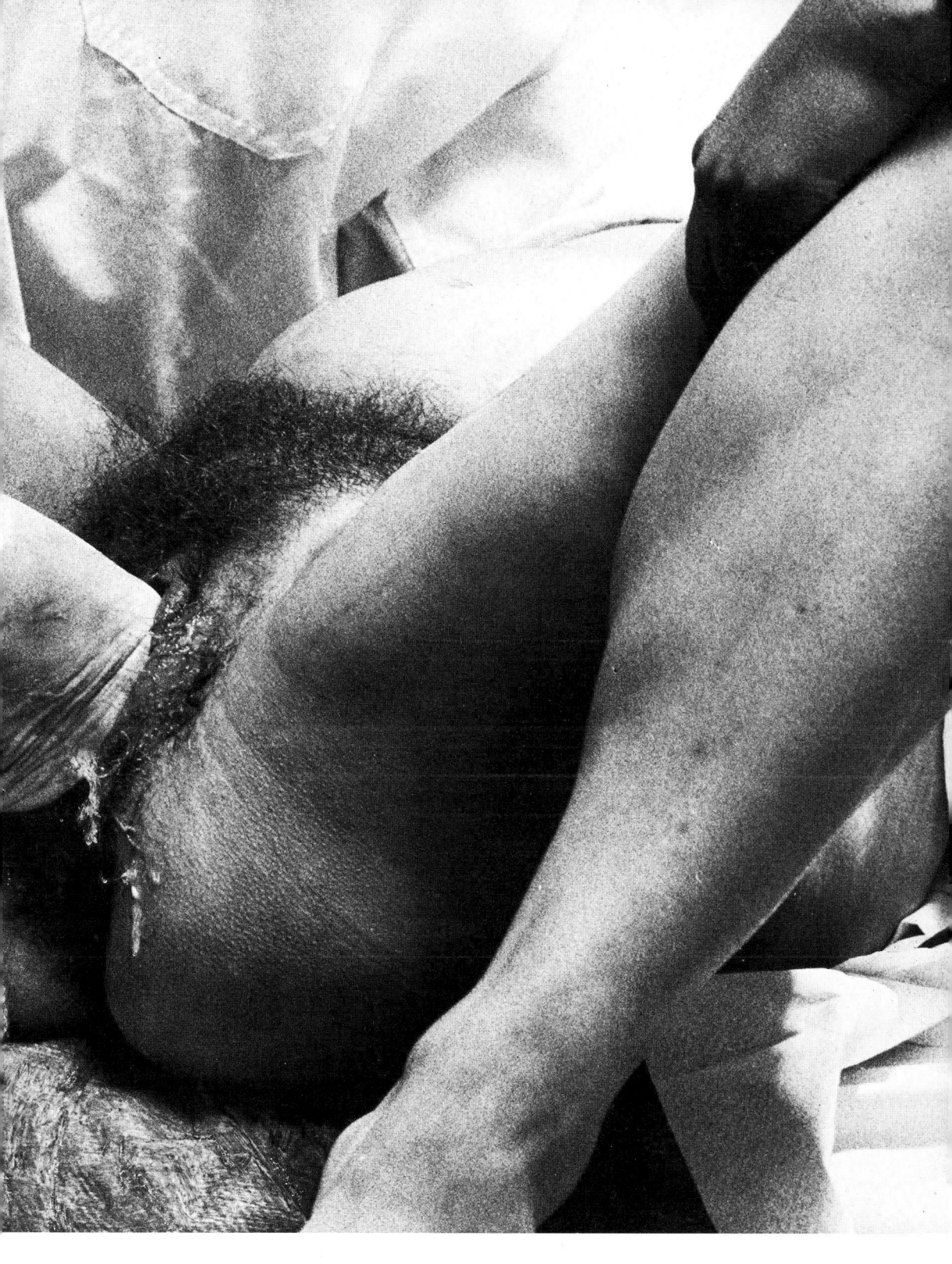

143

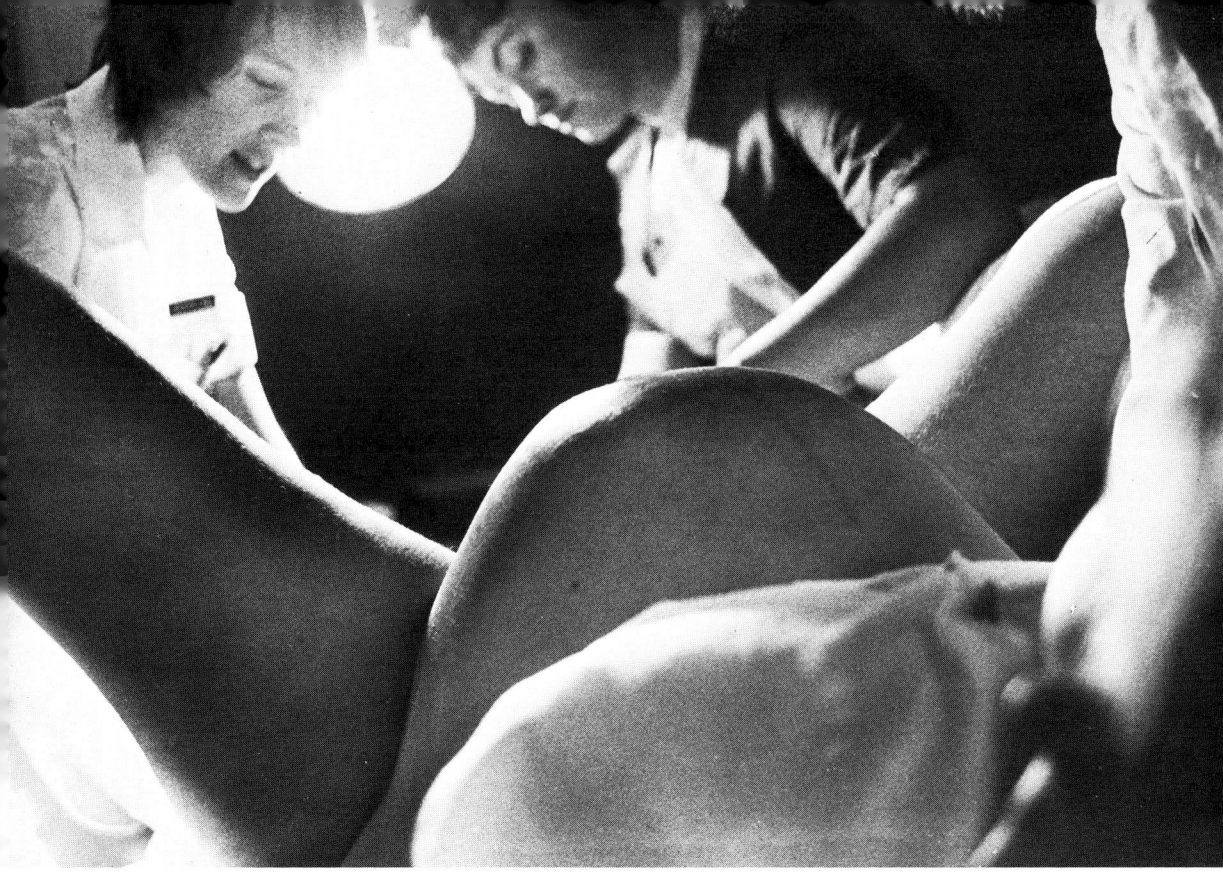

den Herzschlag des Kindes mit einem besonderen Apparat. Ja, dem Kind geht es gut. Bei jeder Kontraktion drücken die Muskelfasern der Gebärmutterwand die Gebärmutterhöhle zusammen, und das Kind hat für einen Augenblick wenig Platz. Die Gebärmutter ist fest auf dem Beckenboden verankert, und deshalb drücken alle Kontraktionen das Kind nach unten, nach außen. Aber dann entsteht eine Pause. Diese zwischen den Kontraktionen liegenden Pausen sind notwendig, damit frisches Blut in die Plazenta strömen kann. Die Herztöne des Kindes, die durch die Anstrengungen etwas langsamer und vielleicht sogar unregelmäßiger wurden, haben wieder ihre normale Schlagzahl, sind wieder kräftig und regelmäßig.

Die Mutter ruht sich aus. Sie muß ihre Kräfte für die Preßwehen in der Schlußphase aufsparen, wenn sie mithelfen darf, ja, sogar dazu aufgefordert wird. Im Augenblick kann sie nicht viel tun, sie muß sich entspannen und versuchen, sich an das zu erinnern, was man ihr während der Schwangerschaftskurse gesagt hat: wie man mit dem ganzen Leib atmet, wie man sich entspannt und versucht, sich während der Wehen nicht zu verkrampfen.

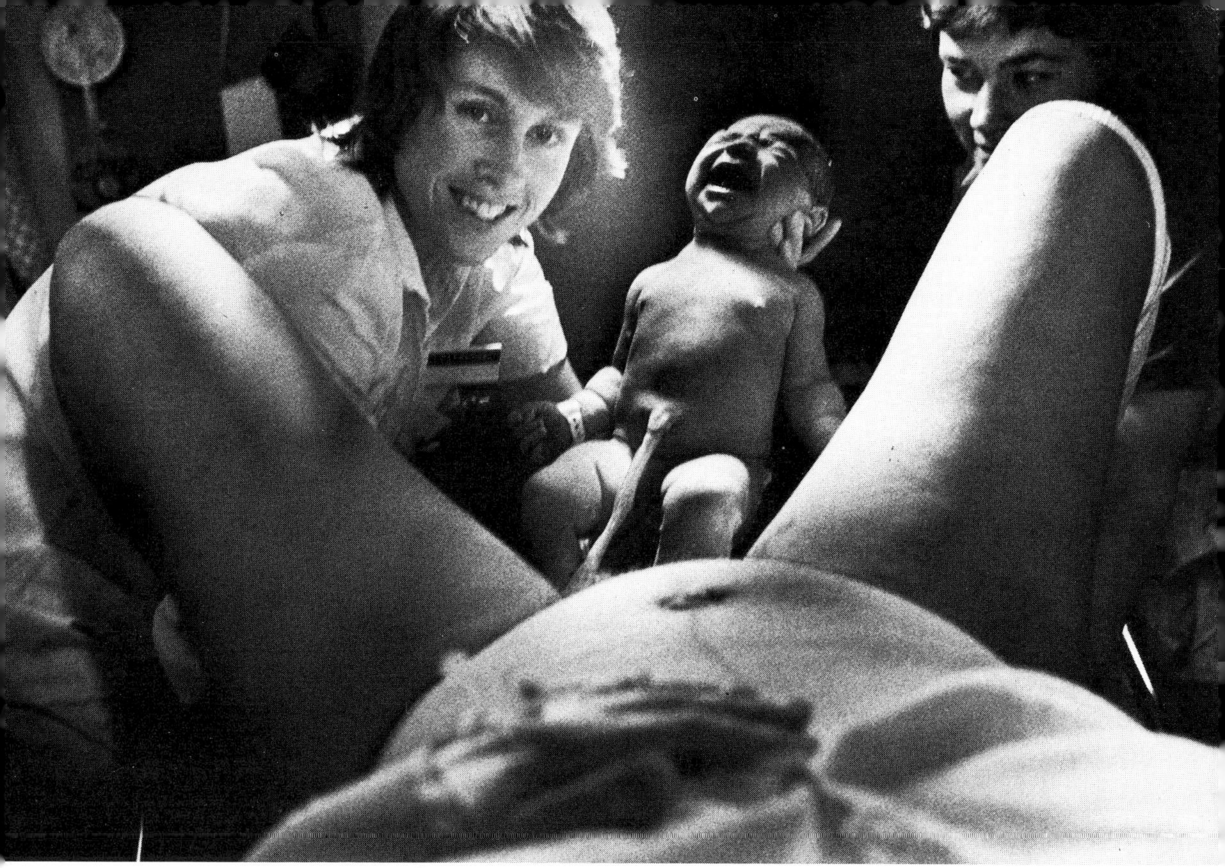

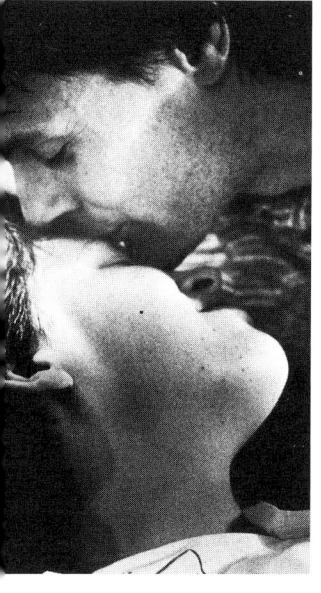

So sieht die Mutter die Schlußphase der Entbindung, genau
vorher und gleich nachher.

Der anwesende Vater kann ihr dabei helfen, den Rücken massieren, wenn er schmerzt, das Gesicht mit einem nassen Handtuch
abwischen, wenn sie sich heiß und verschwitzt fühlt, sie trösten,
wenn es ihr zu lange dauert. Und es ist für sie sehr beruhigend,
daß sie den Menschen während dieser Zeit neben sich hat, bei
dem sie sich geborgen fühlt.

Der Kopf des Kindes ist durch den weit geöffneten Gebärmutterhals getreten und steht in Höhe des Beckenausganges: bei
jeder Wehe wird er sichtbar. In der Scheidenöffnung sieht man
mehr und mehr vom Scheitel des Kindes mit seinen schwarzen
Haaren.

Man hat das Gefühl, als presse man den ganzen Bauch aus sich
heraus, jetzt entspannen und ausruhen, dabei tief einatmen und
daran denken, daß das Kind auch genügend Sauerstoff bekommt, jetzt ist es wieder soweit, noch einmal kräftig pressen.
Und dann kommt der Zeitpunkt, wo man denkt: Jetzt geht es
nicht mehr, jetzt muß sich etwas tun, man will nur noch pressen,
immer wieder pressen. Das Geschöpf, das da unten festsitzt und
muß heraus, heraus ...

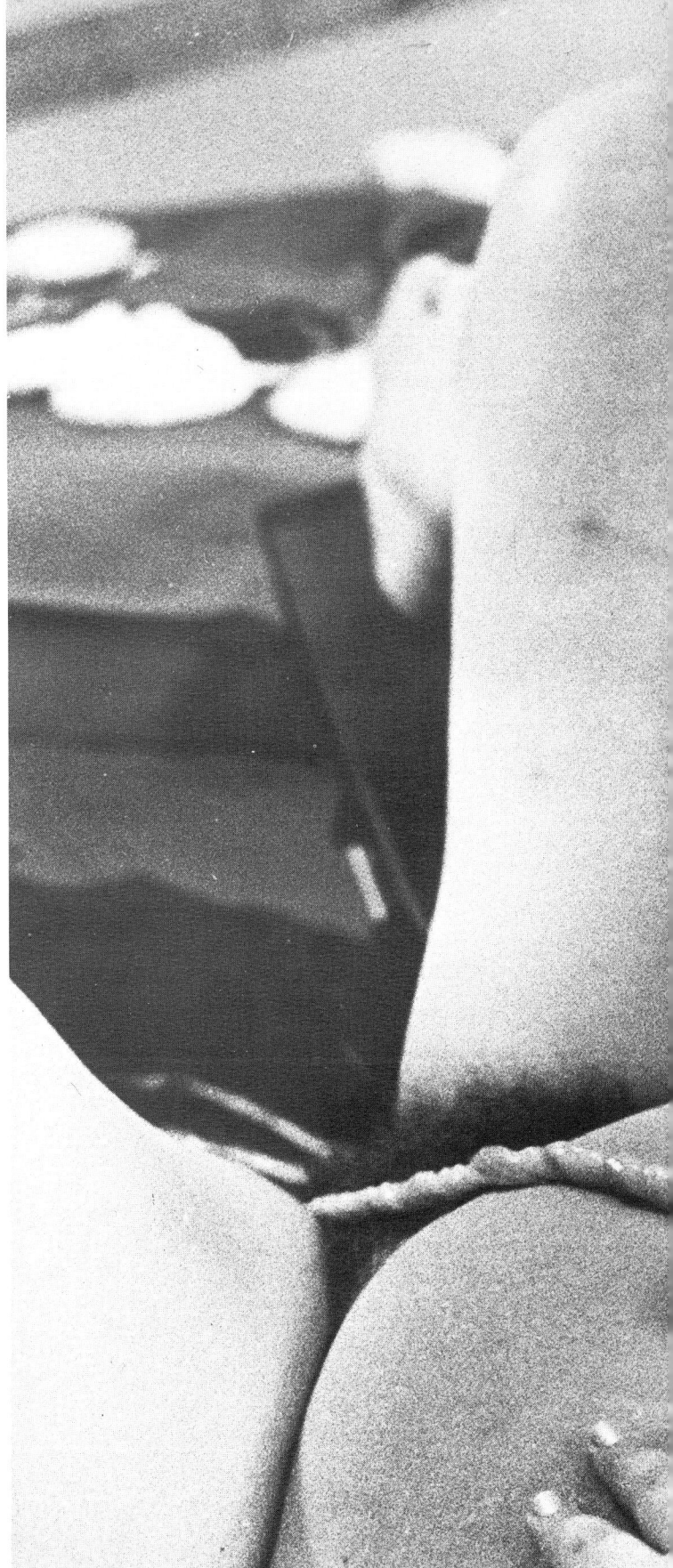

Eine Minute alt, nur schnell abgetrocknet. Die Hebamme hat das Kind
auf den Bauch der Mutter gesetzt, um
es zu zeigen, bevor noch die Nabelschnur abgeschnitten wird.

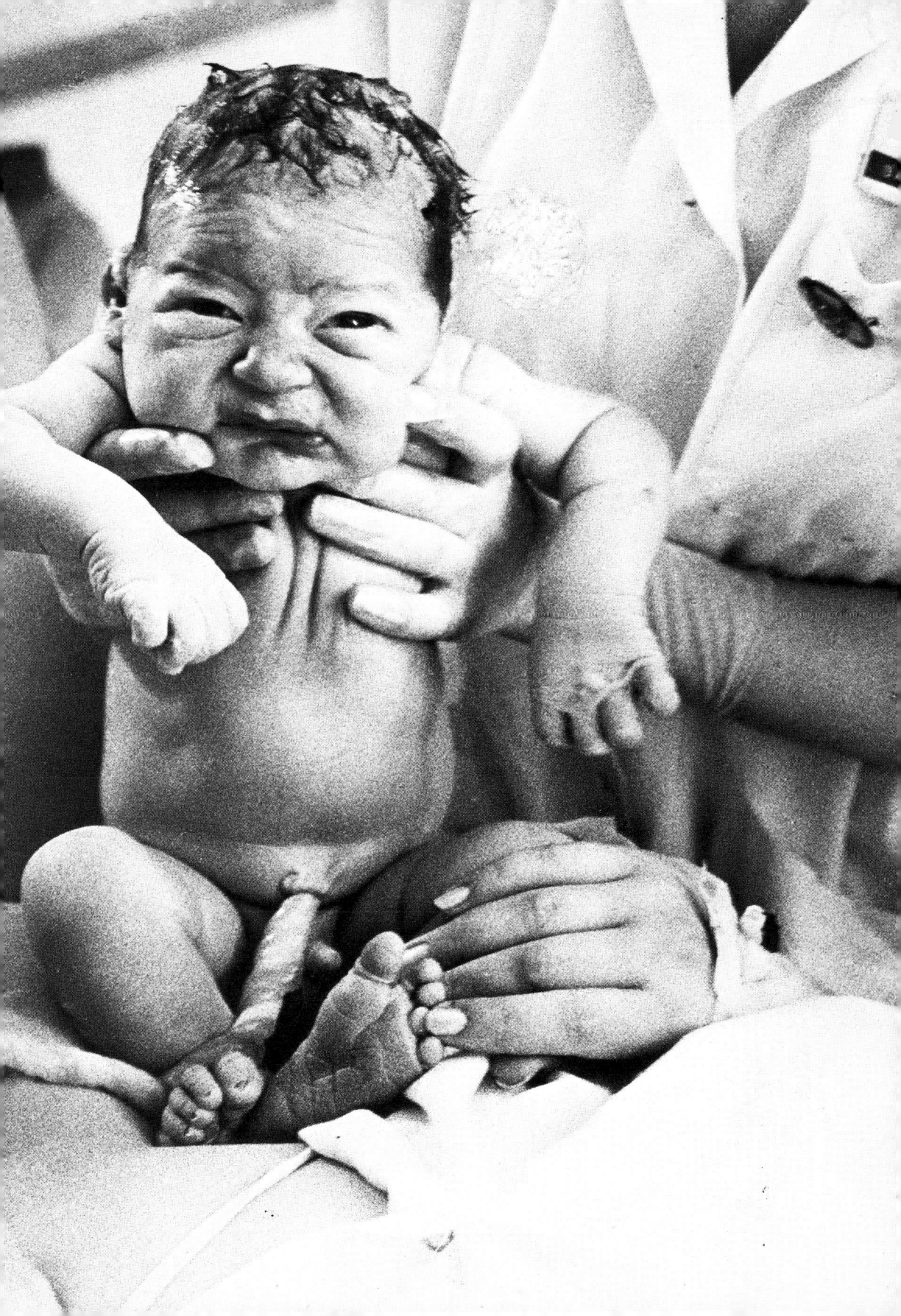

Viel Fürsorge erhält das Kind, wenn es gerade geboren ist. Oft muß der Schlund saubergemacht und der Schleim herausgesaugt werden. Dann wird die Nabelschnur abgeschnitten, wenn das Blut nicht mehr durchfließt.

Der Mutterkuchen, die Plazenta, ist ein wichtiges Organ, das jetzt ausgedient hat. Die Mutter bekommt sie nun zusammen mit der Fruchtblase zu sehen. »Hier hat das Kind gewohnt«. Das alles gehört zur Nachgeburt. So nennt man das, was nach der Geburt des Kindes herauskommt.

Dann untersuchen die Hebamme und der Kinderarzt, ob die Fontanellen in Ordnung sind. Scheitelknochen und Stirnknochen bei kleinen Kindern sind noch nicht zusammengewachsen, und den Zwischenraum bildet die große Fontanelle. Man fühlt, ob der Gaumen in Ordnung ist. Die Finger und Zehen werden geprüft, ebenso das Rückgrat und die Hüftgelenke.

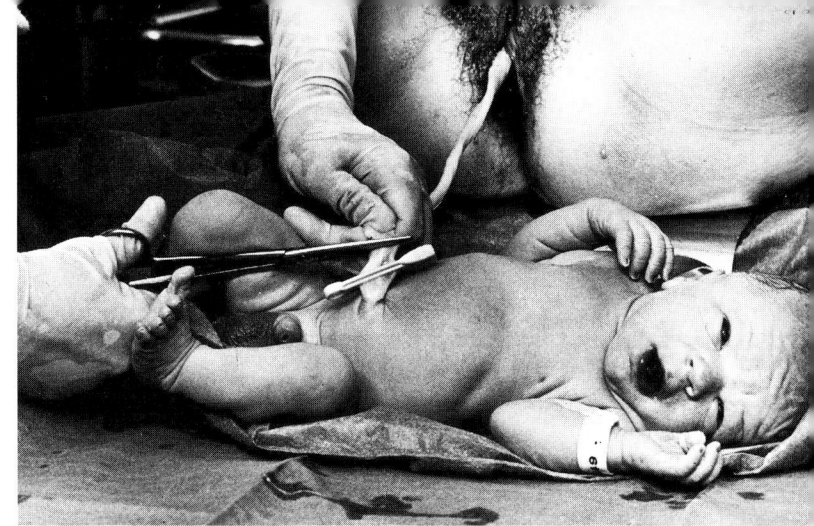

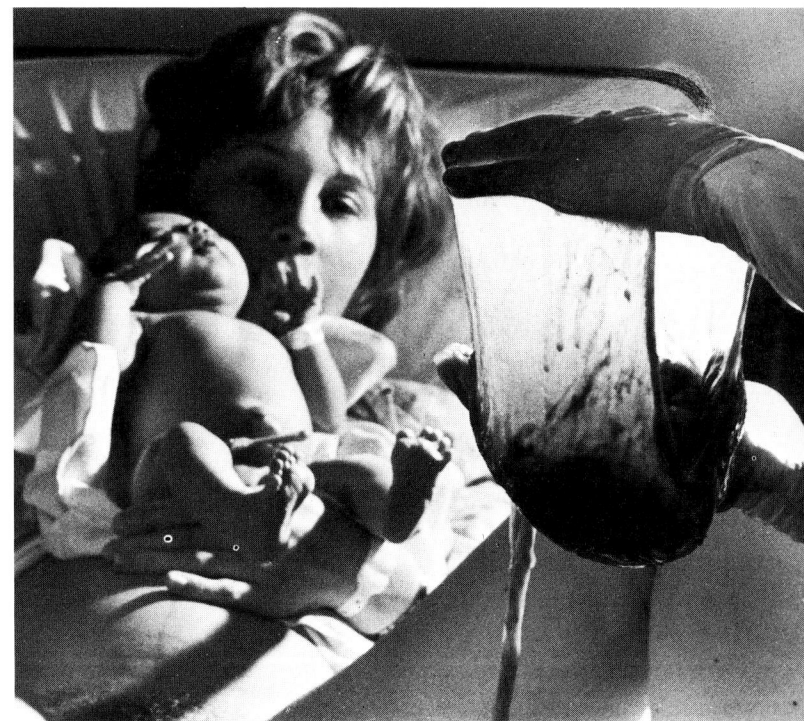

Nach der Geburt

»Es ist ein Mädchen«, sagt eine ferne Stimme, und die Hebamme hebt das Bündel hoch und zeigt, daß man ein Mädchen geboren hat. Die Mutter blinzelt, sie weiß nicht richtig, wo sie ist. Sie sieht das Kind, das unten zwischen ihren Beinen hochgehalten wird. Um ihr Handgelenk wird ein weißes Band gebunden.

Das Band hat die Nummer 272, auch das Kind hat die Nummer 272 um sein Handgelenk. Es darf keine Verwechslungen geben. An vielen Orten wird das Kind gleich so, wie es ist, auf den Bauch der Mutter gelegt, dort darf es eine Weile liegen, natürlich nicht so lange, daß es abkühlt. An anderen Orten muß sich die Mutter etwas gedulden.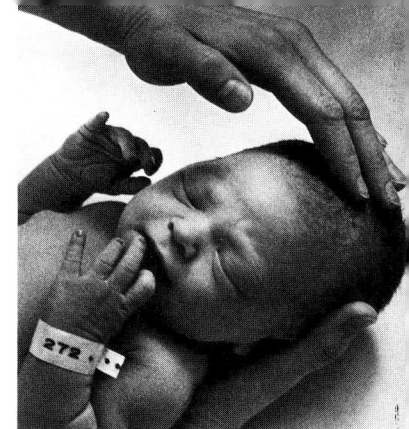

Der Schmerz ist vorbei und die Angst ist vorbei, aber noch ist nicht alles fertig. Der Mutterkuchen muß noch heraus. Vielleicht hat man in dem Augenblick, in dem der Kopf heraustrat, eine Spritze bekommen. Jetzt stülpt sich die Gebärmutter nach unten. Nur noch ein bißchen drücken, dann kommt der Mutterkuchen. Wichtig ist, daß der Mutterkuchen ganz ist und daß alles mit herauskommt, deshalb wird er genau untersucht. Und die Mutter darf ihn sehen, wenn sie will.

Das Kind wird gebadet, gemessen und gewogen. Nach schwedischem und deutschem Gesetz werden zwei Tropfen einer schwachen Silbernitratlösung in jedes Auge getröpfelt. Das verhindert eine Bindehautentzündung im Auge des Kindes, die häufig vorkommt, wenn die Mutter Gonorrhoe hat. Die Entzündung kann zu sehr schweren Augenschäden führen.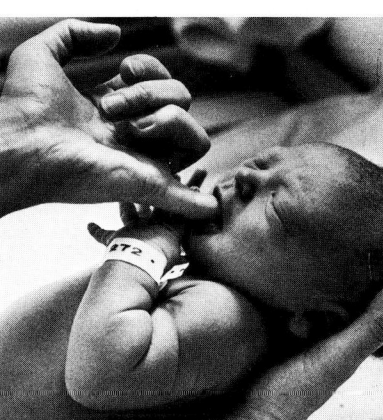

Während der Schwangerschaft kann man eine Gonorrhoe haben, ohne es zu merken, und trotzdem können die Bakterien das Kind anstecken. Weil man nicht genau wissen kann, ob die Mutter eine Gonorrhoe hat, schreibt das Gesetz diese vorbeugende Behandlung bei allen Kindern vor.

Während das Kind betreut wird, versorgt man auch die Mutter. Sie wird gewaschen, bekommt frische Bettwäsche statt der befleckten, das Bett wird zurechtgemacht. Nach der großen körperlichen und physischen Anstrengung der Geburt kommt es vor, daß die Mutter friert, sie bekommt Decken und eine große Tasse heißen Tee. Das Kind wird in eine Decke gewickelt und zur Mutter gelegt.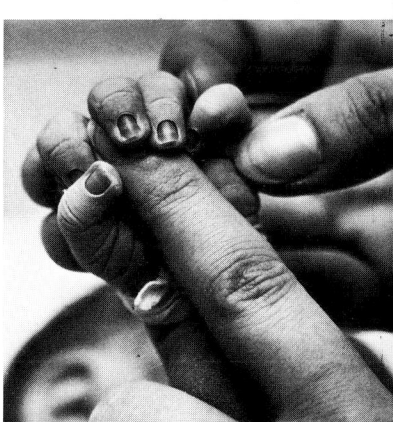

Jetzt ist alles ruhig. Manchmal wird das Kind in ein kleines Bett neben die Mutter gelegt. Bei nur wenigen Frauen löst dieser Augenblick stürmische Muttergefühle aus. Die Gefühle brauchen Zeit zum Entwickeln. Jetzt nach der Geburt sind die meisten Mütter müde und zufrieden, daß alles gut verlaufen ist und daß sie keine Schmerzen mehr haben. Jetzt möchten sie gerne schlafen. Zwei Stunden liegt die Mutter noch auf der Entbindungsstation, wo laufend nachgesehen wird, ob es nicht zu Nachblutungen gekommen ist. Die Hebamme und der Arzt untersuchen die Gebärmutter in regelmäßigen Abständen. Mütter, die Zwillinge bekommen haben, werden länger beobachtet, ebenso die, die eine kompliziertere Geburt hatten.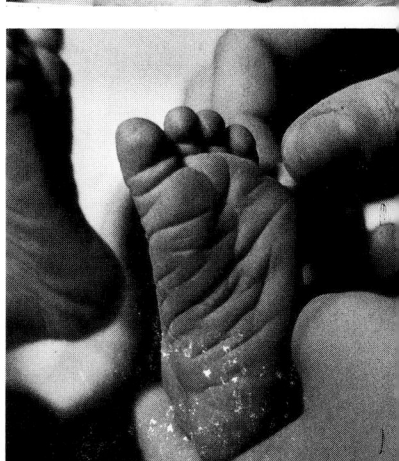

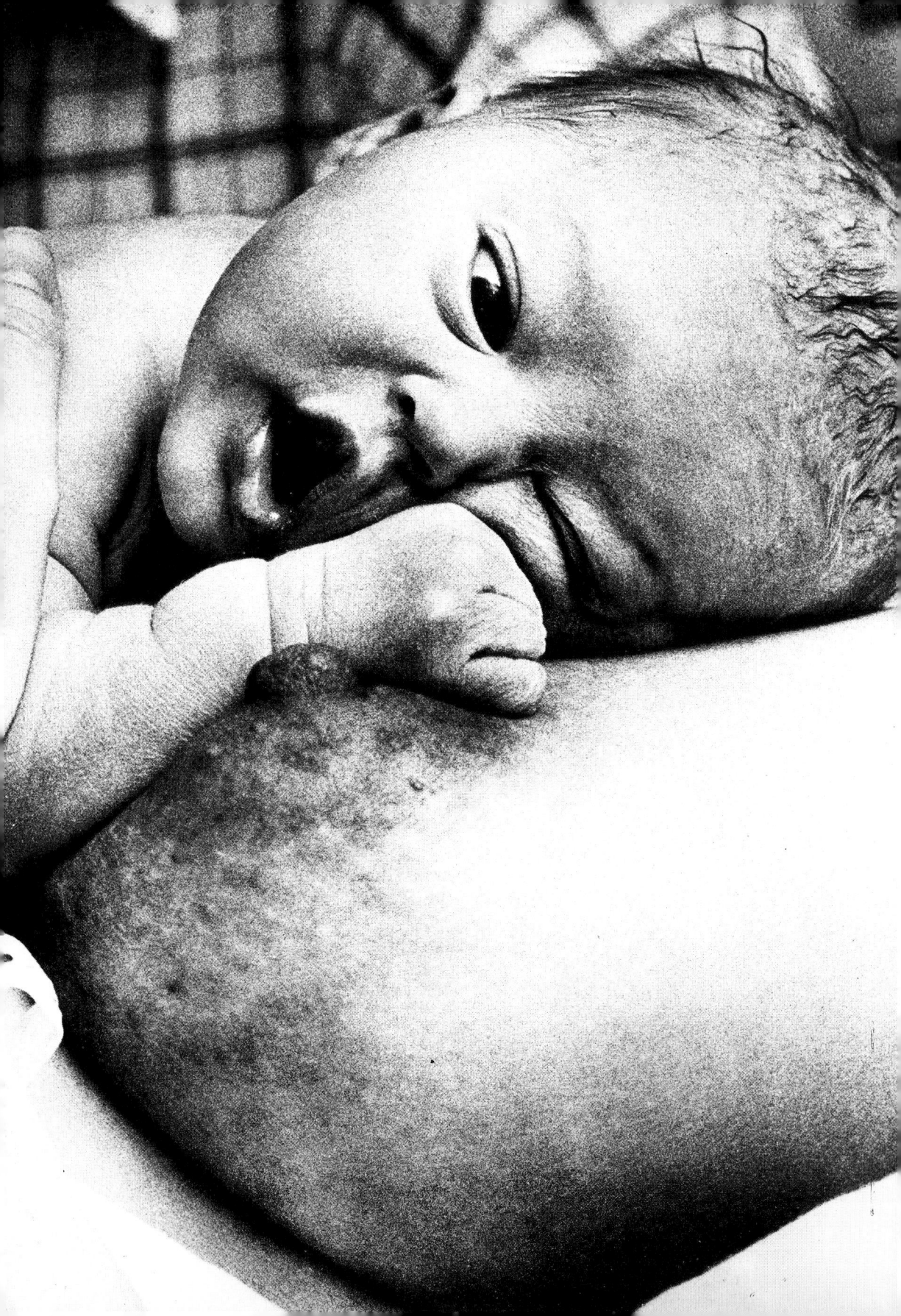

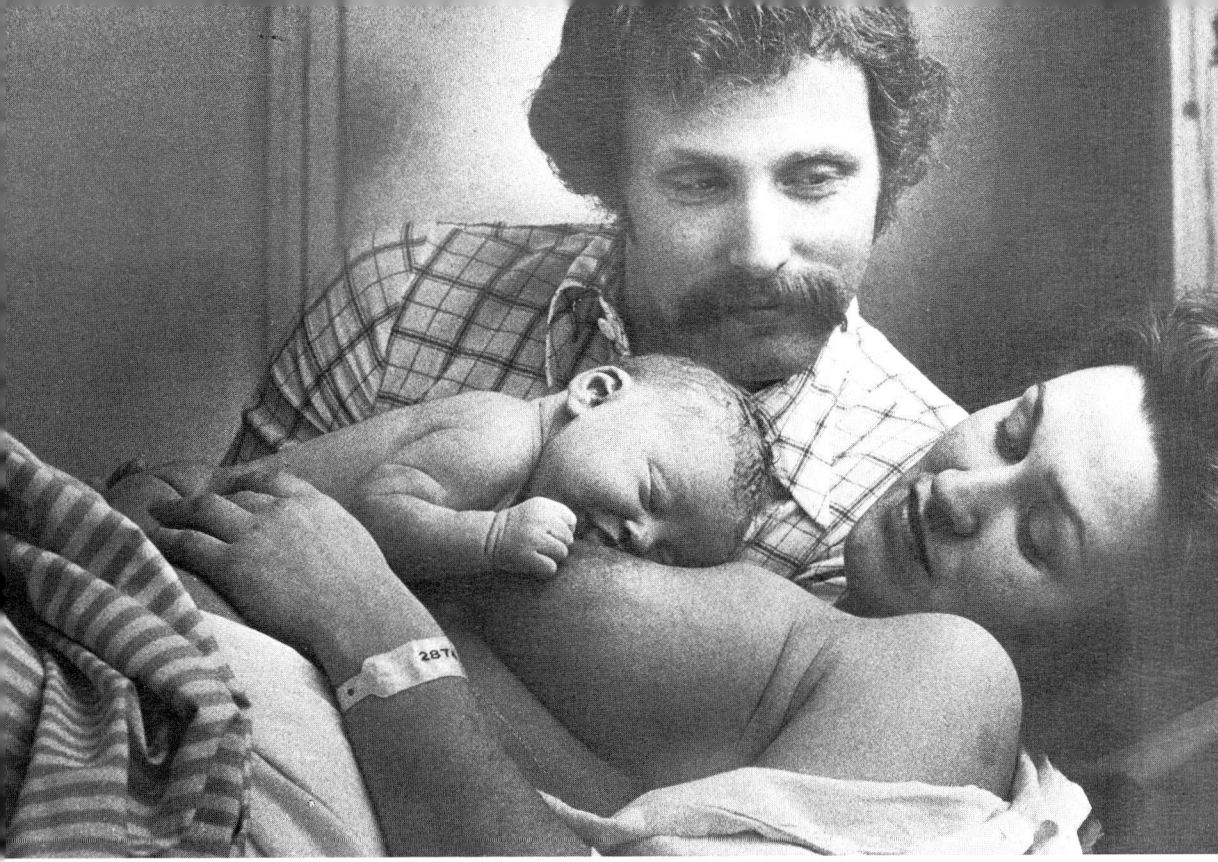

Auf der Station

Schließlich kommt die Mutter in ein richtiges Bett. Mit dem Kind im Arm wird sie auf die Station gefahren, wo die Stationsschwester kontrolliert, ob Mutter und Kind dieselbe Nummer haben, und im Krankenbericht nachsieht, wie die Geburt verlaufen ist. Danach wird die Mutter endlich in ihr Zimmer gebracht. Im allgemeinen teilt sie es mit anderen Müttern.

Das Kind liegt meistens mit den anderen Kindern in einem besonderen Saal. Das erleichtert die Überwachung. Auch für das Kind war die Geburt ein anstrengender Prozeß, es ist ja in eine ganz neue Welt gekommen. In den ersten Stunden können Atembeschwerden und Zeichen für Herzfehler und andere Störungen auftreten, das alles erfordert eine Überwachung. Außerdem schreien die Kinder, und die Mütter brauchen Ruhe. Aber in den meisten Krankenhäusern dürfen die Kinder tagsüber ziemlich lange Zeit bei der Mutter sein, nicht nur, wenn sie ihre Nahrung bekommen, und die Mütter können sich viel mit ihnen beschäftigen und lernen, damit umzugehen. Die Hebamme und die Schwester zeigen alles genau.

Es ist schön für das Kind, gleich nach der Geburt auf dem Körper der Mutter an der Brust liegen zu dürfen. Dieses Kind ist erst 8 Minuten alt, aber schon bereit zu saugen, obwohl noch gar keine Milch kommt.

Das Stillen

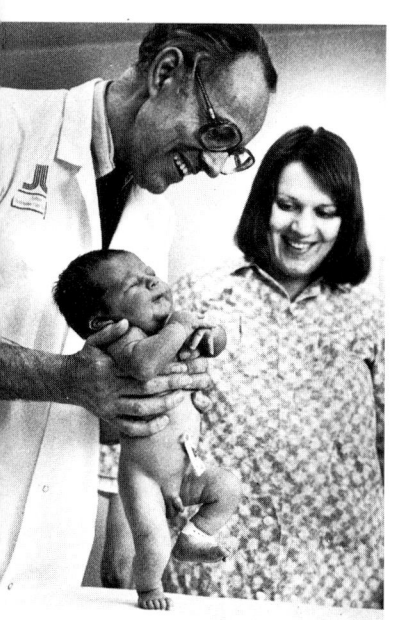

Das Kind zeigt Gehreflexe gleich nachdem es geboren ist. Es ist kräftiger entwickelt, als man glaubt.

Ungefähr vier Stunden nach der Geburt legt man das Kind gewöhnlich zum erstenmal an die Brust der Mutter. Oft geschieht dies sofort nach der Geburt. Es ist zwar noch keine Milch da, doch das Kind kann das Saugen üben. Wenn es an der Brustwarze saugt, entsteht ein Reflex im Zwischenhirn, durch den die Hypophyse das milchproduzierende Hormon Laktogen absondert. Gleichzeitig wird auch ein anderes Hormon abgesondert, das Oxytocin, welches bewirkt, daß sich die Milchdrüsen zusammenziehen und die Milch herauspressen. Das Oxytocin wirkt auch auf die Gebärmutter ein, sie zieht sich zusammen und erreicht leichter wieder die Größe, die sie vor der Schwangerschaft hatte. Im Körper der Mutter zirkulierten während der Schwangerschaft große Hormonmengen. Diese Hormone müssen aus dem Körper abgesondert werden, bevor das Laktogen wirksam wird und die Milch kommen kann. Sie kommt erst einen oder zwei Tage nach der Geburt.

Wenn die Milch einschießt, spannt sich die Brust, wird empfindlicher und schwillt an. Das ist keine Milchstauung, sondern ein normaler physiologischer Vorgang. Die Schwellung geht nach ein paar Tagen zurück, wenn die Milchproduktion richtig in Gang gekommen ist und die Brust sich angepaßt hat. Die Brustwarzen sind während der ganzen Stillzeit mit einer fetthaltigen Creme geschmeidig und weich zu halten, sonst kann die Haut aufspringen, wenn das Kind mit seinem nassen Mund saugt. In den ersten Tagen kann das Stillen ziemlich schmerzhaft sein. Das geht jedoch vorüber, sobald die Brustwarzen abgehärtet sind.

Wenn die Brustwarzen wund werden, muß man sehr vorsichtig sein, um keine Infektionen zu bekommen. Vor jedem Stillen sollten die Hände gründlich gewaschen werden. Eine perfekte Hygiene beugt vielen Beschwerden vor.

Es ist wichtig, daß die Mutter das Kind stillt. Das schafft eine intime Zusammengehörigkeit und einen körperlichen Kontakt zwischen Mutter und Kind. Die paar stillen Minuten, die das Kind an der Brust liegt und trinkt, können durch nichts anderes ersetzt werden. Die Milch enthält alles, was das Kind braucht, auch einen Schutz gegen Infektionen. Stillen ist bequem, alles ist fertig und an seinem Platz, die Natur hat es sehr praktisch eingerichtet. Viele Frauen sagen, daß sie keine Milch mehr hatten, nachdem sie von der Klinik wieder nach Hause gekommen waren. Dann hatten sie sicher oft nicht die richtige Stilltechnik.

Das Kind soll bei jeder Mahlzeit aus beiden Brüsten Milch bekommen. Am besten läßt man es zehn Minuten auf jeder Seite trinken. Auf diese Art kommt die Milchproduktion fast immer in Gang. Die Mutter soll nach jedem Stillen zwanzig Minuten ruhen und nie länger als zwanzig Minuten auf einmal stillen, länger ermüdet nur, und eine müde Mutter hat weniger Milch. Wenn das Kind mehr braucht, als die Mutter ihm geben kann, sollte man nicht zuviel zufüttern, es saugt weniger kräftig, wenn es satt ist, und das regt dann wieder die Brust nicht genügend zur Milchproduktion an. Zusatznahrung kann aus der Flasche gegeben werden, doch das Trinken aus der Flasche ist leichter, und das Kind trinkt danach ungern aus der Brust. Darum Zusatznahrung möglichst mit einem Löffel geben.

Nach der Entbindung

Gewöhnlich gibt es keine Komplikationen nach der Geburt. Heute bleibt die Mutter nicht mehr wie früher ein paar Tage liegen, sondern steht gleich nach der Geburt auf, so kommt es seltener zu Embolien. Noch im Krankenhaus üben Krankengymnasten mit den Müttern, damit sich die Beckenmuskeln, die durch die Entbindung gedehnt wurden, wieder zurückbilden. Kneifübungen vermeiden die Erschlaffung der Muskeln und einen Gebärmuttervorfall. Auch die Bein- und Bauchmuskeln werden trainiert. Der ganze Körper soll ja wieder die alte Form erhalten.

Wieder zu Hause aus der Klinik.

Die Genesung nach der Entbindung

Schon während der Zeit in der Klinik, nach der Entbindung, geht der Körper der Mutter immer mehr auf das Aussehen und die Funktion vor der Schwangerschaft zurück. Die große Wundhöhle in der Gebärmutter, wo der Mutterkuchen saß, heilt jetzt. Genau wie von anderen Wundflächen sondert sich Sekret ab. Es ist erst blutig, wird dann bräunlich und am Schluß gelbweiß. Diese Ausscheidung, der Wochenfluß, hält etwa vier bis sechs Wochen an. In der Zeit ist die Mutter sehr empfänglich für Infektionen. Bakterien, die in die Scheide eindringen, können Infektionen der Gebärmutter und der Eileiter verursachen. Auch die Harnwege können sich entzünden. Nach wie vor ist die Einhaltung der hygienischen Vorschriften sehr wichtig.

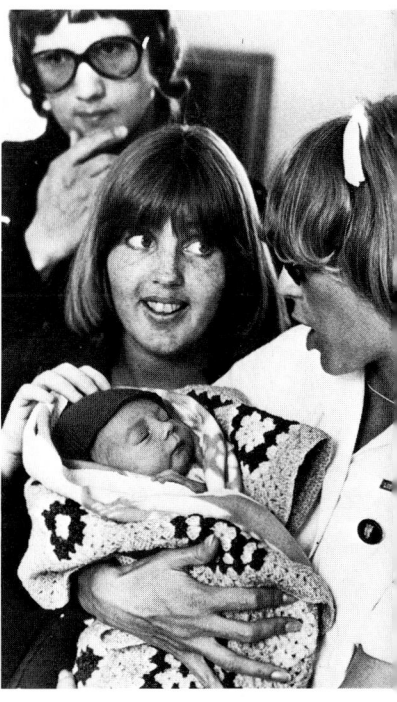

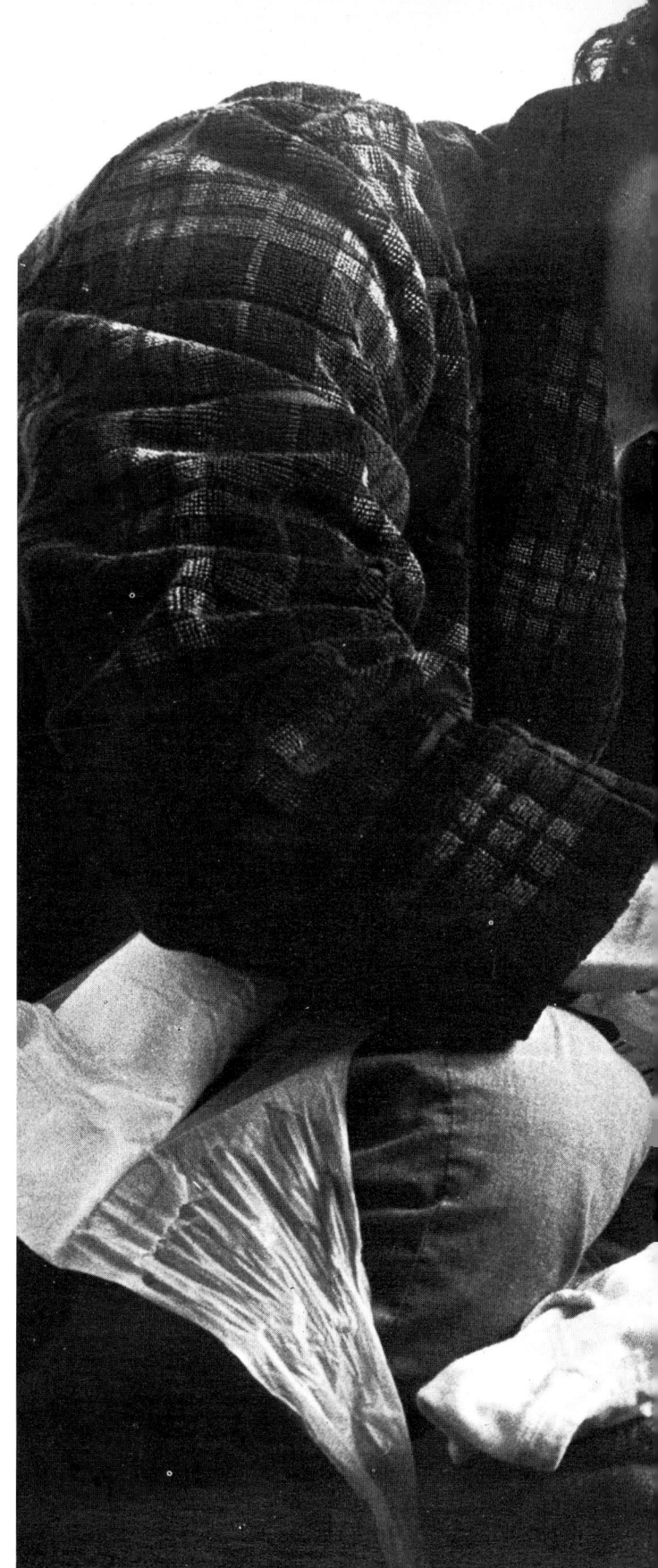

Zu Hause hilft der Vater sicher mit. Für die Mutter ist das sehr schön. Sie möchte jetzt einfach nur schlafen.

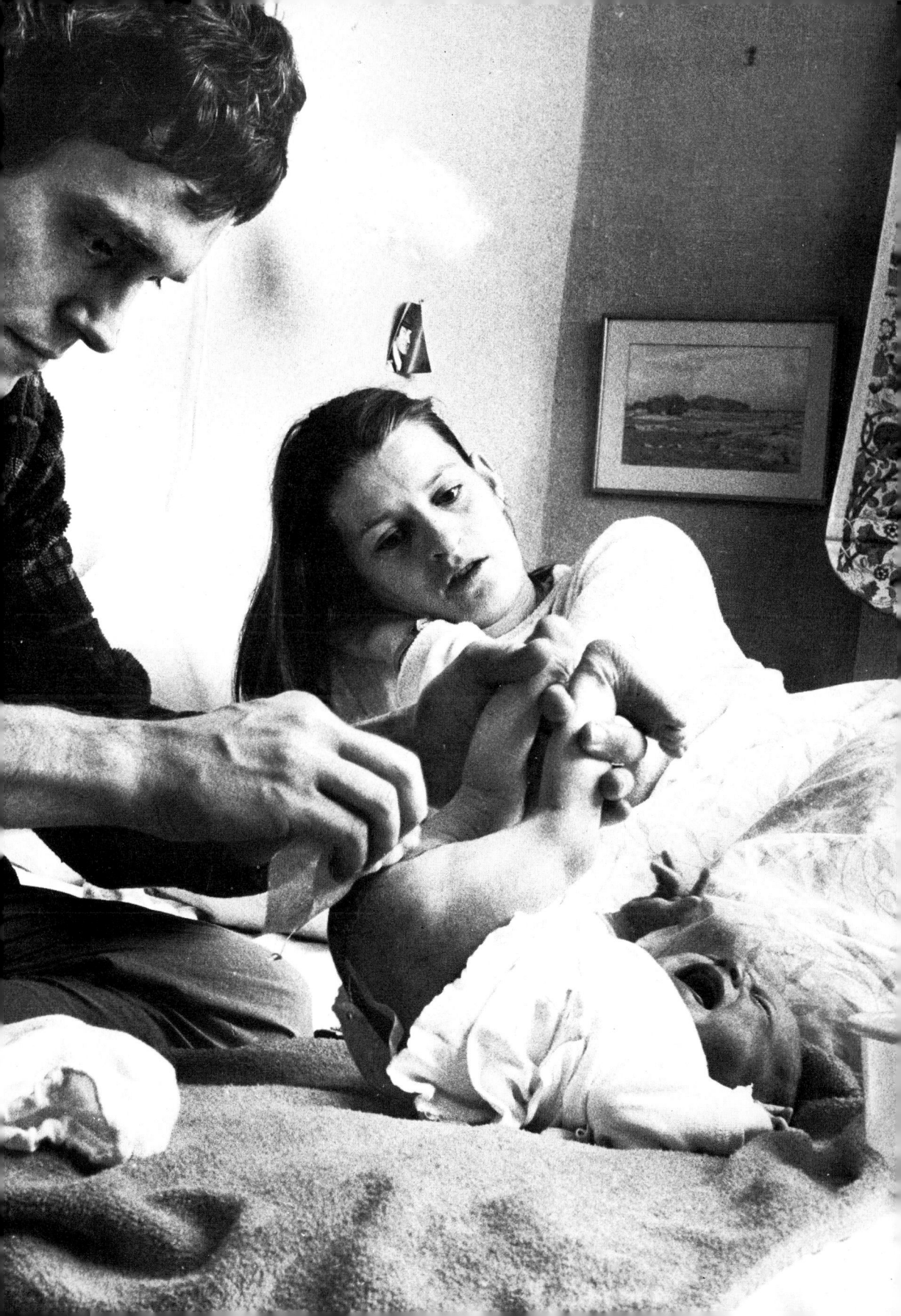

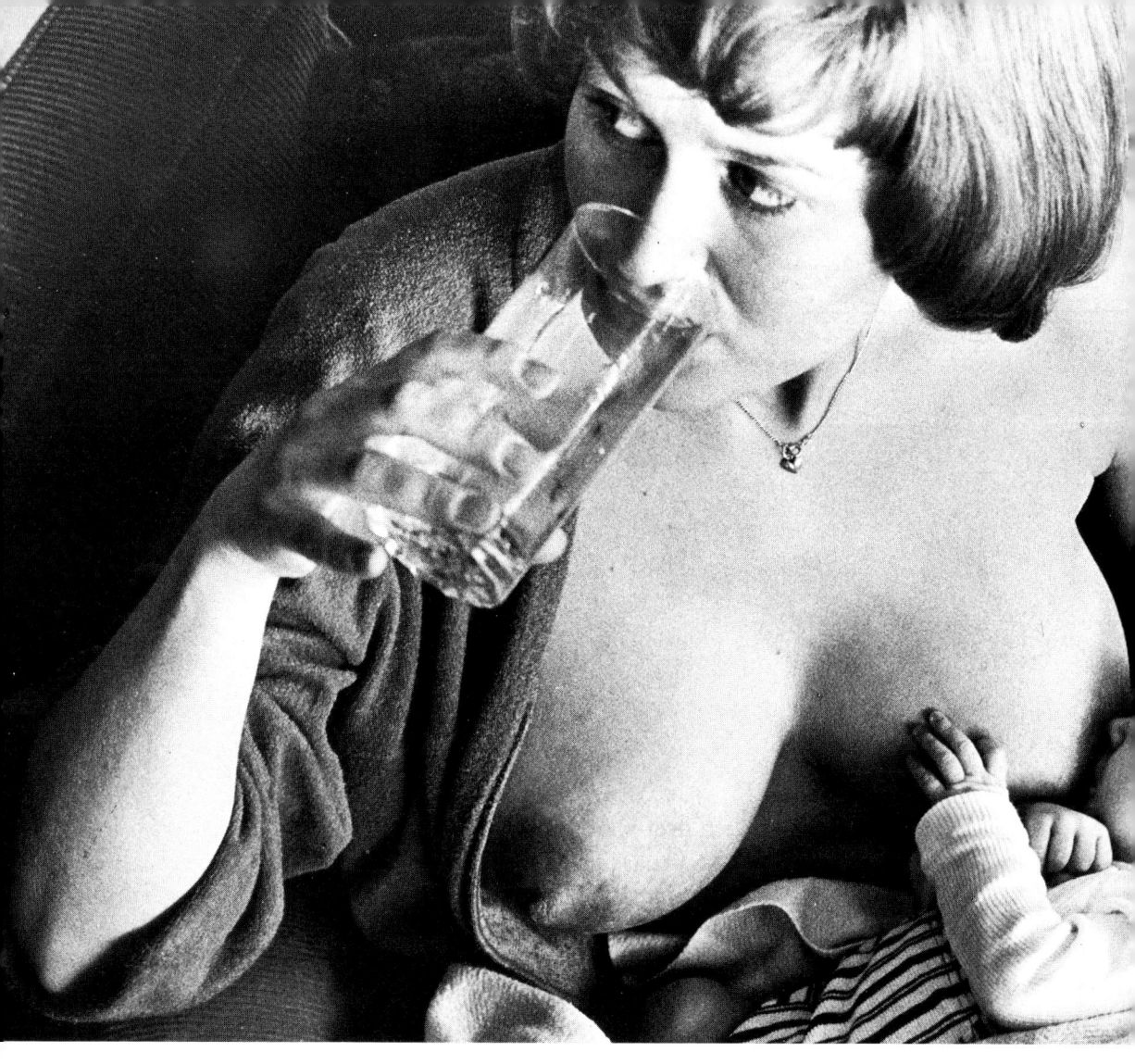

Wieder zu Hause

Sechs oder sieben Tage nach der Entbindung, manchmal sogar früher, kann die Mutter gewöhnlich nach Hause. Jetzt muß sie ohne Hilfe der Schwester und Hebamme zurechtkommen. Nun beginnt der Ernst des Lebens. Für sie ist es jedoch aufregend und schön zugleich. Und neu.

Es gibt eine ganze Menge Kurse, die der Mutter helfen, in ihrer neuen Rolle als Mutter zurechtzukommen. Auf der Entbindungsstation hat sie gelernt, das Kind zu versorgen, es zu waschen, zu baden, trockenzulegen und zu stillen. Und in der ersten Zeit zu Hause ist sie vollbeschäftigt mit dem Kind, für das sie die Verantwortung trägt und für das sie jetzt allein sorgt.

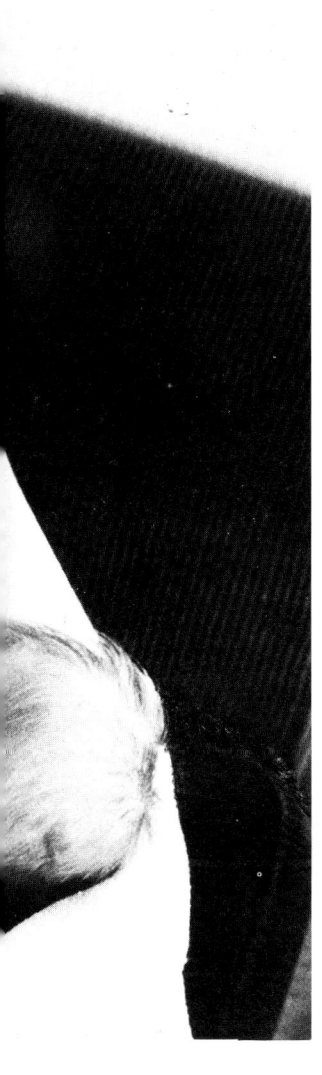

Das Kind erhält seine Nahrung aus der Brust der Mutter. Die Mutter muß viel trinken, wenn die Milch richtig rinnen soll.

Falls die Brust nicht ausreicht, kann man auch die Flasche geben oder mit dem Löffel zufüttern.

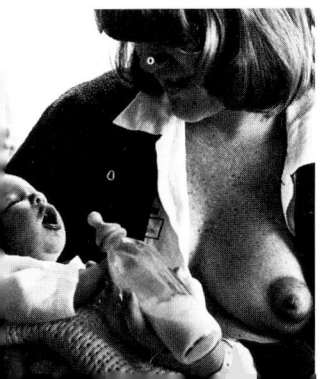

Das Kind schreit ja auch, und jede Mutter braucht eine Weile, bis sie gelernt hat, ob ihr Kind schreit, weil es Hunger hat, müde ist oder etwas schmerzt (oft im Bauch) oder weil es einfach Gesellschaft haben will. Das Schreien hat seinen Grund, und man soll eher etwas dagegen tun, als einfach annehmen, daß das Kind schreit, weil es seine Lungen trainieren will. Das Kind muß sich an sein neues Leben außerhalb der Gebärmutter gewöhnen. Je leichter diese Eingewöhnung vor sich geht, je ruhiger das Kind ist, desto bessere Gewohnheiten bekommt es und desto harmonischer wird es. Das Kind nimmt viel mehr Zeit in Anspruch, als die Mutter geglaubt hat, doch sie muß auch zusehen, daß sie in der Zeit zwischen dem Stillen selbst zur Ruhe kommt. Das Stillen nimmt der Mutter viel Kraft, und sie muß alles tun, daß sie sich wieder erholt. Sie kann damit rechnen, daß sie sechs Wochen nach der Entbindung wieder wie früher ist und sich von allen Mühen erholt hat.

Darf man baden? Wann darf man wieder Geschlechtsverkehr ausüben? Am Anfang ist Duschen besser als Baden. Auf den Geschlechtsverkehr ist vorsorglich bis zur Nachuntersuchung zu verzichten. Ein Infektionsrisiko besteht noch. Aber auch die Lust läßt eine Zeitlang auf sich warten. Hat die Hebamme bei der Entbindung einen Dammschnitt gemacht, dauert es gewöhnlich drei Wochen, bis er vollständig verheilt ist. Manchen Frauen kann das Sitzen während des Heilungsprozesses Schwierigkeiten machen. Die Schleimhaut der Scheide ist oft noch dünn und empfindlich. Die östrogenen Hormone, die auf das Organ einwirken und die Schleimhaut widerstandskräftig machen, werden während der Stillzeit nur in geringen Mengen abgesondert.

Die Gymnastik, zu der die Mutter bereits in der Klinik angeleitet wurde, sollte sie unbedingt weitermachen.

Die Muskeln sollen ja wieder ihre alte Festigkeit erhalten, oder sogar noch besser werden durch das Training. Krampfadern können manchmal zu Schwellungen führen und Schmerzen verursachen. Die Schwellungen und Schmerzen verschwinden gewöhnlich bald, wenn sie mit einer Salbe behandelt werden.

Der Arzt ist auch für die Nachuntersuchung nach der Geburt verantwortlich. Man sollte sie sechs bis acht Wochen danach durchführen lassen. Auch die Frage der richtigen Verhütungsmittel kann dann besprochen werden. Jetzt ist der beste Zeitpunkt, in aller Ruhe mit seinem Arzt darüber zu reden.

Denn: Nicht jedes Verhütungsmittel paßt für jede Frau.
Die Verträglichkeit ist von Fall zu Fall verschieden.

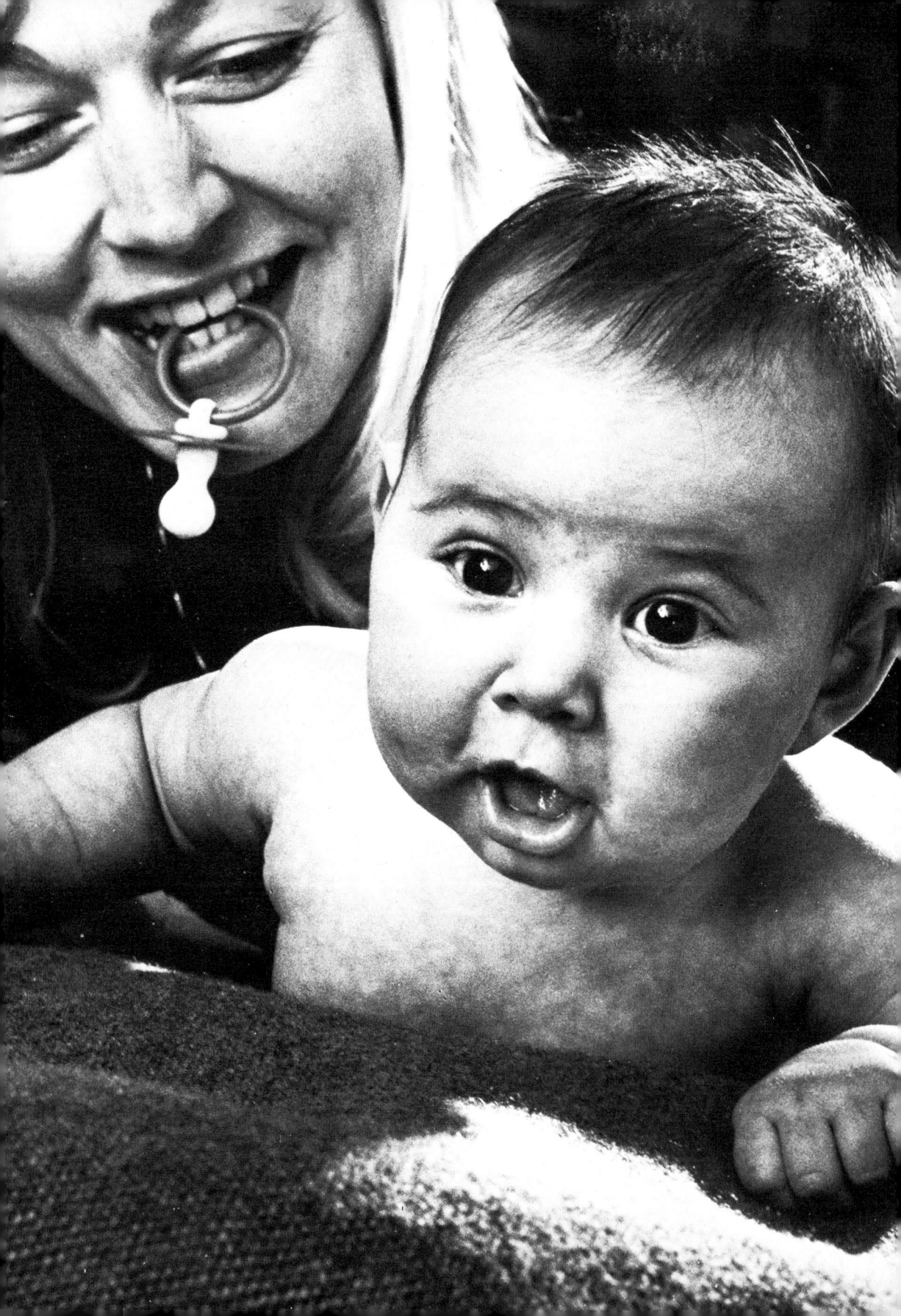

Register